心血管内科临床诊治与综合治疗

杨志宏等 主编

江西科学技术出版社

江西·南昌

图书在版编目（CIP）数据

心血管内科临床诊治与综合治疗 / 杨志宏等主编
.— 南昌：江西科学技术出版社，2020.5（2024.1 重印）
ISBN 978-7-5390-7259-3

Ⅰ.①心… Ⅱ.①杨… Ⅲ.①心脏血管疾病 – 诊疗
Ⅳ.① R54

中国版本图书馆 CIP 数据核字 (2020) 第 052337 号

选题序号：ZK2019474

责任编辑：王凯勋　李智玉

心血管内科临床诊治与综合治疗

XINXUEGUAN NEIKE LINCHUANG ZHENZHI YU ZONGHEZHILIAO

杨志宏等　主编

封面设计	卓弘文化	
出　版	江西科学技术出版社	
社　址	南昌市蓼洲街 2 号附 1 号	
	邮编：330009　电话：（0791）86623491　86639342（传真）	
发　行	全国新华书店	
印　刷	三河市华东印刷有限公司	
开　本	880mm × 1230mm　1/16	
字　数	373 千字	
印　张	11.5	
版　次	2020 年 5 月第 1 版　2024 年 1 月第 1 版第 2 次印刷	
书　号	ISBN 978-7-5390-7259-3	
定　价	88.00 元	

赣版权登字：-03-2020-137

编 委 会

获取临床医生的在线小助手

开拓医生视野
提升医学素养

微信扫码

临床科研	介绍医学科研经验，提供专业理论。
医学前沿	生物医学前沿知识，指明发展方向。
临床资讯	整合临床医学资讯，展示医学动态。
临床笔记	记录读者学习感悟，助力职业成长。
医学交流圈	在线交流读书心得，精进提升自我。

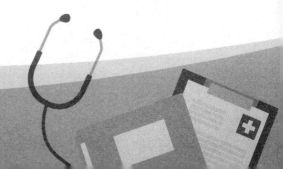

前　言

　　心血管疾病是临床常见病，其病种复杂，且急危重症多，致死率和致残率高，是危害人类健康的头号杀手。近年来，随着人们生活水平的日益提高，工作环境、生活环境的变化和工作压力的加大，心血管疾病的发生率逐渐增高。为进一步提高心内科临床医师诊断心血管疾病的准确性，医务工作者要不断提高心血管疾病的治疗水平，在遵循心血管疾病普遍规律的同时要注意个体的特殊性，熟练掌握临床操作技术，将心血管的理论知识灵活应用于临床，更好地为广大患者提供优质服务。

　　本书首先论述了心血管疾病基础内容，包括心血管系统的结构和心电图检查。然后详细地介绍了心内科常见疾病，包括高血压、冠状动脉粥样硬化性心脏病、主动脉疾病、心律失常、心脏瓣膜病、继发性心肌病、先天性心脏病、心脏肿瘤。接着介绍了心血管系统常见的介入治疗技术，最后讲述了心血管内科疾病的护理。全书内容丰富新颖，通俗易懂，对心血管内科医师、急症科医师、ICU 医师以及相关专业研究生、实习医师都有重要的参考价值。

　　由于参编人数较多，写作风格不尽一致，叙述简繁不同，虽经多次校对，但书中难免存在不足之处，恳请广大读者提出宝贵意见和建议，以便再版时修订。

编　者

2020 年 5 月

目　录

第一章

心血管系统的结构

　　脉管系统（angiological system）是一套连续的封闭管道系统，分布于人体各部，包括心血管系统（cardiovascular system）和淋巴系统（lymphatic system）。心血管系统由心、动脉、毛细血管和静脉组成，其内的血液循环流动。淋巴系统包括淋巴管道、淋巴器官和淋巴组织。淋巴管道收集和运输淋巴液，并将其注入静脉，故可将淋巴管道视为静脉的辅助管道；淋巴器官和淋巴组织具有产生淋巴细胞和抗体，参与免疫等功能。

　　心血管系统的主要功能是物质运输，将由消化系统吸收的营养物质和肺摄入的氧运送到全身各系统器官的组织和细胞，同时将组织和细胞产生的溶于水的代谢产物及二氧化碳运送到肾、皮肤、肺，排出体外，以保证机体新陈代谢的不断正常进行；并将内分泌系统（包括内分泌器官、分散在体内各部的内分泌组织等）所分泌的激素与生物活性物质输送至相应的靶器官，以实现机体的体液调节。此外，心血管系统还具有内分泌功能，如心肌细胞可产生和分泌心房钠尿肽、肾素和血管紧张素、B型钠尿肽和抗心律失常肽等；血管平滑肌能合成与分泌肾素、血管紧张素；血管内皮细胞可合成与分泌内皮素、内皮细胞生长因子等。这些激素和生物活性物质参与机体多种功能的调节。

第一节　心血管系统组成

一、心血管系统的组成

1. 心

　　心（heart）主要由心肌组成，是连接动、静脉的枢纽及心血管系统的"动力泵"。心腔被房间隔和室间隔分为互不相通的左、右两半，每半又经房室口分为心房和心室，故心有四个腔室：左心房、左心室、右心房和右心室。同侧的心房和心室之间借房室口相通。心房接受静脉，以引流血液回心；心室发出动脉，以输送血液出心。左、右房室口和动脉口处均有瓣膜，它们颇似泵的阀门，可顺血流而开放，逆血流而关闭，以保证血液定向流动。

2. 动脉

　　动脉（artery）是运送血液离心的血管。动脉由心室发出，在行程中不断分支，越分越细，最后移行为毛细血管。动脉内血液压力高，流速较快，因而动脉管壁较厚，富有弹性和收缩性等特点。在活体的某些部位还可扪到动脉随心跳而搏动。

3. 静脉

　　静脉（vein）是引导血液回心的血管。小静脉由毛细血管静脉端汇合而成，在向心回流过程中不断接受属支，越合越粗，最后注入心房。与相应动脉比，静脉管壁薄，管腔大，弹性小，容血量较大。

4. 毛细血管

毛细血管（capillary）是连接动、静脉的管道，彼此吻合成网。除软骨、角膜、晶状体、毛发、牙釉质和被覆上皮外，遍布全身各处。血液由其动脉端经毛细血管网流至静脉端。毛细血管数量多，管壁薄，通透性大，管内血流缓慢，是血液与组织液进行物质交换的场所。

二、血管壁的一般构造

血管的各级管道，其基本组织成分为内皮、肌组织、结缔组织，并具有共同的排列模式，即组织呈层状同心圆排列。

（一）动、静脉管壁的组织学结构

由于各段血管的功能不同，其管壁的微细结构也有所差异。除毛细血管外，动脉、静脉管壁有着共同的结构特点，从管腔面向外依次分为内膜、中膜和外膜（图 1-1）。

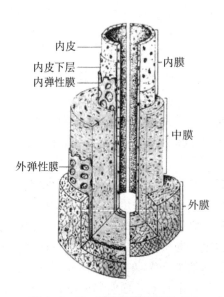

内皮
内皮下层
内弹性膜
外弹性膜
内膜
中膜
外膜

图 1-1　动、静脉管壁结构模式图

1. 内膜

内膜（tunica intima）为血管壁的最内层，是 3 层中最薄的一层，由内皮、内皮下层和内弹性膜组成。

（1）内皮（endothelium）：是衬贴于血管腔面的一层单层扁平上皮。内皮细胞很薄，含核的部分略厚，细胞基底面附着在基膜上。内皮细胞长轴与血流方向一致，表面光滑，利于血液的流动。电镜观察内皮细胞具有下列结构特征：

胞质突起：为内皮细胞游离面胞质向管腔伸出的突起，大小不等，形态多样，呈微绒毛状、片状、瓣状、细指状或圆柱状等，它们扩大了细胞的表面积，有助于内皮细胞的吸收作用及物质转运作用，此外，突起还能对血液的流体力学产生影响。

质膜小泡：质膜小泡（plasma membrane vesicle）又称吞饮小泡（pinocytotic vesicle），是由细胞游离面或基底面的细胞膜内凹，然后与细胞膜脱离形成。质膜小泡可以互相连通，形成穿过内皮的暂时性孔道，称为穿内皮性管。质膜小泡以胞吐的方式，完成血管内、外物质运输的作用；质膜小泡还可能作为膜储备，备用于血管的扩张或延长、窗孔、穿内皮性管、内皮细胞微绒毛的形成等。

Weibel-Palade 小体（W-P 小体）：又称细管小体（tubular body），是内皮细胞特有的细胞器，呈杆状，外包单位膜，长约 3 μm，直径 0.1 ~ 0.3 μm，内有许多直径约为 15 nm 的平行细管。其功能可能是参与凝血因子Ⅷ相关抗原的合成和储存。

其他：相邻内皮细胞间有紧密连接和缝隙连接（gap junction），胞质内有发达的高尔基复合体、粗面内质网、滑面内质网等细胞器。还可见微丝，其收缩可改变间隙的宽度和细胞连接紧密程度，影响和调节血管的通透性。

内皮细胞有复杂的酶系统，能合成与分泌多种生物活性物质，如血管紧张素 I 转换酶、血管内皮生长因子（vascular endothelial growth factor，VEGF）、前列环素（prostacyclin，PGI$_2$）、内皮素（endothelin，ET）等。在维持正常的心血管功能方面起重要作用。

（2）内皮下层：内皮下层（subendothelial layer）是位于内皮和内弹性膜之间的薄层结缔组织，含有少量的胶原纤维和弹性纤维，有时有少许纵行平滑肌。

（3）内弹性膜：内弹性膜（internal elastic membrane）由弹性蛋白组成，膜上有许多小孔。在血管横切面上，由于血管壁收缩，内弹性膜常呈波浪状。通常以内弹性膜作为动脉内膜与中膜的分界。

2. 中膜

中膜（tunica media）位于内膜和外膜之间，其厚度及组成成分因血管种类不同而有很大差别。大动脉中膜以弹性膜为主，其间有少许平滑肌；中、小动脉以及静脉的中膜主要由平滑肌组成，肌间有弹性纤维和胶原纤维。

血管平滑肌细而有分支，肌纤维间有中间连接和缝隙连接。平滑肌细胞可与内皮细胞形成肌–内皮连接（myoendothelial junction），平滑肌通过该连接，与血液或内皮细胞进行化学信息交流。血管平滑肌可产生胶原纤维、弹性纤维和无定形基质。胶原纤维起维持张力的作用，具有支持功能；弹性纤维具有使扩张的血管回缩的作用；基质中含蛋白多糖，其成分和含水量因血管种类不同而略有不同。

3. 外膜

外膜（tunica adventitia）由疏松结缔组织组成，结缔组织细胞以成纤维细胞为主，当血管损伤时，成纤维细胞具有修复外膜的能力。纤维主要为螺旋状或纵向走行的胶原纤维和弹性纤维，并有小血管和神经分布。有的动脉在中膜和外膜交界处还有外弹性膜（external elastic membrane），也由弹性蛋白组成，但较内弹性膜薄。

（二）血管壁的营养血管和神经

管径 1 mm 以上的动脉和静脉管壁中，都有小血管分布，称为营养血管（vasa vasorum）。其进入外膜后分支形成毛细血管，分布到外膜和中膜。内膜一般无血管，营养由管腔内的血液直接渗透供给。

血管壁上有神经分布，主要分布于中膜与外膜的交界部位。一般而言，动脉神经分布密度较静脉高，以中、小动脉最为丰富。它们能够调节血管的收缩和舒张。毛细血管是否存在神经分布尚有争议。

三、血液循环

体循环（systemic circulation），又称大循环（greater circulation）。血液由左心室搏出，经主动脉及其分支到达全身毛细血管，血液通过毛细血管壁与周围的组织、细胞进行物质和气体交换，再通过各级静脉回流，最后经上、下腔静脉及心冠状窦回至右心房。体循环的路径：左心室→主动脉→各级动脉→毛细血管→各级静脉→上、下腔静脉→右心房（图 1-2）。

肺循环（pulmonary circulation），又称小循环（lesser circulation）。血液由右心室搏出，经肺动脉干及其各级分支到达肺泡毛细血管进行气体交换，再经肺静脉回至左心房。肺循环路径：右心室→肺动脉干→各级肺动脉→肺内毛细血管→各级肺静脉→肺静脉→左心房（图 1-2）。

体循环和肺循环同时进行，体循环的路程长，流经范围广，以动脉血滋养全身各部器官，并将全身各部的代谢产物和二氧化碳运回心。肺循环路程较短，只通过肺，主要使静脉血转变成含氧饱和的动脉血。

两个循环途径通过左、右房室口互相衔接。因此两个循环虽路径不同，功能各异，但都是人体整个血液循环的一个组成部分。血液循环路径中任何一部分发生病变，如心瓣膜病、房室间隔缺损、肺疾病等都会影响血液循环的正常进行。

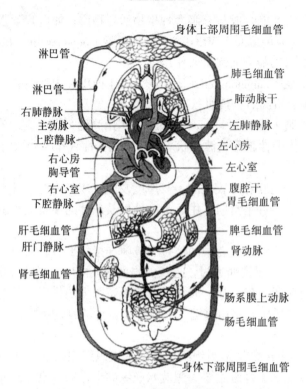

图 1-2 血液循环示意图

第二节 血管吻合及侧支循环

一、血管吻合

人体的血管除经动脉 - 毛细血管 - 静脉相通连外，在动脉与动脉、静脉与静脉、甚至动脉与静脉之间，也可凭借血管支（吻合管或交通支）彼此连接，形成血管吻合（图 1-3a）。

（一）动脉 - 动脉吻合

在许多部位或器官的两动脉干之间借交通支相连所形成的吻合（如脑底动脉之间）。此类吻合多在经常活动或易受压部位，其邻近的多条动脉分支互相吻合成动脉网（如关节网），在经常改变形态的器官，两动脉末端或其分支可直接吻合形成动脉弓（如掌浅弓、掌深弓等）。这些吻合都有缩短循环时间和调节血流量的作用。

（二）静脉 - 静脉吻合

静脉与静脉之间的吻合数量更大，形式更多。除具有和动脉相似的吻合形式外，在某些部位，特别是容积变动大的器官的周围或器官壁内常形成静脉丛，以保证在器官扩大或腔壁受到挤压时局部血流依然畅通。

（三）动脉 - 静脉吻合

在体内的许多部位，如指尖、趾端、唇、鼻、外耳皮肤、生殖器勃起组织等处，小动脉和小静脉之间可借吻合支直接相连，形成小动静脉吻合。这种吻合具有缩短循环途径，调节局部血流量和体温的作用。

二、侧支循环

较大的动脉主干在行程中常发出侧支（collateral vessel），也称侧副管，它与主干血管平行，可与同一主干远侧所发的返支或另一主干的侧支相连而形成侧支吻合。正常状态下，侧支管径比较细小，但当主干阻塞时，侧支血管逐渐增粗，血流可经扩大的侧支吻合到达阻塞以下的血管主干，使血管受阻区的血液循环得到不同程度的代偿性恢复。这种通过侧支吻合重建的循环称为侧支循环（collateral circulation）或侧副循环。侧支循环的建立体现了血管的适应能力和可塑性，对于保证器官在病理状态下的血液供应具有重要意义（图1-3b）。

体内少数器官内的相邻动脉之间无吻合，这种动脉称终动脉。终动脉的阻塞易导致其供血区的组织缺血甚至坏死。视网膜中央动脉被认为是典型的终动脉。如果某一动脉与邻近动脉虽有吻合，但当此动脉阻塞后，邻近动脉不足以代偿其血液供应，这种动脉称功能性终动脉，如脑、肾和脾内的一些动脉分支。

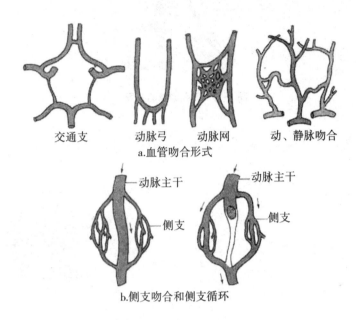

交通支　　动脉弓　动脉网　　动、静脉吻合

a.血管吻合形式

动脉主干

侧支

动脉主干

侧支

b.侧支吻合和侧支循环

图1-3　血管吻合和侧支循环示意图

第三节　血管的配布规律及其变异和异常

人体每一大的区域都有一条动脉主干，如头颈部的颈总动脉等。动脉、静脉和神经多相互伴行，并被结缔组织鞘包绕，组成血管神经束。一般动脉的位置与静脉相比通常要更深一些，但也有几支表浅动脉，如颞浅动脉等。静脉按其功能又称为容量性血管。静脉具有分布范围广，属支多，容血量大，血压低等特点。静脉依据位置的深浅可分为浅静脉和深静脉。浅静脉位于皮下的浅筋膜内，不与动脉伴行，最后注入深静脉。临床上常经浅静脉注射、输液、输血、取血和插入导管等。深静脉位于深筋膜的深面或体腔内。大部分深静脉与同名动脉伴行，常为二条，如四肢远侧端的深静脉等。

胚胎时期，血管是在毛细血管网的基础上发展起来的。在发育过程中，由于功能需要以及血流动力因素的影响，有些血管扩大形成主干或分支，有些退化或消失，有的则以吻合管的形式存留下来。由于某种因素的影响，血管的起始或汇入、管径、数目和行程等常有不同变化。因此，血管的形态、数值，并非所有人一致，有时可出现血管的变异或畸形。

变异血管与正常血管的形态学改变不明显，一般不影响生理功能，这包括血管的来源、分支、数量、行程、管径及形状等。有的血管变异比较简单，如颈内动脉的迂曲；有的相对较复杂，如整条血管的缺如等。血管的异常或畸形则可能造成一定的功能障碍或存在一定的临床风险。而最常见的血管走行变异几乎具有无限的可能性，从微细的变化到巨大的改变，但对于某个血管而言，如髂内动脉的分支闭孔动脉（图1-4），其大多数的走行变异情况多局限于2～3种之间。

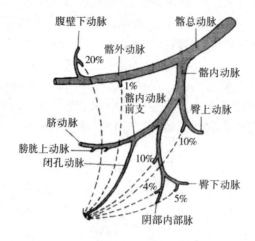

图 1-4 闭孔动脉的变异

第二章

心电图检查

第一节 正常心电图

一、心电图的测量方法

（一）时间和电压的标准

心电图记录纸上的小方格是长、宽均为 1 mm 的正方形。横向距离代表时间。常规记录心电图时，心电图纸向前移动的纸速为 25 mm/s。故每个小格 1 mm 代表 0.04 s。心电图纸纵向距离代表电压，一般在记录心电图前，把定准电压调到 1 mV = 10 mm，故每个小格即 1 mm 代表 0.1 mV（图 2-1）。

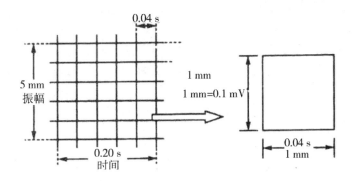

图 2-1 心电图记录纸时间和电压的标准

有时因为心电图电压太高，所以把定准电压改为 1 mV = 5 mm；有时因为心电图电压太低，把定准电压调为 1 mV = 20 mm，所以测量心电图时应注意定准电压的标准据此定标。此外，尚需注意机器本身 1 mV 发生器的准确性。例如标准电池失效等，若不注意会引起错误的诊断。

（二）各波间期测量方法

选择波幅较大且清晰的导联测量。一般由曲线突出处开始计算，如波形朝上应从基线下缘开始上升处量到终点。向下波应从基线上缘开始下降处量到终点，间期长短以秒计算。

（三）各波高度和深度的测量

测量一个向上的波（R 波）的高度时，应自等电位线的上缘量至电波的顶端。测量一个向下的波（Q 或 S 波）的深度时，应自等电位线的下缘量至电波的底端。测量后，按所示定准电压的标准折合为毫伏（mV）（图 2-2）。

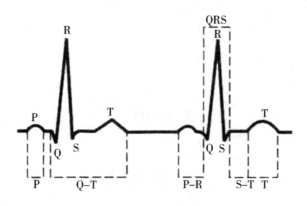

图 2-2　各波间期测量方法

（四）常用工具

有量角规、计算尺、计算器、放大镜等。

二、心率的测量

若干个（5个以上）P-P 或 R-R 间隔，求其平均值，若心房与心室率不同时应分别测量，其数值就是一个心动周期的时间（秒数）。

每分钟的心率可按公式计算：心率 $= \dfrac{60}{\text{平均 R-R 或 P-P 间期（秒）}}$。

三、心电轴

心电轴是心电平均向量的电轴。一般是指前额面上的心电轴。瞬间综合向量亦称瞬间心电轴，其与标准 I 导联线（即水平线）所构成的角度即称为瞬间心电轴的角度。所有瞬间心电轴的综合即为平均心电轴。额面 QRS 电轴的测定法如下所述。

（一）目测法

目测 I、III 导联 QRS 波群的主波方向。若 I、III 导联 QRS 主波均为正向波，电轴不偏；若 I 导联主波为深的负向波，III 导联主波为正向波，电轴右偏；若 III 导联主波出现深的负向波，I 导联主波为正向波，电轴左偏（图 2-3）。

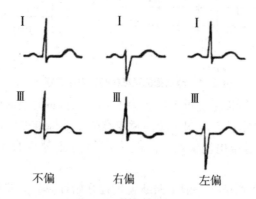

图 2-3　目测法测心电轴

（二）Bailey 六轴系统计算测定（图 2-4）

将六个肢体导联的导联轴保持各自的方向移置于以 O 点为中心，再将各导联轴的尾端延长作为该导联的负导联轴得到一个辐射状的几何图形，称为 Bailey 六轴系统（每两个相邻导联轴间的夹角为 30°）。

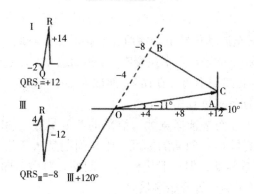

图 2-4 振幅法测定平均心电轴

1. 画出 Bailey 六轴系统中导联 I 和导联Ⅲ的导联轴 O I 和 OⅢ，O I 的方向定为 0°，OⅢ的方向定为+ 120°。

2. 根据心电图导联 I 的 QRS 波形电压将向上的波作为正值，向下的波作为负值，计算各波电压的代数和，然后在 O I 上定 A 点，使 OA 的长度相当于电压代数和的数值。

3. 同样，根据心电图导联Ⅲ的 QRS 波形和电压，计算各波电压的代数和，然后在 OⅢ上定 B 点，OB 的长度相当于电压代数和的数值。

4. 通过 A 点作一直线垂直于 O I，通过 B 点作一直线垂直于 OⅢ，这两条直线的交点为 C。

5. 连接 OC，将 OC 画为向量符号，OC 就是测得的心电轴，OC 与 O I 的夹角就是心电轴的方向（以度数代表）。

（三）查表法

根据心电图导联 I、导联Ⅲ的 QRS 波形和电压，计算各导联波形电压的代数和，然后用电压代数和的数值，查心电轴表测得的心电轴数值（图 2-5）。

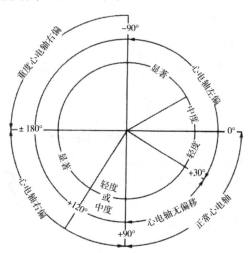

图 2-5 心电轴正常、心电轴偏移范围

① 0°～+ 90°：正常心电轴。② 0°～+ 30°：轻度左偏（但属正常范围）。③ 0°～－30°：中度左偏。④－30°～－90°：显著左偏。⑤+ 90°～+ 120°：轻度或中度右偏。⑥+ 120°～±180°：显著右偏。⑦±180°～－90°或270°：重度右偏（但部位靠近－90°者可能属于显著左偏）。⑧+ 30°～+ 90°：无心电轴偏移

四、心电图各波形正常范围及测量

（一）P波

一般呈圆拱状，宽度不超过 0.11 s，电压高度不超过 0.25 mV，P_{aVF} 直立，P_{aVR} 倒置，P 波在 I、Ⅱ、V_3～V_6 直立，V_{1ptf} 小于 0.03（mm·s）。选择 P 波清楚高大的测量，例如Ⅱ、V_5、V_1 导联等。

（二）P-R 间期

此间期代表自心房开始除极至波动传导至心室肌（包括心室间隔肌）开始除极的时间。正常成人为 0.12 ~ 0.20 s，P-R 间期的正常范围与年龄、心率快慢有关。例如幼儿心动过速时 P-R 间期相应缩短。7 ~ 13 岁小儿心率 70 次 /min 以下时 P-R 间期不超过 0.18 s，而成人心率 70 次 /min 以下时 P-R 间期小于 0.20 s。成人心率 170 次 /min 时 P-R 间期不超过 0.16 s。

测量：不是一概以 Ⅱ 导联为准而是选择宽大、清楚的 P 波最好，QRS 波群有明显 Q 波的导联（或 QRS 起始处清晰的导联）作为测量 P-R 间期的标准。P-R 间期是从 P 波开始到 QRS 波群开始。若 QRS 波群最初是 Q 波，那么则是 P-Q 间期，但一般仍称 P-R 间期。对多道同步心电图机描记的图形，多道同步心电图测量应从波形出现最早的位置开始测量。

（三）QRS 波群

代表心室肌的除极过程。

1. QRS 宽度

0.06 ~ 0.10 s，不超过 0.12 s。

2. QRS 波群形态及命名

以各波形的相对大小，用英文字母大小写表示（图 2-6）。

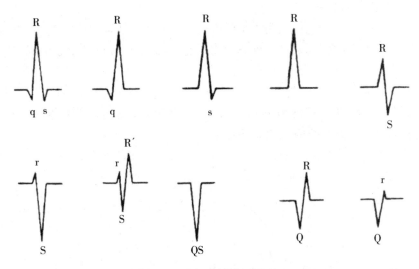

图 2-6　QRS 波群形态及命名

肢导联：①aVR，主波向下 rS 型或 Qr 型。②aVL、aVF 不恒定。③aVL 以 R 波为主时，$R_{aVL} < 1.2$ mV。④aVF 以 R 波为主时，$R_{aVF} < 2.0$ mV，各肢导联 R+S < 0.5 mV。

胸导联：R 或 S 波电压。①V_1 导联 R/S < 1，$R_{V_1} < 1.0$ mV，$R_{V_1}+S_{V_5} \nless 1.2$ mV。②V_5 导联 R/S > 1，$R_{V_5} < 2.5$ mV，$R_{V_5} + S_{V_1} < 4.0$ mV（男）。$R_{V_5}+S_{V_1} < 3.5$ mV（女）。

3. Q 波

Ⅰ、Ⅱ、aVF、$V_4 \sim V_6$，qR 型时 Q 波时间宽度不应超过 0.04 s，Q 波深度 < 1/4 R 波，Q 波宽度比深度更有意义。V_1、V_2 导联为 OS 型不一定是异常，V_5、V_6 导联经常可见到正常的 Q 波。

测量：测肢导联最宽的 QRS 波群或胸导联的 V_3 导联。一般测量胸导联中最宽的 QRS 波群，最好起始及结尾均清楚的导联，最好有 Q 及 RS 波的导联。

（四）ST 段

从 QRS 终点到 T 波起点的一段水平线，任何导联水平下降不得超过 0.05 mV。

肢导联、$V_4 \sim V_6$ 导联 ST 段升高不超过 0.1 mV，$V_1 \sim V_3$ 导联 ST 段升高可高达 0.3 mV，ST 段升高的形态更重要。

测量基线的确定：P-R 的延长线、T-P 的延长线。

（五）T波

反映心室复极过程。T波的方向和QRS波群的方向应该是一致的。

正常成年人TaVR向下，T波在Ⅰ、Ⅱ、$V_3 \sim V_6$直立，T波在Ⅲ、aVF、aVL、V_1可直立、双向或向下。

各波段振幅、时间测量的新规定如下。

各波段振幅的测量：P波振幅测量的参考水平应以P波起始前的水平线为准。测量QRS波群、J点、ST段、T波和u波振幅，统一采用QRS起始部水平线作为参考水平。如果QRS起始部为一斜段（例如受心房复极波影响、预激综合征等情况），应以QRS波起点作为测量参考点。测量正向波形的高度时，应以参考水平线上缘垂直地测量到波的顶端；测量负向波形的深度时，应以参考水平线下缘垂直地测量到波的底端（图2-7）。

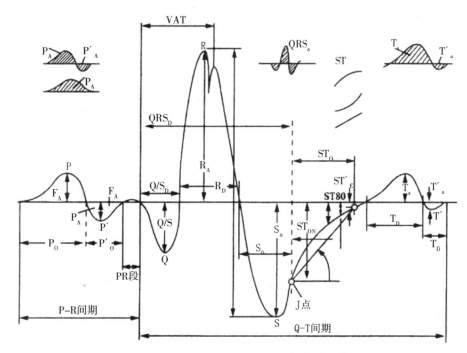

图2-7　心电圈波段振幅、时间测量新的规定示意图

中华医学会心电生理和起搏分会于1998年根据《诊断学》（第五版，人民卫生出版社）出版中对各波段时间的测量有新的规定：由于近年来已开始广泛使用12导联同步心电图仪记录心电图，各波段时间测量定义已有新的规定，测量P波和QRS波时间，应从12导联同步记录中最早的P波起点测量至最晚的P波终点以及从最早QRS波起点测量至最晚的QRS波终点；P-R间期应从12导联同步心电图中最早的P波起点测量至最早的QRS波起点；Q-T间期应是12导联同步心电图中最早的QRS波起点至最晚的T波终点的间距。如果采用单导联心电图仪记录，仍应采用既往的测量方法。P波及QRS波时间应选择12个导联中最宽的P波及QRS波进行测量。P-R间期应选择12个导联中P波宽大且有Q波的导联进行测量。Q-T间期测量应取12个导联中最长的Q-T间期。一般规定，测量各波时间应自波形起点的内缘测至波形终点的内缘（图2-8）。

五、分析心电图的程序

分析心电图时将各导联心电图按惯例排列，先检查描记时有无技术上的误差，再检查时间的标记及电压的标准，一般时间标记的间隔为0.04 s（1 mm），电压的标准一般以10 mm代表1 mV。应注意在特殊情况下电压的标准可能做适当的调整。

（1）找出P波：注意P波的形状、方向、时间及大小、高度是否正常；P-R间期是否规则，并测P-P间期，若无P波，是否有其他波取而代之。根据P波的特点确定是否为窦性心律。

（2）找出QRS波群：注意QRS波群的形状、时间及大小是否正常；R-R间期是否规则，并测R-R间期、

QRS 波群及各波电压。

（3）P 波与 QRS 波的关系：测 P-R 间期。

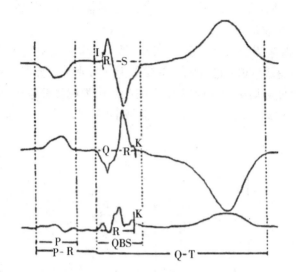

图 2-8　从多通道同步记录导联测量 P 波和 QRS 波时间示意图

（4）分析 ST 段的变化：ST 段形状及位置，升高或降低。

（5）T 波的形状、大小及方向。

（6）根据 P-P 间期、R-R 间期分别算出心房率、心室率，若心律不齐则至少连续测量 6 个 P-P 间期或 R-R 间期，求其平均值，算出心率。

（7）测定 Q-T 间期，计算 K 值（Q-Tc）：$K = \dfrac{QT\,间期}{\sqrt{R\text{-}R}}$。

（8）根据Ⅰ、Ⅲ导推算出心电轴。

（9）根据心电图测量数值、图形形态、规律性和各波形及每个心动周期的相互关系，做出心电图的初步诊断。如果曾多次做心电图，应与过去的心电图比较以观察有无变化，结合临床资料做出进一步诊断以提供临床医师做最终临床诊断之参考。若考虑复查时，则应注明复查的日期。

第二节　异常心电图

一、P 波异常

P 波代表心房除极波。分析 P 波对心律失常的诊断与鉴别诊断具有重要意义。

（一）P 波性质

1. 窦性 P 波

P 波源于窦房结：①P 波Ⅰ、Ⅱ、aVF、$V_3 \sim V_6$ 导联直立，aVR 导联倒置。②P-R 间期 ≥ 0.12 s。（图 2-9）。

P 波频率在 60 ~ 100 bpm，为正常窦性心律；高于 100 bpm 为窦性心动过速；低于 60 bpm 为窦性心动过缓；P-P 间距差别 >120 ms 为窦性心律不齐。

2. 房性 P 波

源于心房的 P′ 波（用 P′ 表示）。①P′ 形态与窦性 P 波不同。②P′ -R 间期 > 120 ms。P′ 波起源于右房上部，与窦性 P 波大同小异。P′ 波起自右房下部，Ⅰ、aVL、$V_1 \sim V_2$ 导联 P′ 波直立，Ⅱ、Ⅲ、aVF 导联 P′ 波倒置。P′ 波起源于左房，Ⅰ、aVL、V_5、V_6 导联 P′ 波倒置。P′ 波起源于房间隔，其时间比窦性 P 波窄。

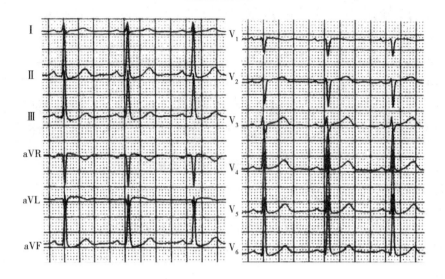

图 2-9　窦性心律

延迟发生的 P′ 波为房性逸搏或过缓的房性逸搏。P′ 波频率低于 60 bpm，为房性逸搏心律。P′ 波频率为 60 ～ 100 bpm，为加速的房性逸搏心律。

提早发生的 P′ 波为房性期前收缩；P′ 波频率为 100 ～ 250 bpm，称为房性心动过速。（图 2-10）。

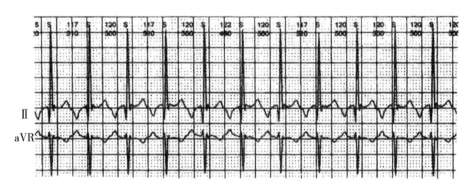

图 2-10　房性心动过速

3. 交界性 P′ 波

P′ 波起源于房室交界区：①Ⅱ、Ⅲ、aVF 导联 P′ 波倒置，Ⅰ、aVL 导联 P′ 波直立。②P′ 波位于 QRS 之前，P′ –R 间期＜ 120 ms。③交界性 P′ 波位于 QRS 之中。④交界性 P′ 波出现于 QRS 之后。（图 2-11）。

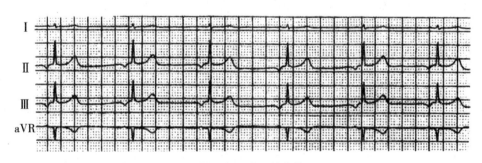

图 2-11　交界性心律

4. 室性 P′ 波

室性激动逆行心房传导产生室性 P′ 波。逆传方式有两种：①沿正常传导系统逆传心房，R-P′ 间期较长，希氏束电图显示 V-H-A 顺序。②沿旁道逆传心房，R-P′ 间期较短，希氏束电图显示 V-A-H 顺序。扩张型心肌病 P 波增大（图 2-12）。

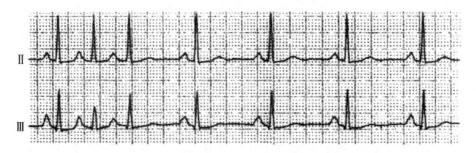

图 2-12 扩张型心肌病 P 波增大

（二）P 波时限改变

1. P 波时限延长

（1）左房扩大或双心房扩大见于风心病、高血压病、扩张型心肌病等。

（2）不完全性心房内传导阻滞见于冠心病、糖尿病等。

2. P 波时限变窄

（1）高钾血症。

（2）房性节律起自心房间隔部。

（3）甲状腺功能减退。

（4）房性融合波。

（三）P 波振幅改变

1. P 波振幅增大

（1）右房扩大见于先心病、肺心病等。

（2）时相性心房内差异传导窦性心律时 P 波振幅正常，发生房性前期收缩、房性心动过速时 P′波异常高尖。

（3）心房内压力增高 P 波高尖。

（4）心房肌梗死 P 波增高增宽，出现切迹。P-R 段抬高或降低。出现房性快速心律失常，常有心房肌梗死。

（5）电解质紊乱：低钾血症，P 波增高、T 波低平、U 波振幅增大。

（6）甲状腺功能亢进：窦性心动过速，P 波振幅增高、ST 段下降、T 波低平。

（7）立位心电图：P 波振幅可达 0.30 mV 左右。

（8）运动心电图：运动时 P 波高尖，终止运动试验后 P 波振幅降至正常。

2. P 波振幅减小

（1）激动起源于窦房结尾部 P 波振幅减小，窦性频率减慢，P-R 间期变短。

（2）房性节律激动起自心房中部，P′向量相互综合抵消，P′波减小。

（3）过度肥胖 P、QRS、T 振幅同时减小。

（4）甲状腺功能减退 P 波振幅减小，心率减慢，QRS 低电压，T 波低平。

（5）全身水肿 P、QRS、T 低电压。

（6）气胸，大量心包积液 P、QRS、T 振幅降低。

（7）高钾血症随着血钾浓度逐渐增高，P 波振幅逐渐减小直至消失，T 波异常高耸，呈"帐篷"状。

二、QRS 波群异常

（一）异常 Q 波

异常 Q 波指 Q 波时间 > 0.04 s，Q 波深度 >后继 R 波的 1/4，Q 波出现粗钝与挫折，$V_1 \sim V_3$ 出现 q 及 QS 波。临床将 Q 波分为梗死性 Q 波与非梗死性 Q 波。

梗死性 Q 波特征：①原无 Q 波的导联上出现了 q 或 Q 波，呈 qrS、QR、Qr 或 QS 型。②q 波增宽、增深，由 qR 型变为 QR、Qr 型。③出现增高的 R 波。④R 波振幅减小。⑤Q 波消失，见于对侧部位发生了急性心肌梗死，或被束支阻滞等所掩盖。⑥有特征性的急性心肌梗死的 ST 段和 T 波的演变规律。⑦有典型症状。⑧心肌标记物增高。⑨冠状动脉造影阳性，梗死部位的血管狭窄、闭塞或有新的血栓形成。

非梗死性 Q 波见于心肌病、先心病、心室肥大、预激综合征、肺气肿等，心电图特征：①Q 波深而窄。②Q 波无顿挫或切迹。③无 ST 段急剧抬高或下降。④无 T 波的演变规律。结合超声、冠状动脉造影等检查，可明确 Q 波或 QS 波的病因诊断。

1. Ⅰ、aVL 导联出现 Q 波或 QS 波

（1）急性广泛前壁心肌梗死：①Ⅰ、aVL、V₁ ~ V₆ 出现坏死型 q 波或 Q 波呈 qR、QR 或 QS 型。②出现特有的 ST-T 演变规律。③冠状动脉显影相关血管闭塞或几乎闭塞。

（2）高侧壁心肌梗死：①Ⅰ、aVL 出现坏死型 Q 或 Qs 波。②出现急性心肌梗死的 ST-T 演变规律。

（3）预激综合征：①预激向量指向下方，Ⅰ、aVL 导联预激波向下，呈 Qs 型或 QR 型。②P-R 间期缩短。③QRS 时间延长。④继发性 ST-T 改变。⑤电生理检查可以确定旁道的部位，并进行射频消融术。

（4）右室肥大：Ⅰ、aVL 可呈 OS 型，V₁、V₂ 导联 R 波异常增高，V₅、V₆ 导联 S 波增深，临床有右室肥大的病因和证据。

（5）左前分支阻滞：①Ⅰ、aVL 导联可呈 qR 型。②显著电轴左偏- 45°～- 90°。

（6）右位心：①Ⅰ、aVL 呈 QS 型或 Qr 型。②有右位心的其他证据。

（7）心脏挫裂伤：Ⅰ、aVL 导联出现 Q 波。

（8）扩张型心肌病：Ⅰ、aVL 导联出现 Q 型或 QS 波（图 2-13）。

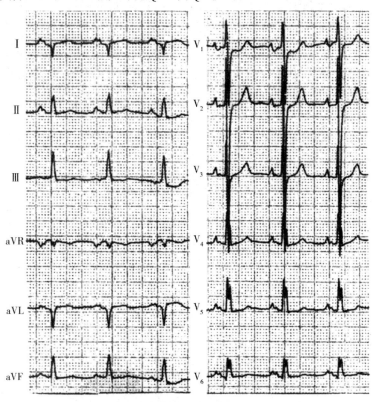

图 2-13　扩张型心肌病Ⅰ、aVL 导联出现 QS 波

患者男性，48 岁。扩张型心肌病，窦性心律，心率 82 bpm，P 波时限 0.12 s，左房扩大，Ⅰ、aVL 导联呈 Qs 型，V₅、V₆ 导联 R 波顿挫。

2. Ⅱ、Ⅲ、aVF 导联出现 Q 波或 QS 波

（1）急性下壁心肌梗死：①Ⅱ、Ⅲ、aVF 导联原无 q 波，以后出现了 Q 波或 q 波。②Q Ⅲ ≥ 40 ms，qaVF > 20 ms，Ⅱ导联有肯定的 q 波。③伴有后壁或右室梗死。④出现急性下壁心肌梗死所具有的特征性 ST-T 演变规律。⑤合并一过性房室阻滞的发生率较高。⑥冠状动脉造影多为右冠状动脉病变。

（2）急性肺栓塞：①sⅠ、QⅢ、TⅢ综合征：即Ⅰ导联出现了 s 波，Ⅲ导联出现深的 Q 波及 T 波倒置。

②Ⅱ、aVF 导联 q 波不明显。③右胸壁导联 ST 段抬高及 T 波倒置。④心电图变化迅速，数日后可恢复正常。

（3）左束支阻滞合并显著电轴左偏：①QRS 时间 ≥ 120 ms。②Ⅰ、aVL、V_5、V_6 呈单向 R 波。③Ⅱ、Ⅲ、aVF 呈 QS 型，QS Ⅲ > QS Ⅱ。④显著电轴左偏。⑤Ⅱ、Ⅲ、aVF 导联 ST 段抬高，ST-T 无动态演变。

（4）左后分支阻滞：①Ⅱ、Ⅲ、aVF 导联呈 qR 型，未能达到异常 Q 波的标准。②电轴右偏 ≥ + 110°。

（5）预激综合征：①预激向量指向左上方，Ⅱ、Ⅲ、aVF 导联预激波向下，呈 QS 波或 QR 波。②P-R 间期缩短 120 ms。③QRS 时间延长。④电生理标测旁道多位于左心室后壁（图 2-14）。

（6）二尖瓣脱垂：①Ⅱ、Ⅲ、aVF 导联可呈 Qs 型。②Ⅱ、Ⅲ、aVF 导联 ST 段下降，T 波倒置。③听诊有咔嚓音。④超声心动图显示二尖瓣脱垂的特征性改变。

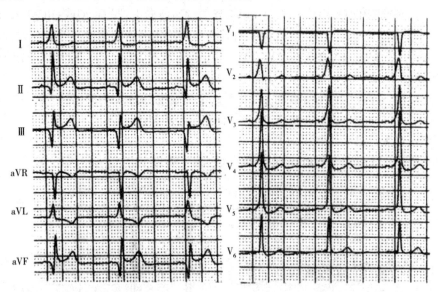

图 2-14　预激向量指向右后下方，Ⅱ、Ⅲ、aVL、V_1 出现异常 Q 波或 Qs 波

3. 右胸壁导联出现 q、Q 波及 QS 波

（1）前间壁心肌梗死：①V_1、V_2 或 V_3 出现 qrS 或 QS 波形。②有急性前间壁心肌梗死特征性 ST-T 演变规律。③心肌标记物增高。

（2）左室肥大：①V_5、V_6 导联 R 波增大。②V_1、V_2 导联可出现 OS 波。③$V_1 \sim V_2$ 导联 ST 段抬高伴 T 波直立，$V_5 \sim V_6$ 导联 ST 段下降伴 T 波低平、双向或倒置。④有左室肥大的病因及其他症状。

（3）左束支阻滞：①QRS 时间延长。②Ⅰ、aVL、V_5、V_6 呈 R 型，V_1、V_2 可呈 QS 型。③$V_1 \sim V_3$ 导联 ST 段抬高伴 T 波直立。V_5、V_6 导联 ST 段下降伴 T 波倒置（图 2-15）。

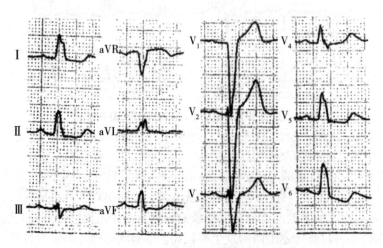

图 2-15　完全性左束支阻滞，V_1 呈 Qs 型

（4）左前分支阻滞：少数左前分支阻滞，QRS 起始向量向后，可在 V_1、V_2 导联出现 qrS 波。

（5）右侧旁路：① P-R 间期 <120 ms。② V_1、V_2 导联预激波向下，呈 QS 型或 QR 型。③ QRS 时间增宽。④有继发性 ST-T 改变。

（6）慢性肺部疾病：慢性支气管炎、肺气肿、肺心病，可有下列心电图改变：① V_1 ~ V_3 导联呈 QS 波。② V_4 ~ V_6 导联 rS 波或 RS 波。③肢体导联 P 波增高，QRS 电压降低。

（7）右室肥大：① V_1、V_2 呈 qR 型。② V_5、V_6 呈 rS 型。③额面 QRS 电轴显著右偏。

（8）扩张型心肌病：部分扩张型心肌病患者，右胸导联出现异常 Q 波或 QS 波，常伴有束支阻滞、不定型室内阻滞或室性心律失常。

4. **左胸导联出现 Q 波或 QS 波**

（1）急性前侧壁心肌梗死：① V_1 ~ V_6 出现梗死性 Q 波或 QS 波。②梗死区的导联上有特征性 ST-T 改变。

（2）肥厚梗阻型心肌病：① V_1、V_2 导联 R 波增高。② V_4 ~ V_6 导联 Q 波增深。Q 波时间不超过 40 ms。③ V_4 ~ V_6 导联 T 波直立。

（3）左室肥大（舒张期负荷增重型）：① V_4 ~ V_6 导联 Q 波增深。② I、aVL、II、aVF、V_4 ~ V_6 导联 R 波增高。③ V_4 ~ V_6 导联 ST 段轻度抬高伴 T 波直立。超声心动图显示主动脉瓣关闭不全等。

（4）左前旁路：①预激向量指向右前方，V_5、V_6 导联负向预激波，呈 rS 波或 QS 波。② P-R 间期缩短。③ QRS 时间增宽。

（5）右室肥大：①有时 V_1 ~ V_6 均呈 QS 型。② QRS 电轴右偏。③ QRS 振幅减小。

（6）迷走神经张力增高：① V4 ~ V6 出现 Q 波，其宽度 < 40 ms。② V_4 ~ V_6 导联 ST 段轻度抬高及 T 波直立。③常伴有窦性心动过缓。④见于健康人，特别是运动员。

（二）QRS 振幅异常

1. QRS 低电压

QRS 低电压指标准导联和加压单极肢体导联中，R+S 振幅的算术和 < 0.5 mV，或胸壁导联最大的 R+S 振幅的算术和 < 1.0 mV 者，称为 QRS 低电压。标准导联低电压时，加压肢体单极导联必定也是低电压。低电压仅见于肢体导联或胸壁导联，也可见于全部导联上。引起低电压的原因有：

（1）过度肥胖心脏表面与胸壁之间的距离拉大，QRS 振幅降低，出现低电压。

（2）大面积心肌梗死，QRS 低电压，预示预后不良。病死率较 QRS 正常者高。

（3）心包积液及胸腔积液造成电流短路，致使 QRS 振幅减小。

（4）肺气肿 QRS 振幅减小，顺钟向转位。

（5）甲状腺功能减退 QRS 振幅减小，T 波低平，窦性心动过缓。

（6）扩张型心肌病晚期出现 QRS 时间延长，低电压。

（7）最大 QRS 向量垂直于肢体导联，QRS 振幅减小，但胸壁导联 QRS 振幅无明显降低。

2. QRS 振幅增大

（1）右室肥大：① aVR、V_1、V_2、V_{3R} 导联 R 波增大。② V_5、V_6 导联呈 Rs 波或 rS 波。③ QRS 电轴右偏（图 2-16）。

（2）右束支阻滞：① V_1 导联出现终末 R′ 波，呈 rsR′ 型。② QRS 终末部分宽钝。③ QRS 时间延长。

（3）中隔支阻滞：① V_1、V_2 导联 R 波增高，呈 RS 型或 Rs 型。② V_5、V_6 导联无 q 波。③ V_1、V_2 导联 > RV_5、V_6 导联 R 波。

（4）后壁心肌梗死：① V_1、V_2 或 V_3 导联 R 波增高，呈 RS 型或 Rs 型。② V_7 ~ V_9，呈 QR、Qr 或 Qs 型。③ V_1 ~ V_3 的 ST 段下降伴 T 波直立；V_7 ~ V_9 导联 ST 段抬高伴 T 波倒置。

（5）逆钟向转位：① V_1 ~ V_3 呈 Rs 型或 RS 型。② V_5、V_6 呈 qR 波或 R 波。

（6）左室肥大：① I、II、III、aVL、V_4 ~ V_6 导联出现增高 R 波。② R 波电压增高的导联上 ST 段下降及 T 波低平或倒置。

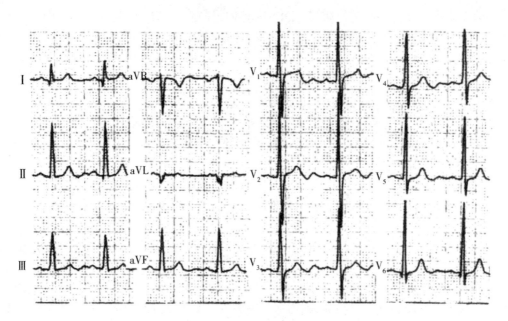

图 2-16 右室电压高

患者女性，56 岁，先心病，房间隔缺损，V_1 导联 R=2.10 mV

（7）不完全性左束支阻滞：①QRS 时间延长。②Ⅰ、aVL、V_5、V_6 呈单向 R 波。③V_5、V_6 导联 R ≥ 2.5 mV。④继发性 ST-T 改变。

（8）胸壁较薄：心脏与胸壁电极之间的距离缩短，QRS 电压增高。

（9）预激综合征：A 型预激综合征，$V_1 \sim V_6$ 导联出现高大 R 波。B 型预激综合征，$V_4 \sim V_6$ 导联出现高大 R 波。C 型预激综合征，V_1、V_2 导联出现高大 R 波。预激向量指向左上方，Ⅰ、aVL 导联 R 波增高。预激向量指向下方，Ⅱ、Ⅲ、aVF 导联 R 波增高。

（三）QRS 时间延长

1. 左束支阻滞

（1）不完全性左束支阻滞：①QRS 时间轻度延长。②呈左束支阻滞图形。

（2）完全性左束支阻滞：①QRS 时间 ≥ 120 ms。②呈左束支阻滞图形。

2. 右束支阻滞

（1）不完全性右束阻滞：①QRS 时间轻度延长。②呈右束支阻滞图形。

（2）完全性右束支阻滞：①QRS 时间 ≥ 120 ms。②呈右束支阻滞图形。

3. 左室肥大

QRS 时间轻度延长、左室面导联 QRS 振幅增大，继发性 ST-T 改变。

4. 右室肥大

QRS 电轴右偏，QRS 时间轻度延长，右胸壁导联 QRS 振幅增大。

5. 心室预激波

P-R 间期缩短，QRS 时间延长，出现预激波。

6. 心肌梗死超急性损伤期

（1）ST 段显著抬高，T 波高耸。

（2）R 波振幅增高。

（3）QRS 时间延长。

（4）常发展成为急性心肌梗死。

7. 梗死周围阻滞

有心肌梗死的 Q 波或增宽 R 波，QRS 时间延长，QRS 电轴偏移。

8. 不定型室内阻滞

QRS 时间增宽，QRS 波形既不像左束支阻滞，也不像右束支阻滞图形。见于扩张型心肌病、缺血性心肌病（图 2-17）。

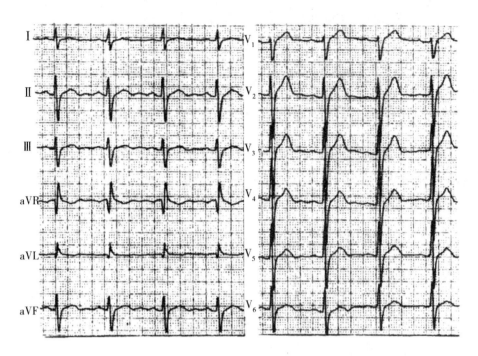

图 2-17　不定型心室内阻滞

患者男性，42 岁。扩张型心肌病，窦性心律，心率：70 bpm。P 波时限 0.13 s，左房扩大，QRS 时限 0.196 s，心室内传导阻滞。

三、ST 段改变

ST 段改变包括 ST 段抬高、ST 段下降、ST 段缩短和 ST 段延长四种类型。ST 段改变可以独立存在，也可与 T 波及 QRS 波群改变并存。

（一）ST 段抬高

诊断标准：标肢导联 J 点后 60 ~ 80 ms 处 ST 段抬高 ≥ 0.10 mV，右胸导联 ≥ 0.25 mV，左胸导联 > 0.10 mV 为异常。

对于一过性 ST 段抬高的患者应动态观察记录 18 导联心电图。注意 ST 段抬高的程度、形态、持续时间与症状关系。胸痛伴有 ST 段急剧抬高为冠脉阻塞或其他病因引起的心肌损害。

损伤型 ST 段抬高是穿壁性心肌缺血的反映。患者往往有持续严重的胸痛及心肌缺血的其他临床表现和体征，如肌钙量的升高度。见于心肌梗死超急性损伤期，急性心肌梗死。

1. 心肌梗死超急性损伤期

急性冠状动脉阻塞，可立即引起急性损伤期图形改变，持续时间短暂，血管再通以后，心电图可恢复原状。心电图特征（图 2-18）：

微信扫码
◆临床科研
◆医学前沿
◆临床资讯
◆临床笔记

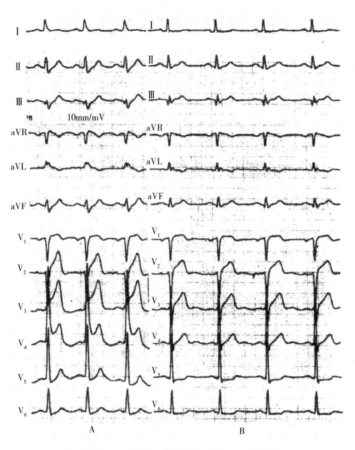

图 2-18 心绞痛发作时前壁导联 ST 段抬高

A. 记录于胸痛发作时，QRS 时限 0.12 s，V_3、V_4 导联 ST 段抬高；B. 记录于症状缓解后，QRS 时限 0.09 s，ST 回落，T_{V_3}、$_{V_4}$ 降低，V_5、V_6 导联 T 波低平

（1）缺血区的导联上 T 波高耸。

（2）ST 段斜形抬高。

（3）急性损伤型阻滞，QRS 时间增宽，室壁激动时间延长。

（4）伴有 ST-T 电交替。

（5）出现冠状动脉闭塞性心律失常。

（6）此期出现于梗死型 Q 波之前。

2. 急性心肌梗死

冠状动脉阻塞，心肌由缺血发展到梗死，心电图特点：

（1）出现急性梗死性 Q 波。

（2）损伤区导联上 ST 段显著抬高。

（3）梗死区导联上 T 波振幅开始降低，一旦出现倒置 T 波，标志着心肌梗死进入充分发展期。

（4）能定位诊断如前壁或下壁心肌梗死（图 2-19）。

3. 变异型心绞痛

变异型心绞痛发作时，冠状动脉造影显示病变部位的血管处发生痉挛性狭窄或闭塞。相关的局部心肌供血显著减少或中断，导致急性心肌缺血、损伤。严重者发展成为急性心肌梗死。

变异型心绞痛发作时，心电图上出现下列一种或几种改变，症状缓解以后，ST-T 迅速恢复正常或原状。

（1）损伤区的导联上 ST 段立即抬高 0.20 mV 以上，约有半数患者对应导联 ST 段下降。

（2）ST 段抬高的导联 T 波高耸，两支对称，波顶变尖，呈急性心内膜下心肌缺血的动态特征。

（3）QRS 时间延长至 0.11 s。

（4）QRS 振幅增大。

（5）QT/Q-Tc 正常或缩短。

（6）出现缺血性 QRS、ST、T 或 Q-T 电交替。

（7）出现一过性室性期前收缩、室性心动过速，严重者发展成为心室颤动。

（8）发展成为急性心肌梗死。

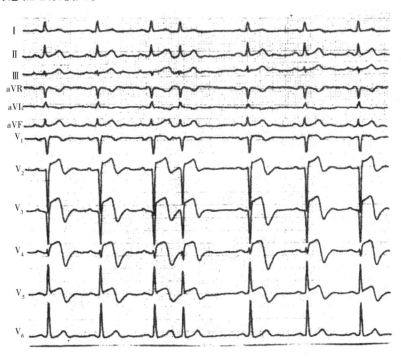

图 2-19　急性前间壁及前壁心肌梗死过程

患者男性，66 岁。急性前间壁及前壁心肌梗死演变期，$V_1 \sim V_3$ 导联呈 QS 型，V_4 导联 r 波递增不良，$V_2 \sim V_4$ 导联 T 波正负双向。冠脉造影显示左前降支闭塞，房性期前收缩。

4. Brugada 波与 Brugada 综合征

Brugada 波特征右胸导联 V_1 或 V_2 呈 rsR′ 型，类似右束支阻滞图形，R′ 波宽大，ST 段上斜型、马鞍型或混合型抬高，T 波倒置。伴有室性心动过速或发生心室颤动者，称为 Brugada 综合征。

5. 急性心包炎

心包炎及心包积液常有异常心电图改变：

（1）炎症波及窦房结，引起窦性心动过速，晚期可发生心房颤动或束支阻滞。

（2）心外膜下心肌受损，除 aVR、V_1 导联外，ST 段普遍抬高，抬高的程度不像急性心肌梗死严重，不出现病死性 Q 波。

（3）出现心包积液时，QRS 振幅减小或 QRS 低电压。

（4）T 波普遍低平或倒置（图 2-20）。

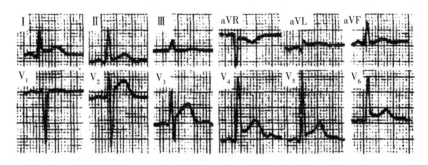

图 2-20　急性心包炎

Ⅰ、Ⅱ、aVL、aVF、$V_2 \sim V_6$ 导联 ST 段抬高，aVR 导联 ST 段下降

6. 早期复极综合征

心室除极尚未结束，部分心室肌开始复极化，心电图特征：

（1）QRS 终末部出现 J 波，在 $V_3 \sim V_5$ 导联较明显，出现在 V_1、V_2 导联呈 rSR′ 型，类似右束支阻滞。

（2）ST 段自 J 点处抬高 0.20 mV 左右，最高可达 1.0 mV 以上。持续多年形态不变。

（3）T 波高大。ST-T 改变在 Ⅱ、aVF、$V_2 \sim V_5$ 导联较明显。心率加快后 ST-T 恢复正常，心率减慢以后又恢复原状。

7. 左束支阻滞

左束支传导延缓或阻滞性传导中断，室上性激动沿右束支下传心室，心室传导径路为右室→室间隔→左心室，心室除极时间延长。心电图特征：

（1）Ⅰ、aVL、V_5、V_6 呈 R 型，V_1、V_2 呈 rS 型或 QS 型。

（2）$V_1 \sim V_3$ 导联 ST 段显著抬高，S 波或 QS 波越深，ST 段抬高的程度越显著。

（3）T 波高耸，ST-T 改变持续存在。

（4）QRS 时相延长 ≥ 120 ms（图 2-21）。

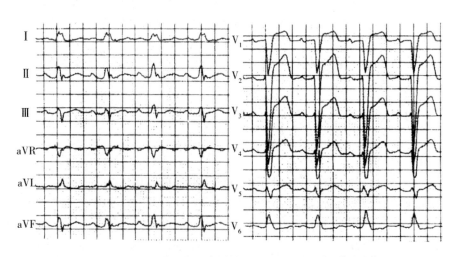

图 2-21　完全性左束支阻滞，$V_1 \sim V_3$ 导联 ST 段抬高

患者男性，85 岁。冠心病。窦性心律，心率 85 bpm，P-R 间期 0.20 s，QRS 时间 0.12 s，完全性左束支阻滞，$V_1 \sim V_4$ 导联 ST 段上斜型抬高 0.25 ~ 0.50 mV。

（二）ST 段下降

J 点后 60 ~ 80 ms 处 ST 段下降 ≥ 0.05 mV，为 ST 段异常。ST 段下降的形态可以多种多样。

1. 典型心绞痛

心绞痛发作时出现一过性缺血性 ST-T 改变。症状缓解以后，ST 段立即恢复原状。

（1）出现缺血性 ST 段下降，下降的 ST 段呈水平型、下斜型及低垂型。

（2）T 波低平、双向或倒置。

（3）U 波改变。

（4）出现一过性心律失常（图 2-22）。

2. 无症状心肌缺血

（1）ST 段下降时无症状。

（2）ST 段下降持续 1 min 以上，ST 段下降 ≥ 0.1 mV，两次缺血间隔 1 min 以上。原有 ST 段 F 降，在原有下降基础上 ST 段再下降 ≥ 0.10 mV。

3. 心肌病

（1）肥厚性心肌病：①ST 段下降，特别是心尖部肥厚性心肌病，$V_2 \sim V_6$ 导联 ST 段下降可达 0.50 mV 左右，ST 改变持续存在。②T 波倒置呈冠状 T 波。

（2）扩张性心肌病：①ST 段下降。②T 波低平。③QRS 时间增宽。

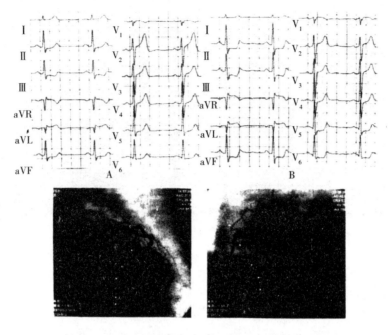

图 2-22　心肌缺血发作时下侧壁导联 ST 段下降

患者男性，77 岁，冠心病。A. 对照动态心电图，Ⅱ、Ⅲ、aVF 导联 ST 段下降 0.05 ~ 0.10 mV；B. 记录于心绞痛发作时，Ⅱ、Ⅲ、aVF、V_5、V_6 导联 ST 下降 0.15 ~ 0.25 mV；冠状动脉造影显示前降支近段狭窄 90%，右冠状动脉近段狭窄 95%。

4. 左室肥大

（1）QRS 电压高大。

（2）ST 段下降。

（3）T 波负正双向或倒置。

5. 右室肥大

（1）右胸壁导联 QRS 振幅增大。

（2）V_1 ~ V_3 导联的 ST 段下降伴 T 波倒置。

（3）QRS 电轴右偏。

6. 右束支阻滞

（1）QRS-T 呈右束支传导阻滞特征。

（2）V_1、V_2 导联 ST 段下降不明显。

7. 左束支阻滞

（1）继发性 ST 段下降见于Ⅰ、aVL、V_4 ~ V_5 导联。

（2）QRS-T 波群呈左束支阻滞。

8. 洋地黄中毒

（1）ST 段呈鱼钩状下降。

（2）T 波负正双向或倒置。

（3）Q-T 间期缩短。

9. 心肌炎

（1）ST 段下降。

（2）T 波低平或倒置。

（3）常有窦性心动过速、P-R 间期延长、期前收缩等（图 2-23）。

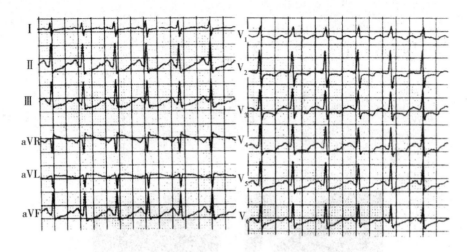

图 2-23 急性心肌炎

患者女性，23 岁。急性心肌炎。窦性心动过速，心率 122 bpm， Ⅱ、Ⅲ、aVF、V_2 ~ V_6 导联 ST 段下降 0.10 mv 左右，T 波低平及倒置。

10. X 综合征

有心绞痛、心肌缺血的证据，心电图上可有 ST-T 改变。冠脉造影阴性。

11. 电张调整性 ST-T 改变

起搏器植入前 ST-T 正常。起搏心律持续一段时间后，夺获心搏 ST 段下降，T 波倒置。此种情况还可见于阵发性束支阻滞、预激综合征等。

12. 自主神经功能紊乱

自主神经功能紊乱多见于青年女性，ST 段下降 0.05 mV 左右，T 波多为低平。运动试验阴性。

（三）ST 段延长

（1）低钙血症心电图表现为：①ST 段平坦延长。②Q-T 间期延长。③血清钙浓度降低。

（2）长 Q-T 间期。

（3）房室阻滞伴缓慢心律失常者，ST 段下降，Q-T 间期延长，U 波明显。

（4）冠心病急性心肌梗死演变期（图 2-24）。

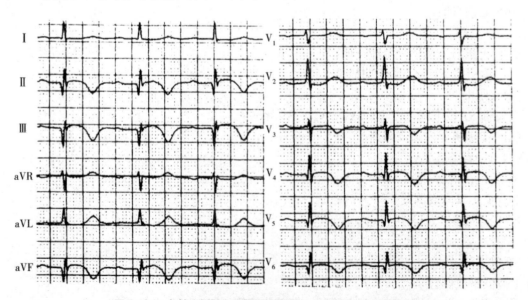

图 2-24 急性下侧壁心肌梗死演变期，ST 段及 Q-T 间期延长

患者女性，81 岁。急性心肌梗死第 8 d。窦性心律，心率 65 bpm，P-R 间期 0.24 s，ST 段及 QT 间期延长。QT 间期 0.56 s，Ⅱ、Ⅲ、aVF、V_5、V_6 导联有异常 Q 波。

（四）ST 段缩短

（1）高钙血症：①ST 段缩短或消失。②Q-T 间期缩短。③血清钙浓度升高（图 2-25）。

（2）早期复极综合征。

（3）洋地黄影响：应用洋地黄治疗过程中，心电图出现 ST 段呈鱼钩状下降，Q-T 间期缩短。

（4）心电机械分离：心脏已经停止机械性舒缩期活动。QRS 时间增宽，ST 段及 QT 间期缩短。

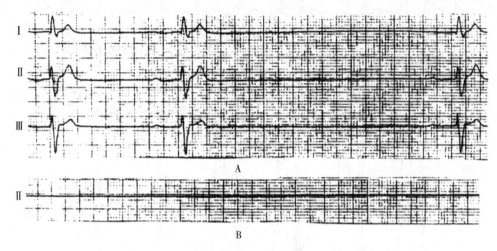

图 2-25　短 Q-T 间期

A. 窦性心动过缓，窦性停搏，一度房室阻滞，左前支阻滞，Q-T 间期 0.35 s；B. 全心停搏

四、T 波异常

T 波是心室复极过程中产生电位变化，心室复极化过程较除极化过程缓慢，T 波时间比 QRS 更长。T 波极性是有规律的，一般肢体导联以 R 波占优势者，T 波直立。胸壁导联 V_1、V_2 的 T 波可以直立、双向或倒置。$V_3 \sim V_6$ 导联 T 波直立。正常 T 波升支长、降支短，波峰圆钝。T 波异常高耸或以 R 波为主的导联 T 波由直立转为低平、切迹、双向或倒置，称为 T 波异常。

（一）T 波高耸

T 波高耸指 T 波异常高尖，T 波振幅常达 1.5 mV 以上，见于急性冠状动脉疾病，高钾血症等。

1. 急性心内膜下心肌缺血

冠状动脉闭塞后的即刻至数十分钟，最早发生的是急性心内膜下心肌缺血，在缺血区导联上 T 波异常高耸变尖。即心肌梗死超急性损伤期，此期持续时间短暂，一般心电图上记录不到这一变化过程，就已经发展成为急性心肌梗死。冠脉再通，心电图恢复原状（图 2-26）。

2. 急性心肌梗死

急性心肌梗死（AMI）数小时内，在 AMI Q 波的导联上 T 波异常高大，持续一段时间之后，T 波振幅开始逐渐降低。

3. 早期复极综合征

属于正常变异，心电图特征：①T 波高耸主要见于 $V_2 \sim V_5$ 导联，其次是 Ⅱ、Ⅲ、aVF 导联。②ST 段呈上斜型抬高。③出现明显 J 波（图 2-27）。

4. 二尖瓣型 T 波

部分风心病二尖瓣狭窄及二尖瓣狭窄合并关闭不全的患者，$V_2 \sim V_5$ 导联出现异常高尖 T 波，酷似高钾血症心电图改变。T 波高耸持续数年，可随病情变化而发生改变（图 2-28）。

5. 高钾血症

临床上有引起高钾血症的病因，心电图上 P 波低平或消失，QRS 时间增宽呈室内传导阻滞图形（图 2-29），T 波高尖呈"帐篷"状，血液透析以后心电图迅速恢复原状。

6. 迷走神经张力增高

迷走神经活动占据优势时，心电图表现为心率缓慢，ST 段斜型抬高 0.10 ~ 0.30 mV，T 波宽大，Q-T 间期在正常高限。

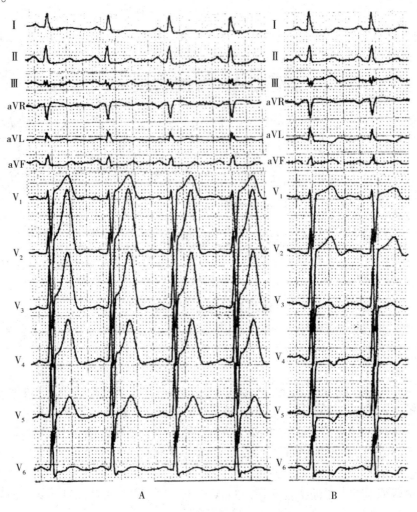

图 2-26　急性心内膜下心肌缺血

患者男性，47 岁。前降支病变。A. 急性前壁心内膜下心肌缺血，V_2 ~ V_4 导联 T 波高大；B. 症状缓解时，V_4 ~ V_5 导联 ST 下降 0.05 ~ 0.10 mV，V_1 ~ V_4 导联 T 波振幅降低，V_4 ~ V_6 导联 T 波倒置

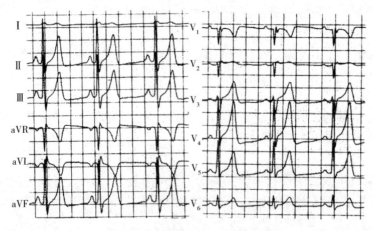

图 2-27　早期复极，T 波增高

患者男性，66 岁。窦性心律，Ⅱ、Ⅲ、aVF、V_4、V_5 导联 T 波增高，前支长后支短，符合早期复极心电图改变

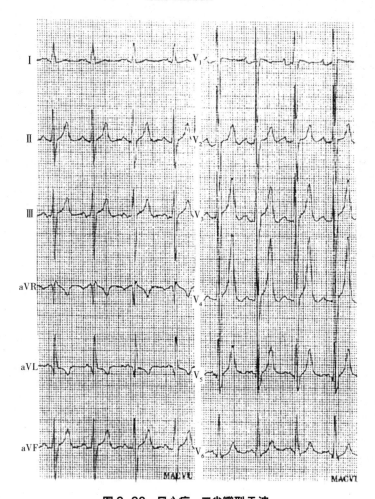

图 2-28　风心病，二尖瓣型 T 波

患者男性，26 岁。风心病，二尖瓣型 T 波

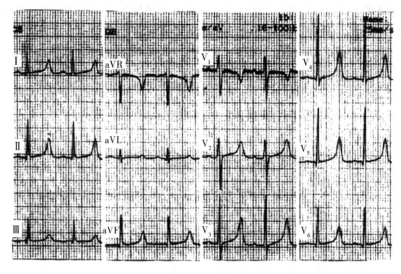

图 2-29　高钾血症

T 波高尖呈"帐篷"状，ST 段延长，提示低钙血症

（二）T 波倒置

1. 冠心病

冠心病缺血性 T 波变化特征：①T 波呈箭头样（冠状 T 波），两肢对称，波峰变尖。②有动态变化。③能定位诊断。

心肌缺血性 T 波的类型：①伴有胸痛出现的 T 波改变，称为有症状心肌缺血。②无症状时发生的 T 波改变，称为无症状心肌缺血。③急性期心肌梗死的 T 波演变规律是开始为 T 波高耸，出现梗死 Q 波以后，T 波幅度降低，几小时或几天后 T 波转为正负双向或倒置。T 波倒置由浅入深。持续几天至 3 个月，T 波倒置的程度逐渐减轻，直至恢复梗死前的心电图改变（图 2-30）。

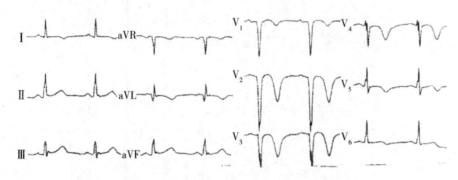

图 2-30　急性前间壁心肌梗死演变过程

2. 高血压病

严重高血压病常有 T 波低，双向或倒置。左室面导联 QRS 振幅增高，P 波增宽。

3. 心肌病

各型肥厚性心肌病，特别是心尖部肥厚性心肌病，常有 T 波倒置，可酷似急性心内膜下心肌梗死演变期心电图，T 波倒置深，但无动态变化，冠脉造影正常。

4. 心室肥大

右室收缩期负荷增重，右室面导联 T 波倒置。

左室收缩期负荷增重，左室面导联 T 波倒置。

5. 左束支阻滞

左束支阻滞，Ⅰ、aVL、$V_4 \sim V_6$ 导联 T 波双向或倒置。

6. 预激综合征

预激综合征 T 波方向与预激波相反。预激波向上的导联 T 波倒置，预激波振幅越大，QRS 时间越宽，T 波倒置越深。预激波消失，T 波逐渐转为直立。

7. 心脏手术

先心病、风心病、冠心病术后，引起心肌损害者，心电图上 T 波倒置。

8. 慢性缩窄性心包炎

心电图改变有右房扩大，QRS 振幅减低，T 波普遍低平或倒置。

9. 心肌炎

急性心肌炎典型心电图改变，房室阻滞，ST 段抬高或下降，T 波倒置。窦性心动过速及各种类型的心律失常。超声心动图显示心脏扩大，收缩无力。

10. 电解质紊乱

严重低钾血症心电图 P 波高尖，ST 段下降，T 波低平或倒置，U 波增高，临床上有可能引起低钾血症的病因。

11. 药物影响

许多药物可使 T 波发生改变。洋地黄类药物有加速心室肌的复极作用，而使 ST 段呈鱼钩样下降，T 波负正双向，Q-T 间期缩短，停用洋地黄以后，ST-T 逐渐恢复原状。氨茶碱可使心率加快，T 波转为低平或倒置。应用乙胺碘呋酮可使 T 波增宽切迹。奎尼丁可使 T 波低平切迹，Q-T 间期延长。冠状动脉内注射罂粟碱可出现一过性巨大倒置 T 波，伴一过性 Q-T 间期延长（图 2-31）。

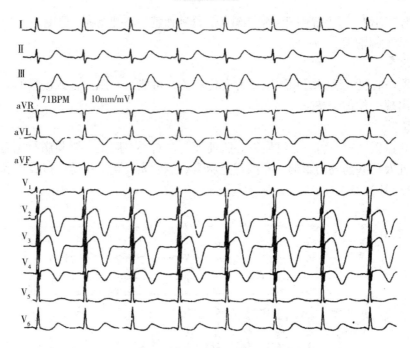

图 2-31 罂粟碱引起一过性巨大倒置 T 波

患者男性，67 岁。Ⅱ、aVF 导联 P 波倒置，心率 74 bpm。心电图记录于左冠状动脉前降支内注射
罂粟碱后即刻，V_2 ~ V_4 导联出现一过性巨大倒置 T 波，Q-T 间期延长，但患者无明显症状

12. 二尖瓣脱垂综合征

心电图改变有 T 波低平，双向或倒置，心律失常。

13. 脑血管意外

脑血管意外可引起巨大 T 波，有的 T 波倒置，有的 T 波直立，Q-T 间期延长。部分病例有异常 Q 波。

14. 完全性房室阻滞

先天性及后天性完全性房室阻滞，伴过缓的交界性逸搏心律或室性逸搏心律，T 波宽大切迹，T 波倒置，两肢不对称，Q-T 间期延长，易发生室性心律失常。

15. 电张调整性 T 波改变

植入起搏器以后，夺获心律的 T 波由直立转为倒置；或者转为窦性心律以后，T 波倒置持续一个阶段，才转为直立。这种现象称为电张调整性 T 波改变。

16. 自主神经功能紊乱

心电图上仅有 T 波低、双向或倒置变化，无其他器质性心脏病证据。活动平板运动试验阴性，T 波倒置转为直立、低平或双向，或运动后 T 波倒置。多见于青年女性。口服心得安可使 T 波转为直立。

五、U 波改变

U 波是体表心电图 T 波后低平的小波，于心室舒张早期出现，在体表导联中以 V_3 最清晰。多年来，对 U 波产生的机制一直有争论，概括起来有以下几种解释：①U 波与浦肯野动作电位 4 相对应，为浦肯野纤维复极波。②动作电位的后电位。③舒张早期快速充盈期心室伸张的后电位，且 U 波异常与心室舒张功能异常有关。④U 波产生于动脉圆锥部，它可能是动脉圆锥部某些组织激动时的复极波。

正常人 U 波振幅 0.02 ~ 0.10 mV，U 波时限（20±2）ms，U 波上升支较快，下降支较缓慢。

U 波变化，可增大降低或倒置，或发生 U 波电交替，多数原因是心肌缺血、肥厚，心动周期长短改变，药物和电解质的影响，少数可能由其病理因素所致。

（一）U 波增大

当 U 波振幅 > 0.20 mV，或同一导联 U 波 ≥ T 波，或者 T-U 融合认为 U 波振幅增大。长心动间歇后第一个窦性心搏的 U 波振幅增大是正常现象（心室容量越大 U 波振幅越高）。应用某些药物，如洋地黄、奎尼丁、胺碘酮、钙剂、肾上腺腺素、罂粟碱等，低钾血症、高钙血症、低温、用力呼吸、抬高下肢、运动后均可出现 U 波振幅增大。

（二）U 波电交替

U 波电交替可能与心肌收缩强弱和脉压交替变化有关，可能与心肌损害或极慢的心室率有关。用抗心律失常药物后可出现 U 波电交替。

（三）U 波倒置

U 波倒置见于高血压、冠心病、心绞痛、心肌梗死、左右心室肥大、瓣膜病、先心病、心肌病、充血性心力衰竭、甲亢及某些药物的影响、异丙肾上腺素、麻黄素、奎尼丁等，以及引起心室负荷增重的各种疾病（图 2-32，图 2-33）。

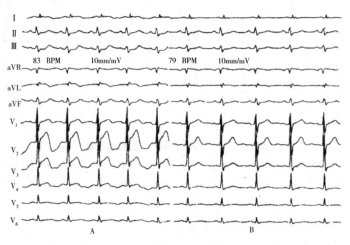

图 2-32　缺血性 U 波倒置

患者男性，54 岁。冠心病、不稳定型心绞痛、前降支病变。图 A 记录于心肌缺血时，$V_2 \sim V_4$ 导联 ST 段弓背抬高，$V_2 \sim V_5$ 导联 U 波倒置。图 B 缺血缓解以后，ST 复位，U 波消失。

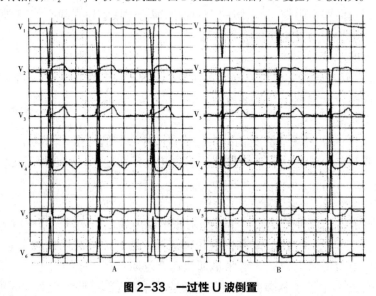

图 2-33　一过性 U 波倒置

患者男性，80 岁。高血压，冠心病。心绞痛时，V_4、V_5 导联 ST 段下降 0.20 mV，U 波倒置

六、J 波的现状

J 点是指心电图 QRS 波与 ST 段的交点或称结合点，是心室除极的 QRS 终末突然转化为 ST 段的转折点，标志着心室除极结束，复极开始。PJ 间期是从 P 波开始到 J 点，代表心房开始除极到心室除极结束之间的时间，正常 PJ < 270 ms，在发生室内和束支阻滞时 PJ 间期延长。

当心电图 J 点从基线明显偏移后，形成一定的幅度，持续一定的时间，并呈圆顶状或驼峰形态时，称为 J 波或 Osborn 波。J 波的振幅，持续时限仍无明确的规定和标准。

特异性心室颤动患者的心电图可以出现明显的 J 波，当无引起 J 波的其他原因存在时，称为自发性 J 波。特发性 J 波与一般性 J 波形态始终无差异，当伴发室性心动过速，心室颤动时可出现特发性 J 波，其原因不明（图 2-34）。

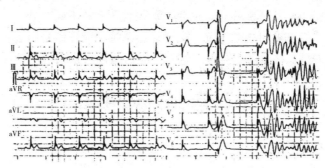

图 2-34 特发性 J 波伴发心室颤动

窦性心律，Ⅰ、Ⅱ、Ⅲ、aVR、aVF、V_3 ~ V_6 导联有明显 J 波，胸导提早的 QRS 波群、室性期前收缩、心室颤动

（一）产生机制

J 波的产生机制至今尚未完全阐明，有以下不同的解释。

（1）M 细胞对 J 波产生的作用：在低温和高钙时，心外膜细胞和 M 细胞动作电位的尖峰圆顶形和 1、2 相之间的切迹变得更明显，与心电图 J 点上升和出现明显的 J 波相一致，而心内膜细胞的动作电位仅有轻度改变。提示不同心肌细胞在复极早期产生的心室电位活动可能对 J 波的出现起一定的作用。

（2）心室肌除极程序异常、心室除极程序改变，形成额外的除极波。

（3）室间隔基底部最后除极：室间隔基底部对温度变化极为敏感，温度下降可使之传导延缓而导致心室最后除极形成 J 波。

（4）肺动脉圆锥部除极波：肺动脉圆锥部浦肯野细胞分布稀疏，该部除极最晚而产生 J 波。实验研究显示切除肺动脉圆锥部 J 波消失。

（5）除极过程与复极过程的重叠波：由于除极过程延缓，心室肌除极尚未结束，部分心室肌已经开始复极，致使除极波与复极波重叠在一起形成 J 波。

（二）心电图特征

J 波的心电图特征如下：

（1）J 波常起始于 QRS 波的 R 波降支部分，其前面的 R 波与其特有的顶部圆钝的波形成尖峰 – 圆顶状。

（2）J 波形态呈多样化，不同的机制可产生不同的 J 波形态。

（3）J 波呈频率依赖性，心率慢时 J 波明显，心率快时，J 波可以消失。

（4）J 波幅度变异较大，高时可达数毫伏。

（5）J 波以 Ⅱ 或 V_6 导联最常见（占 85%），然而在低温时以 V_3 或 V_4 导联最明显。我们观察到心电图上的 J 波以前壁导联最明显，其次是下壁导联。QRS 振幅较小的导联最为少见。

（6）V_1、aVR 导联 J 波多为负向，其余导联多呈正向波。V_1 导联为正向 J 波时，又像局限性右束支阻滞图形。

（7）低温情况下，J 波发生率高，体温在 30℃ 以上 J 波较小，体温在 30℃ 以下 J 波明显增大。

（8）心电图呈顺钟向转位时 J 波不明显。

（三）J 波的临床病症

J 波最早是在严重冻伤的低温患者的心电图上发现的。随着体温逐渐降低，J 波发生率逐渐增高，J 波增大。低温性 J 波的发生原理可能和钙离子流有关。低温引起钙泵活性降低，而胞浆内钙增高，并使胞浆内钙重吸引至胞浆网内，恢复胞浆钙水平的速度降低，钙内流受抑制，并影响钠－钾泵的功能，使心室肌细胞除极化和复极化的图形改变。在心内膜下及心外膜下深肌层中可以记录出驼峰状的波形，并与 J 波相对应。

高钙血症心电图表现为 P-R 间期延长，QRS 时间增宽，ST 段缩短或消失，T 波低平，Q-T 间期缩短，出现 J 波的原因可能是心内膜下心肌动作电位 2 相时程较心外膜下心肌显著缩短所致。高血钙引起的 J 波一般无圆顶状图形，而呈尖峰状或驼峰状，这是与低温性 J 波的不同之处。

中枢神经及外周神经系统病变可引起 J 波。交感神经系统功能障碍是引起神经源性 J 波的原因。

原因不明的 J 波，称为特发性 J 波。但有人认为可能与遗传因素或自主神经系统异常有关。

第三节 动态心电图

一、动态心电图（AECG）

动态心电图又称 Holter 系统，是指连续记录 24 h 或更长时间的心电图。该项检查首先由美国学者 Holter 于 20 世纪 60 年代初期应用于临床，故又称之为 Holter 监测。动态心电图是用随身携带的记录器连续记录人体 24 h、48 h 或更长时间的心电变化，经计算机处理分析及回放打印的心电图。它可以显示监测时间内的心搏总数、最快与最慢心率、平均心率，并能自动测出室上性或室性期前收缩以及室上性或室性心动过速。可记录心搏停跳情况以及 P-R 间期、QRS 波群、ST 段及 T 波的变化，可检出房室传导阻滞、心房颤动、窦房阻滞、预激综合征等。动态心电图不仅用于定性、定量心律失常，而且广泛用以检测心肌缺血，筛选高危患者心肌梗死后可能发生的心脏事件，评定药物疗效和随诊起搏器功能等。近年动态心电图仪增加了心率变异性测定及晚电位分析等功能，使其功能更加完善，已成为临床不可缺少的重要的非创伤性检查。随着电子学和计算机科学的进展，迄今不仅可以记录动态心电图，还可记录动态血压、动态呼吸、动态脑电图等，且记录时间可按需相应延长，由于长时间监测，能发现常规心电图不易发现的心律失常和一过性心肌缺血，弥补了体表心电图的局限性，从而进一步提高了心电图诊断的准确率。

与常规心电图相比，记录的信息量大且可记录患者不同状况下的心电图。为临床提供许多有价值的资料。现已成为临床上广泛使用的无创性心血管病诊断手段之一。但因导联体系不同，以及容易受体位、活动等因素影响，在分析结果时要慎重。

二、组成及应用

（一）动态心电图仪主要由记录系统和回放分析系统组成

1. 记录系统

包括导联线和记录器。导联线一端与固定在受检者身上的电极相连，另一端与记录器连接。记录器有磁带式和固态式两种类型。记录器佩戴在受检者身上，并能精确地连续记录和储存 24 h 或更长时间的 3 通道或 12 通道心电信号。

2. 回放分析系统

主要由计算机系统和心电分析软件组成。回放系统能自动对磁带或固态记录器记录到的 24 h 心电信号进行分析。分析人员通过人机对话对计算机分析的心电图资料进行检查、判定、修改和编辑，打印出异常心电图图例以及有关的数据和图表，做出诊断报告。

（二）导联选择

目前多采用双极导联，电极一般均固定在躯体胸部。导联的选择应根据不同的检测目的而定，常用导联及电极放置部位如下。

1. CM_5 导联

正极置于左腋前线、平第 5 肋间处（即 V_5 位置），负极置于右锁骨下窝中 1/3 处。该导联对检出缺血性 ST 段下移最为敏感，且记录到的 QRS 波振幅最高，是常规使用的导联。

2. CM_1 导联

正极置于胸骨右缘第 4 肋间（即 V_1 位置）或胸骨上，负极置于左锁骨下窝中 1/3 处。该导联可清楚地显示 P 波，分析心律失常时常用此导联。

3. M_{aVF} 导联

正极置于左腋前线肋缘，负极置于左锁骨下窝内 1/3 处。该导联主要用于检测左室下壁的心肌缺血改变。

4. CM_2 或 CM_3 导联

正极置于 V_2 或 V_3 的位置，负极置于右锁骨下窝中 1/3 处。怀疑患者有变异性心绞痛（冠状动脉痉挛）时，宜联合选用 CM_3 和 M_{aVF} 导联。无关电极可置胸部的任何部位，一般置于右胸第 5 肋间腋前线或胸骨下段中部。

5. 12 导联同步

Holter 是近年来发展起来的无创性心电新技术，共 10 个电极，可连续不间断地记录 24 h 12 导联同步动态心电图，12 导联同步 Holter 比 3 导联 Holter 在心肌缺血、心肌梗死、心律失常（室性期前收缩、室性心动过速、预激综合征等）定位诊断方面具有明显优势，有取代 3 导联 Holter 的趋势。

（三）临床应用

动态心电图可以获得受检者日常生活状态下连续 24 h 甚至更长时间的心电图资料，因此常可检测到常规心电图检查不易发现的一过性异常心电图改变。还可以结合分析受检者的生活日志，了解患者的症状、活动状态及服用药物等与心电图变化之间的关系。其临床应用范围：

（1）心悸、气促、头昏、晕厥、胸痛等症状性质的判断。

（2）对心律失常进行定性和定量诊断。

（3）12 导联同步 Holter 对判定心肌缺血有一定的意义，尤其是发现无症状心肌缺血的重要手段，且能够进行定位诊断，参考标准是"三个一"：ST 段呈水平型或下斜型下降 ≥ 1 mm；持续 1 min 或以上；2 次发作间隔时间至少 1 min。

（4）心肌缺血及心律失常药物的疗效评价。

（5）心脏病患者预后的评价，通过观察复杂心律失常等指标，判断心肌梗死后患者及其他心脏病患者的预后。

（6）选择安装起搏器的适应证，评定起搏器的功能，检测与起搏器有关的心律失常。

（7）医学科学研究和流行病学调查，如正常人心率的生理变动范围，宇航员、潜水员、驾驶员心脏功能的研究等。

（四）动态心电图分析注意事项

应要求患者在佩戴记录器检测过程中做好日志，按时间记录其活动状态和有关症状。患者不能填写者，应由医务人员或家属代写。不论有无症状都应认真填写记录。一份完整的生活日志对于正确分析动态心电图资料具有重要参考价值。动态心电图常受监测过程中患者体位、活动、情绪、睡眠等因素的影响，有时在生理与病理之间难以划出明确的分界线。因此，对动态心电图检测到的某些结果，尤其是 ST-T 改变，还应结合病史、症状及其他临床资料综合分析以做出正确的诊断。需要指出：动态心电图属回顾性分析，并不能了解患者即刻的心电变化。由于导联的限制，尚不能反映某些异常心电改变的全貌。对于心脏房室大小的判断、束支传导阻滞、预激综合征的识别以及心肌梗死的诊断和定位等，仍需要依靠常规 12 导联心电图检查。

第三章

高 血 压

第一节　儿童与青少年高血压

一、儿童与青少年高血压的定义和分级

儿童、青少年的身体指标随着年龄变化较大，不能以一个单纯的血压指标作为其高血压的诊断标准。世界各国儿童、青少年的身体指标不同，其高血压诊断的标准数据来源也不相同。美国的儿科标准数据源于7万名儿童的诊室测量血压，血压的百分位数以年龄、性别分为7个组进行衡量。欧洲的参考值源于1991年一组28 043人听诊法测量的血压值，但其中未包括年龄、性别及身高等资料。意大利的参考值源于1999年一组11 519名5～17岁的学生资料，其中包括年龄、性别及身高。传统听诊法在儿童、青少年血压测量中可能存在误差。有研究采用仪器法测量13～18岁人群血压，其测量值较听诊法低几个毫米汞柱。因此，对儿童、青少年应采用何种方法测量血压仍存有争议。

根据美国第四次健康营养状况调查报告，2006年美国国家高血压教育计划委员会（NHBPEP）和2009年欧洲心脏学会／高血压学会（ESC/ESH）制订儿童、青少年高血压的诊断标准为：正常血压是指收缩压、舒张压低于年龄、性别及身高的90百分位数；高血压是指收缩压和（或）舒张压持续≥95百分位数，并以听诊法在至少3次不同时间测量；临界高血压（美国称为高血压前期）是指平均收缩压／舒张压≥90百分位数并＜95百分位数。如儿童、青少年血压≥120/80 mmHg，即使＜90百分位数仍视为临界高血压。此外，该诊断标准还提供了儿童、青少年高血压的分期标准，1期是高血压水平在95百分位数与99百分位数之间＋5 mmHg；2期是高血压＞99百分位数＋5 mmHg。儿童、青少年高血压2期时应进行评估和治疗。

二、儿童与青少年高血压的危险因素

流行病学资料表明我国原发性高血压逐年上升，起病年龄日趋年轻化，与儿童、青少年超重与肥胖日渐增多、学习和工作压力普遍较大、不良饮食生活习惯等多种因素有关。

1. 家族史与遗传倾向

相关研究表明，有86%的青少年原发性高血压患者有高血压阳性家族史；随访7～18岁有高血压家族史的青少年，收缩压＞90百分位数组于成年后患高血压的概率是收缩压正常组青少年的4倍，舒张期高血压组成年后患高血压的概率是正常组的2倍；有高血压家族史的健康青少年组颈总动脉中膜厚度明显高于无家族史组。

2. 体质指数（BMI）

儿童、青少年超重与肥胖的发生率呈升高趋势。前瞻性研究证实，超重与肥胖是高血压的主要因素，并且独立于吸烟、缺乏运动等其他因素，提示青少年时期 BMI 与高血压呈明显相关，并且与成人超重与肥胖及其他因素相比更有预测价值。有研究显示，BMI 为 $22 \sim 25 \text{ kg/m}^2$ 的青少年未来高血压或 2 型糖尿病的发病率明显升高。青少年的腰围主要与收缩期高血压相关，而高脂饮食主要与舒张期高血压相关。有研究者认为，BMI 是儿童、青少年的高血压独立预测因素，而非腰围和身高。

3. 胰岛素抵抗

国内青少年临界高血压或高血压者糖耐量异常发生率明显高于伴有肥胖的血压正常者。有高血压家族史者血浆胰岛素水平比阴性者高。早期胰岛素分泌异常是胰岛素抵抗和导致青少年早期高血压的初始因素，并且与成人代谢综合征也存在着明显的相关性。

4. 缺乏运动

多项研究显示，有肥胖、胰岛素抵抗、高胰岛素血症的儿童与青少年往往缺乏运动，而体力运动有助于减少成年期高血压的发病率。但也有研究认为，运动、吸烟尚不能作为儿童、青少年高血压的独立预测因素。

5. 心理因素

某些心理因素，如焦虑、紧张、急躁、压抑等均可引起血压短暂升高，早年不良的生活环境增加了将来血压升高的可能性。有研究认为青少年未来高血压的风险增高与充满敌意和急躁情绪有关，而与焦虑、抑郁及竞争无明显相关。

三、儿童与青少年高血压的特点

1. 继发性高血压

临床相对较多见，与成人高血压相比，儿童、青少年高血压更为多见。主要发生于青春期前，多数为肾脏疾病或肾血管疾病，部分与药物有关，少数为主动脉瓣或主动脉缩窄、神经系统病变，以及内分泌疾病等引起。儿童与青少年患继发性高血压的可能性与年龄呈负相关，与血压升高的程度呈正相关。

2. 无症状性高血压

临床较多见，儿童、青少年高血压多以临界高血压和 1 期高血压为主，多无明显症状，临床表现隐匿，应注意筛查。

3. 早发动脉粥样硬化

较多研究发现，儿童、青少年高血压组血小板聚集和血栓素 B_2 水平明显高于血压正常组，血小板环磷腺苷（cyclic adenosine monophosphate，cAMP）水平则明显降低，一氧化氮水平则代偿性增高；高血压常常伴有单核巨噬细胞功能的改变及免疫应答的增强，提示存在高氧化应激的状态，白细胞介素 -6 的水平明显增高，单核细胞对内皮细胞黏附力增强；与中老年高血压相比，青少年高血压患者在矫正 BMI 后，C 反应蛋白并不作为高血压的独立预测指标。儿童、青少年炎症反应细胞及其因子的增强是导致动脉硬化的基础因素。

4. 早发靶器官损害

儿童、青少年高血压者表现为高血流动力学状态，如心率增快、心脏指数及 LVEF 增高等。青少年临界高血压及高血压者左心室厚度及质量、相对室壁厚度、平均脉压差 / 心排血量和总外周阻力均明显高于血压正常者，而心室舒张早期流速峰值 / 舒张晚期流速峰值（E/A）值降低，左心室离心性肥大较向心性肥大更为多见。颈动脉中膜厚度是动脉粥样硬化早期重要的预测因素，青少年颈动脉内膜、中膜厚度与血压和 BILI 的升高有关。

5. 严重性血压升高

儿童、青少年严重血压升高往往很危险，易发生高血压脑病、惊厥、脑卒中和心力衰竭等，需要紧急治疗。

四、儿童与青少年血压的测量规范

1. 血压测量基本要求

NHBPEP 建议，年龄 > 3 岁的儿童在医疗机构就诊时应常规测量血压；年龄 < 3 岁的儿童在下列情况时应该测量血压：①既往有早产、低出生体质量，或其他新生儿期有重症监护疾病的病史。②已修复或未修复的先天性心脏病。③反复泌尿系统感染、血尿或蛋白尿。④合并已知的肾脏疾病或泌尿系统畸形。⑤有先天性肾脏疾病家族史。⑥实体器官移植。⑦恶性病和骨髓抑制。⑧应用对血压有影响的药物。⑨其他伴随高血压的全身疾病（如神经纤维瘤、结节性硬化等）。⑩颅内高压。儿童、青少年高血压的测量较成人准确性差，可能与儿童、青少年神经发育不成熟，更易受到体力活动、精神压力，以及周围环境的干扰等因素有关。测量时受测者应处于安静状态，避免外界干扰，必要时测量双臂或下肢血压。高血压的诊断应以不同时间的血压测量值为基准，一般间隔 1 周后重复测量，并且至少 3 次。强调的是诊室外血压可能更有利于评估及治疗。

2. 诊室测量血压

儿童、青少年采用听诊法测量血压的方法与成人基本相同，但也存在着某些问题，如血压测量袖带标准问题和采用听诊法还是示波法问题。

在听诊法测压中，早期普遍以科氏（Korotkoff）第一音为收缩压，科氏第 4 音作为 13 岁以下儿童的舒张压标志，目前以科氏第 5 音为舒张压标志。目前臂式示波法测量血压也被普遍应用，该法简单、方便，可直接读数，但其误差增大。以示波法测量血压时，应选用英国高血压协会、美国医疗器械协会或欧洲高血压国际协会推荐产品，并通过听诊法校准。欧洲开始禁用汞柱式血压计，但采用听诊法的其他血压计仍可使用。

3. 动态血压监测

动态血压已成为高血压诊治过程中的重要手段，可提供诊室血压无法获得的信息，如夜间高血压、晨间高血压、H 型高血压、白大衣高血压及隐性高血压（又称为隐匿性高血压）等。由于儿童高血压的患病率不清，动态血压测量相对更重要。动态血压测量是以正常血压为参考值，最初的参考值来自欧洲人群。该标准或许不适用于年幼儿童，但动态血压监测也是儿童高血压研究的方向。

4. 家庭自测血压

儿童、青少年的家庭自测血压资料较少。与诊室血压相比，其重复性好。家庭自测血压时，每天早晚 2 次测压，每周测量 6 ~ 7 d。儿童家庭自测血压值较白天动态血压低，可能与其白天体力活动较多有关。采用动态血压鉴别儿童和青少年白大衣高血压、隐性高血压，其参考值尚未明了。与成人不同的是儿童、青少年白天活动较多，动态血压与家庭自测血压值可能高于诊室血压。儿童、青少年的白大衣高血压患病率为 1% ~ 44%，隐性高血压的患病率约 10%，且该类患者左心室体积明显增大。

5. 随访血压

如血压正常，下一次常规体检后再测量；临界高血压患者，间隔 6 个月再测量；高血压 1 期患者，如果患儿有症状，间隔 1 ~ 2 周或更短时间测量，如果 2 次血压测量均升高，在 1 个月内评估；高血压 2 期患者，在 1 周内评估，如果患儿有症状应立即就诊。

五、儿童和青少年高血压的临床评估

《2006 年美国儿童和青少年高血压诊疗指南》明确提出：针对不同高血压对象进行评估的内容，以便于儿童、青少年高血压的病因诊断、伴随临床情况和靶器官损害的评估。

1. 确诊病因

①病史，包括家族史、睡眠史、饮食、体育运动、吸烟、饮酒等，目的是寻找高血压的易患因素与此后的评估。②测定体重、身高、腰围等，目的是计算 BMI 和估测超重和肥胖程度。③检查尿素氮、肌酐、电解质、尿液分析、尿培养、全血细胞分析，目的是除外肾脏疾病、慢性肾盂肾炎和贫血（伴随明显肾脏疾病）。④肾脏超声检查，目的是除外肾脏占位、先天性畸形或者确定肾脏大小。对象均为血压

持续≥95百分位数的儿童。

2. 评估伴随的临床情况

①空腹血脂和血糖检查，目的是发现高脂血症和代谢异常，对象为血压持续在90～94百分位数的超重儿童、血压持续＞95百分位数的所有儿童和有高血压或者心血管疾病家族史及慢性肾脏病的儿童。②进行药物筛选，找出可导致高血压的化学物质，对象为病史中提示药物或化学物质可能对血压有影响的儿童和青少年。③多导睡眠记录仪检查，目的是发现伴随高血压的睡眠障碍，对象为经常大声打鼾的儿童和青少年。

3. 评估靶器官损害：①超声心动图检查，目的是发现左心室肥厚和心脏受累的依据，对象为有多个危险因素和血压持续在90～94百分位数的儿童和血压＞95百分位数的所有儿童。②实施动态血压再评估，以发现白大衣高血压和1d中异常血压形式，对象为怀疑白大衣高血压患儿和其他特殊类型血压异常的儿童青少年。③检查血浆肾素水平，目的是发现低肾素水平并提供盐皮质激素相关疾病的线索，对象为高血压1期的年幼儿童，高血压2期所有的儿童、青少年和有严重高血压阳性家族史的儿童。④肾血管造影检查，包括肾脏核素扫描、肾脏MRI血管显像、肾脏多普勒超声显像、三维CT或数字减影血管造影等，目的是发现肾血管疾病，对象为高血压1期的年幼儿童和高血压2期所有的儿童、青少年。⑤血浆和尿中激素水平、儿茶酚胺水平测定，目的是发现激素介导或儿茶酚胺介导的高血压，对象为高血压1期的年幼儿童和高血压2期所有的儿童青少年。

六、儿童与青少年高血压靶器官损害

发现血压高于正常，应排除继发因素引起。儿童、青少年高血压以继发性因素相对多见。对于排除继发性高血压的儿童、青少年患者，有必要对靶器官损害进行评估。

1. 心脏

左心室肥厚最常见，患病率为14%～42%。左心室肥厚是成人心血管事件的独立危险因子，但对儿童、青少年尚无相关研究。超声心动图检查是评估左心室肥厚的首选方法，对于确诊为高血压的患儿，应在诊断时及之后的治疗中定期进行超声心动图检查。应用德弗罗方程计算左心室体积时应该将身高（m^2）标准化。左心室质量（g）=0.80×［1.04×（室间隔厚度＋左心室舒张末内径＋左心室后壁厚度3）－左心室舒张末内径3］＋0.6。心脏大小与体格大小密切相关，需要对左心室重量进行矫正。左心室肥厚的参考数据来源不同，其诊断标准也不同。成人左心室肥厚定义为当左心室体积（g/m^2）为51 g/m^2相当于97.5百分位数，儿童左心室肥厚定义为95百分位数或＞38.6 g/m^2。对于左心室肥厚患儿，应定期测定左心室质量指数。

2. 血管

血管壁早期改变为血管内膜增厚，动脉僵硬度增大，可发展为动脉粥样硬化。家族性高胆固醇血症儿童动脉内膜增厚。不论有无高血压，动脉内膜增厚还与超重、肥胖有关。

3. 肾脏

肾脏表现为肾小球滤过率下降和蛋白尿。肾小球滤过率通过Schwartz Formula公式计算。其以年龄、身高、血浆肌酐为基础，并有年龄依赖系数（早产儿0.33，足产儿0.45，2～12岁儿童0.55，13～18岁女孩0.55，13～18岁男孩0.70）。在应用ARB、ACEI早期会有短暂血浆肌酐升高，并非意味着肾功能恶化。存在微量蛋白尿提示肾小球滤过屏障异常。

4. 脑

癫痫、脑卒中、视力障碍是儿童和青少年高血压的严重并发症，早期诊治可有效避免。除了进行神经病学、眼科学的临床评估外，对急症患者还需要行脑电图、CT、MRI等检查，以排除颅内出血、非活动性脑梗死、脑白质病变。

5. 眼底

小动脉病变可在早期发生。迄今对儿童高血压病导致视网膜病变研究较少。研究显示，51%患者存在视网膜异常，舒张压增高10 mmHg，视网膜动脉缩小1.43～2.08 mm。

6. 遗传学

高血压病是一种多基因遗传学疾病，已知的基因均与肾脏钠转运异常、容量增多、肾素降低有关。常规基因筛选对儿童、青少年并无作用。

七、儿童与青少年高血压病的治疗原则及方法

1. 治疗原则

（1）明确病因：确诊为儿童、青少年高血压病，首先明确病因，排除继发性高血压病。如属继发性高血压病，应当针对病因进行有效治疗。

（2）防治危险因素：对于儿童、青少年原发性高血压病，应尽力寻找高血压病的危险因素，如肥胖、高钠饮食、运动减少、睡眠不足以及饮酒、吸烟等，并采取合理措施予以控制。所有儿童、青少年高血压均应进行生活方式的改善，并且贯穿于始终。对于临界高血压病、1 期或 2 期高血压病，如果超重应当进行体重调节咨询，保持规律的体育运动，并控制饮食。

（3）药物治疗原则：儿童、青少年高血压病的心血管终末事件，如心肌梗死、猝死、肾功能不全、心力衰竭相对少见，不宜将其作为降压试验目标，通常以靶器官损害如左心室肥厚、肾功能下降、尿蛋白作为其试验终点。临床上应根据高血压病的分期以及合并靶器官损害情况决定药物治疗。对于临界高血压病患者，如果无慢性肾脏疾病、糖尿病、心力衰竭或左心室肥厚，无须药物治疗；高血压病 1 期患者，如果是症状性高血压、继发性高血压病、高血压伴有靶器官损害、1 型或 2 型糖尿病、非药物治疗效果不满意，应当开始药物治疗；高血压病 2 期患者应当开始药物治疗，实施单药、小剂量并逐渐加量的原则，必要时联合用药。

（4）血压控制目标：由于儿童、青少年人群缺乏循证依据，血压控制目标未明。理论上应将其控制低于年龄、性别、身高相同分组的 95 百分位数，更安全的目标是降至 90 百分位数以下。合并靶器官损害时，其降压目标各不相同。伴有肾脏疾病者，将 24 h 血压控制在平均动脉压的 50 百分位数时，其 5 年肾功能维持相对较好，但蛋白尿可能反弹；控制在 75 百分位数时，5 年肾功能控制最好；控制在 90 百分位数时，肾功能维护较差。儿童、青少年糖尿病肾病患者，对其降压、减少蛋白尿的治疗缺乏循证依据，治疗策略源于成人强化治疗理念。

2. 改变生活方式的治疗方法

控制体重是肥胖相关性高血压最基本的治疗。规律的体育运动和限制静坐时间可改善体质量指数。临界高血压和高血压病患者必须进行饮食调整，鼓励以家庭为基础的干预。

儿童期维持正常的体重可减少成年后高血压病发病率。青少年体重减轻可使血压下降，而且可减低血压对盐的敏感性，降低其他心血管危险因素如脂质代谢异常和胰岛素抵抗的发生率。控制体重也可以避免药物治疗或推迟药物治疗的开始时间。

鼓励自我控制静坐时间，包括看电视录像、玩计算机游戏等，将静坐时间控制在每天 2 h 以内。定期体育活动对于心血管很有益处，推荐规律的有氧体育运动，每天 30 ~ 60 min。需注意的是 2 期高血压病未被控制时，限制竞技性体育运动。

适宜的饮食调整包括减少含糖饮料和高能量零食的摄入，增加新鲜水果、蔬菜、纤维素和非饱和脂肪酸的摄入，减少盐的摄取，推荐包括健康早餐在内的规律饮食。建议 4 ~ 8 岁儿童盐的摄入量为 1.2 g/d，年龄较大儿童为 1.5 g/d。

适于所有儿童青少年的健康生活方式包括：规律体育运动，饮食中富含新鲜的蔬菜、水果、纤维素，低脂饮食，限制钠盐摄入。

3. 药物治疗

目前尚无降压药物被真正批准用于儿童、青少年高血压病的治疗，美国、欧洲也未明确从法律上反对应用 AIEI、ARB、钙离子拮抗剂、β 受体阻滞剂、利尿剂，以及双肼屈嗪、哌唑嗪。小剂量单药初始治疗是可行的。治疗 4 ~ 8 周后血压未明显下降，可增加药量。仍然无效或出现明显不良反应时，应考虑换药。中、重度高血压病单药治疗效果不佳，可考虑联合给药。儿童、青少年的降压药物尚无头对头

研究的比较，但有较低的参考剂量。

（1）β 受体阻滞剂：用于治疗儿童、青少年高血压病已有多年，它是具有儿童、青少年降压治疗证据的少数药物之一，包括普萘洛尔、阿替洛尔、美托洛尔。一项安慰剂对照的美托洛尔控释片治疗高血压病的研究证实，美托洛尔控释片 1.0 mg/kg 和 2.0 mg/kg，在治疗 52 周后，能显著降低收缩压、舒张压，且耐受性好。

（2）钙离子拮抗剂：维拉帕米、硝苯地平、非洛地平、地尔硫草及伊拉地平等，均可安全、有效降压。氨氯地平剂量从 0.06 mg/kg 开始，逐渐加至 0.34 mg/kg，具有剂量依赖性降压作用。药代动力学研究显示，年龄≤ 6 岁儿童与成年人明显不同，建议使用时剂量适当增加。

（3）ACEI：卡托普利在儿童中应用较久，其安全性、有效性得到确认。该药作用时间短，需每天 2 ~ 3 次给药。依那普利、赖诺普利的最佳剂量为每天 0.6 mg/kg。福辛普利的量效关系尚未确定。雷米普利主要用于慢性肾病的儿童患者，每天 6 mg/kg 可有效控制 24 h 平均动脉压，低剂量每天 2.5 mg/kg 也可有效降压、减少蛋白尿。

（4）ARB：在儿童中已获得了一些积累数据。氯沙坦降低舒张压的效用有明显的剂量依赖性，起始剂量为每天 0.75 mg/kg，最佳剂量为每天 1.44 mg/kg。伊贝沙坦每天 3.8 ~ 5.9 mg/kg 能有效降压、减少蛋白尿，最佳剂量为每天 75 ~ 150 mg。坎地沙坦每天 0.16 ~ 0.47 mg/kg 能明显降压，无论是否合并蛋白尿，其降压疗效无明显差异。

（5）其他：利尿剂、血管扩张剂及 α_1 受体阻断剂用于治疗儿童高血压病的历史较久，但多数缺乏临床试验，其起始剂量基于临床经验。

（6）联合用药：目的在于提高降压疗效、减少不良反应。如合并肾脏疾病患者，单药治疗降压作用有限，早期联合给药很重要。

八、儿童与青少年高血压合并相关临床情况的处理

高血压合并某些疾病，如慢性肾病、糖尿病、代谢综合征、心力衰竭、睡眠呼吸暂停综合征等，不仅需要控制血压，还要有利于合并疾病的治疗。

1. 慢性肾病

儿童慢性肾病合并高血压时，需强化降压，降低蛋白尿，阻止肾功能恶化。一项对非糖尿病性蛋白尿的慢性肾病儿童患者的研究显示，厄贝沙坦、氨氯地平在降压方面无明显差异，因厄贝沙坦显著降低蛋白尿，建议 ARB 作为首选药物。半数以上的患者需联合用药才能使血压达标，推荐联合利尿剂、钙离子拮抗剂。一项短期研究证实，ACEI 联用 ARB 可有效降低蛋白尿和保护肾功能。但 ONTARGET 研究显示，ACEI、ARB 联合可能存在负面效应，应谨慎使用。儿童糖尿病肾病相对少见，其治疗与其他慢性肾病相同，将出现微量白蛋白尿作为降压起始的重要因素，控制夜间血压很关键。

2. 胰岛素抵抗

约 60% 的肥胖儿童存在胰岛素抵抗，5% 葡萄糖耐量异常，1% 空腹血糖调节受损，0.2% 患有 2 型糖尿病。非药物治疗如控制饮食、体育活动很重要。双胍类药物是唯一经过 10 岁以上儿童糖尿病试验证实的口服降糖药，并获美国食品与药品管理局和欧洲药品管理机构的认可。降压药优先选用 ACEI 或 ARB 或钙离子拮抗剂，其次利尿剂、β 受体阻滞剂。药物联用时可应用小剂量利尿剂，但避免噻嗪类利尿剂与 β 受体阻滞剂联用。

3. 心力衰竭

儿童心力衰竭患者的治疗包括利尿剂、β 受体阻滞剂及 ACEI 或 ARB。目前尚无儿童患者的试验依据，依据成人心力衰竭治疗推测，ACEI 和 β 受体阻滞剂联用不仅可减轻症状，还可提高儿童患者的生存率。心力衰竭患者体内液体潴留，应注意利尿剂的应用。急症高血压可能导致急性心力衰竭，治疗时首选适量的襻利尿剂及血管扩张剂。

4. 睡眠呼吸暂停综合征

睡眠呼吸暂停综合征与高血压密切相关，在超重儿童多见。一项分析显示，睡眠呼吸暂停综合征增

高了儿童高血压患者风险，但也有研究结果显示无差异。肥胖对高血压、睡眠呼吸暂停综合征影响有明显相关性，应着重强调减重。对严重睡眠呼吸暂停综合征儿童患者，可给予正压机械通气，必要时实施外科手术治疗。

5. 高血压病急症

是指不伴有靶器官损伤的严重高血压综合征。儿童高血压病急症患者应立即转入重症监护病房治疗，包括立即静脉降压、减少靶器官损害。降压过快可能导致靶器官灌注不足，最初 6 ~ 8 h 内降压 < 25% ~ 30%，此后 24 ~ 48 h 内将血压逐渐降至正常。

6. 降脂治疗

《美国儿科协会指南》指出，超重、高血压、糖尿病、家族性血脂异常史、早发冠脉疾病家族史者，血脂监测应从 2 岁开始。血脂异常者，先推荐低胆固醇、低饱和脂肪、高植物纤维饮食以及适量运动。年龄 ≥ 8 岁儿童可开始使用他汀类药物，其适应证包括低密度脂蛋白胆固醇（LDL-C）≥ 4.94 mmol/L；LDL-C ≥ 4.16 mmol/L，伴早期冠状动脉疾病家族史、高血压病、肥胖、吸烟等；LDL-C ≥ 3.38 mmol/L 伴糖尿病。

第二节　继发性高血压病

继发性高血压亦称症状性高血压，此种高血压存在明确的病因，高血压为其临床表现之一。继发性高血压在所有高血压患者中占 5% ~ 10%。继发性高血压本身的临床表现和危害性，与原发性高血压甚相似。因此当原发病的其他症状不多或不太明显时，容易被误认为原发性高血压。由于继发性高血压和原发性高血压的治疗方法不尽相同，且有些继发性高血压的病因是可以去除的，因此在临床工作中，两者的鉴别关系到是否能及时正确地进行治疗，很为重要。

一、病因

引起继发性高血压的原因，可有以下各种。

（一）肾脏疾病

肾脏疾病引起的高血压，是继发性高血压中最常见的一种，称为肾性高血压。包括：①肾实质性病变，如急性和慢性肾小球肾炎、慢性肾盂肾炎、妊娠高血压疾病、先天性肾脏病变（多囊肾、马蹄肾、肾发育不全）、肾结核、肾结石、肾肿瘤、继发性肾脏病变（各种结缔组织疾病、糖尿病性肾脏病变、肾淀粉样变、放射性肾炎、创伤和泌尿道阻塞所致的肾脏病变）等。②肾血管病变，如肾动脉和肾静脉狭窄阻塞（先天性畸形、动脉粥样硬化、炎症、血栓、肾蒂扭转）。③肾周围病变，如炎症、脓肿、肿瘤、创伤、出血等。

（二）内分泌疾病

肾上腺皮质疾病，包括皮质醇增多症（库欣综合征）、原发性醛固酮增多症、伴有高血压的肾上腺性变态综合征和肾上腺髓质的嗜铬细胞瘤、肾上腺外的嗜铬细胞肿瘤都能引起继发性高血压。其他内分泌性的继发性高血压包括垂体前叶功能亢进（肢端肥大症）、甲状腺功能亢进或低下、甲状旁腺功能亢进（高血钙）、类癌和绝经期综合征等。内分泌疾病伴有高血压的并不少见。继发性高血压也可由外源性激素所致：雌激素（女性长期口服避孕药）、糖皮质激素、盐皮质激素、拟交感胺和含酪胺的食物和单胺氧化酶抑制剂等。

（三）血管病变

如主动脉缩窄、多发性大动脉炎等。主要引起上肢血压升高。

（四）其他

睡眠呼吸暂停综合征和各种药物引起的高血压等。

二、发病机制和病理

肾性高血压主要发生于肾实质病变和肾动脉病变。前一类肾脏病理解剖的共同特点是肾小球玻璃样变性、间质组织和结缔组织增生、肾小管萎缩和肾细小动脉狭窄：说明肾脏既有实质性损害也有血液供应不足这两种情况同时存在，后者为肾内血管病变所引起。后一类则病变在肾动脉，主要引起肾脏血流灌注的固定性减少。在以上病变造成肾缺血缺氧的情况下，肾脏可以分泌多种增高血压的因子，主要是肾小球旁细胞分泌大量肾素。过多的血管紧张素 II 通过直接收缩血管作用、刺激醛固酮分泌导致水钠潴留和兴奋交感神经系统使血压增高。高血压反过来又可引起肾细小动脉病变，加重肾脏缺血。这样互相影响，使血压持续增高。

皮质醇增多症时的高血压，是下丘脑－垂体分泌 ACTH 样物质刺激肾上腺皮质增生或肾上腺皮质自身发生肿瘤，使调节糖类和盐类的肾上腺皮质激素分泌增多，导致水钠潴留所致。嗜铬细胞瘤通过释放过量儿茶酚胺引起患者血压阵发性或持续性增高。原发性醛固酮增多症为肾上腺皮质增生或肿瘤所致的醛固酮自主性分泌过多，可导致体内钠和水潴留，进而使有效血容量增加和高血压。

肾上腺性变态综合征的高血压，是 $C_{11\beta}$ 羟化酶失常致 11 去氧皮质醇及 11 去氧皮质酮增多的结果。也可由于 $C_{17\alpha}$ 羟化酶不足而皮质醇及性激素减少，11 去氧皮质酮、皮质酮及醛固酮分泌增多所致。

甲状旁腺功能亢进患者约 1/3 有高血压，此与该病血钙增高引起肾结石、肾钙质沉积、间质性肾炎、慢性肾盂肾炎等肾脏病变有关。血钙增高对血管也有直接的收缩作用。有些患者的高血压在血钙纠正后消失。垂体前叶功能亢进症和糖尿病中，高血压较无此种疾病的人群中多数倍。绝经期综合征的高血压可能与卵巢功能减退，雌激素对大脑皮质、自主神经中枢的调节和对垂体的抑制减弱有关。

先天性主动脉缩窄和多发性大动脉炎，可在主动脉各段造成狭窄，如狭窄发生于主动脉弓的末部至腹主动脉分叉之间，其所引起的体循环血流变化可使下肢血液供应减少而血压降低，大量血液主要进入狭窄部位以上的主动脉弓的分支，因而头部及上肢的血液供应增加而血压升高。由于狭窄部位以下的降主动脉与腹主动脉供血不足，且肾动脉的血液供应也不足，遂使肾脏缺血的因素亦参与了这类疾病高血压的形成。

睡眠呼吸暂停综合征表现为睡眠中上呼吸道反复发生的机械性阻塞，其中至少一半人血压增高，经手术或鼻持续气道正压治疗血压可下降。

许多药物可以引起或加重高血压。免疫抑制剂如环孢素和糖皮质激素可使高达 80% 的接受器官移植者血压升高。非甾体类抗炎药和 COX-2 抑制剂通过其抗肾脏前列腺素的作用使血压增高。高原病伴有的高血压，主要与高原气压及氧分压低致组织缺氧有关。

三、临床表现

继发性高血压的临床表现主要是有关原发病的症状和体征，高血压仅是其中的表现之一。但有时也可由于其他症状和体征不甚显著而使高血压成为主要表现。继发性高血压患者的血压特点可与原发性高血压甚相类似，但又各有自身的特点。如嗜铬细胞瘤患者的血压增高常为阵发性，伴有交感神经兴奋的症状，在发作间期血压可以正常；而主动脉缩窄患者的高血压可仅限于上肢。

四、诊断和鉴别诊断

对下列高血压患者应考虑继发性高血压的可能：①常规病史、体检和实验室检查提示患者有引起高血压的系统性疾病存在。② 20 岁之前开始有高血压。③高血压起病突然，或高血压患者原来控制良好的血压突然恶化，难以找到其他原因。④重度或难治性高血压。⑤靶器官损害严重，与高血压不相称，宜进行深入仔细的病史询问、体格检查和必要的实验室检查。

在病史询问中，应特别注意询问各种肾脏病、泌尿道感染和血尿史、肾脏病家族史（多囊肾），有无发作性出汗、头痛与焦虑不安（嗜铬细胞瘤），肌肉无力和抽搐发作（原发性醛固酮增多症）等。体检中注意有无皮质醇增多症的外表体征、有无扪及增大的肾脏（多囊肾）、腹部杂音的听诊（肾血管性高血压），心前区或胸部杂音的听诊（主动脉缩窄或主动脉病），以及股动脉搏动减弱、延迟或胸部杂音，下肢动脉血压降低（主动脉缩窄或主动脉病），神经纤维瘤性皮肤斑（嗜铬细胞瘤）等。靶器官损害的体征包括有无颈动脉杂音，运动或感觉缺失，眼底异常，心尖搏动异常，心律失常，肺部啰音，重力性水肿和外周血管病变的体征。除常规实验室检查外，根据不同的病因选做下列实验室检查项目：血浆肾素、血管紧张素、醛固酮、皮质醇、儿茶酚胺、主动脉和肾血管造影、肾上腺 B 型超声波或 CT、核素检查等。

（一）肾实质性疾病

肾实质性高血压是最常见的继发性高血压，以慢性肾小球肾炎最为常见，其他包括结构性肾病和梗阻性肾病等。应对所有高血压患者初诊时进行尿常规检查以筛查除外肾实质性高血压。体检时双侧上腹部如触及块状物，应疑为多囊肾，并做腹部超声检查。目前超声检查在肾脏的解剖诊断方面几乎已经完全取代了静脉肾盂造影，可以提供有关肾脏大小和形态、皮质厚度，有无泌尿道梗阻和肾脏肿块的所有必要的解剖学资料。功能方面的筛选试验包括尿蛋白、红细胞、白细胞和血肌酐浓度。应当对所有高血压患者进行这些检查。如多次复查结果正常，可以排除肾实质疾病；如有异常，应进一步做详细检查。

（二）肾血管性高血压

肾血管性高血压是继发性高血压的第二位原因，系由一处或多处的肾外动脉狭窄所致。老年人肾动脉狭窄多由动脉粥样硬化所致。在我国，大动脉炎是年轻人肾动脉狭窄的重要原因之一。纤维肌性发育不良症状较少见。突然发生或加重、难治的高血压提示肾动脉狭窄的存在。肾动脉狭窄的表现包括腹部血管杂音、低血钾和肾功能进行性减退。彩色多普勒超声可以发现肾动脉狭窄，尤其是接近血管开口处的病变，并能确定有助于预测介入治疗效果的阻力指数。三维增强磁共振血管造影也有助于肾血管性高血压的诊断。螺旋 CT 诊断肾血管性高血压的敏感性也相似。肾动脉狭窄的确诊性检查是动脉内血管造影。肾静脉肾素比值需要多次侵入性导管检查，操作复杂，敏感性和特异性不高，目前不作为筛选试验推荐。

（三）嗜铬细胞瘤

嗜铬细胞瘤是一种少见的继发性高血压（占所有高血压患者的 0.2% ~ 0.4%），可为遗传性或获得性。嗜铬细胞瘤患者约 70% 有高血压，为稳定性或阵发性（伴有头痛、出汗、心悸和苍白等症状）。诊断根据血浆或尿中儿茶酚胺或其代谢产物增多。在进行旨在定位肿瘤的功能显像检查之前，应当进行药物试验以获得支持诊断的依据。敏感性最高（97% ~ 98%）的试验是血浆游离甲氧基肾上腺素的测定加上尿甲氧基肾上腺素片段（fractionatedmetanephrines）的测定。但由于目前血浆游离甲氧基肾上腺素的测定尚未常规用于诊断，因此尿甲氧基肾上腺素片段和尿儿茶酚胺仍然是首选的诊断试验。很高的测定值则无须进一步检查即可做出诊断；如测定值为中等升高，尽管临床高度怀疑嗜铬细胞瘤，仍有必要用胰高糖素或可乐定作激发或抑制试验；当试验结果为边缘时，许多临床医师愿意直接进入影像学检查。胰高糖素试验必须在患者已经有效地接受 α 受体阻滞剂治疗之后实施，以防注射胰高糖素后发生显著的血压下降。给予可乐定后血浆儿茶酚胺水平显著下降被视为可乐定抑制试验阴性。做出定性诊断后，还需要进行定位诊断。95% 位于肾上腺附近，因为常常是体积较大的肿瘤，因此有时可通过超声检查而被发现。CT 和磁共振是最敏感的检查手段（敏感性为 98% ~ 100%），但后者的特异性较低（50%）。

（四）皮质醇增多症

高血压在本病十分常见，约占 80%。患者典型的体形常提示本病。可靠指标是测定 24 h 尿氢化可的松水平，> 110 nmol（40 ng）高度提示本病。确诊可通过 2 d 小剂量地塞米松抑制试验（每 6 h 给予 0.5 mg，共 8 次）或夜间（夜 11 点给予 1 mg）地塞米松抑制试验。2 d 试验中第二天尿氢化可的松排泄超过 27 nmol（10 ng）或夜间地塞米松抑制试验中次日 8 点血浆氢化可的松水平超过 140 nmol（50 ng）提示本病，而结果正常可排除本病。最近也有采用后半夜血清或唾液氢化可的松作为诊断的更简单指标。本症的分型可采用进一步实验室和影像学检查。

（五）原发性醛固酮增多症

血清钾水平的检测是原发性醛固酮增多症的重要筛查试验，但只有少数患者会在本症的早期有低血钾。病因方面，30% 为肾上腺腺瘤（多见于女性），70% 为肾上腺皮质增生，罕见的是肾上腺癌。血压可轻度增高，亦可为显著增高而难以用药物控制。对难治性高血压和不能激发的低血钾患者要考虑原发性醛固酮增多症。进一步证实可通过氟可的松抑制试验（给予激素4d不能使血浆醛固酮水平降至阈值以下）以及标准状况下测定的醛固酮和肾素，也可测定醛固酮/肾素比值。但老年人也可有醛固酮增高和肾素降低。而且慢性肾病患者醛固酮/肾素比值也可增高，因高血钾刺激醛固酮释放所致。一项荟萃分析的结果显示，本症患者醛固酮/肾素比值增高者在不同研究中所占比例的变化很大，从5.5%到39%，因此其临床使用价值尚有争议。肾上腺显影（目前常用CT、磁共振或放射性核素胆固醇标记技术）也有一定的使用价值。

（六）主动脉缩窄

先天性主动脉缩窄或多发性大动脉炎引起的降主动脉和腹主动脉狭窄，都可引起上肢血压增高，多见于青少年。本病的特点常是上肢血压高而下肢血压不高或降低，且上肢血压高于下肢，形成反常的上下肢血压差别（正常平卧位用常规血压计测定时下肢收缩压读数较上肢高20～40mmHg）。下肢动脉搏动减弱或消失，有冷感和乏力感。在胸背和腰部可听到收缩期血管杂音，在肩胛间区、胸骨旁、腋部和中上腹部，可能有侧支循环动脉的搏动、震颤和杂音。多发性大动脉炎在引起降主动脉或腹主动脉狭窄的同时，还可以引起主动脉弓在头臂动脉分支间的狭窄或一侧上肢动脉的狭窄，这时一侧上肢血压增高，而另一侧血压则降低或测不到，应予注意。影像学检查（超声和放射学检查）可确立诊断。

（七）睡眠呼吸暂停综合征

睡眠呼吸暂停综合征又称阻塞性睡眠呼吸暂停综合征（OSA），特点是睡眠中上呼吸道吸气相陷闭引起呼吸气流停顿的反复发生，氧饱和度下降。对肥胖者，特别是伴有难治性高血压者应疑及本症的存在。对动态血压监测显示为"非构型"者，应做呼吸监测。患者的体征包括白天嗜睡、注意力难以集中、睡眠不安、睡眠中呼吸发作性暂停、夜尿、易激惹和性格变化、性功能减退等。一旦怀疑本病，应做进一步检查。呼吸监测是诊断的主要工具。本症可通过兴奋交感神经、氧化应激、炎症和内皮功能障碍等机制对心血管功能和结构产生有害影响。本症可在相当一部分患者中引起血压增高，机制可能是心血管反射性调节机制的损伤和血管内皮功能障碍。

（八）药物诱发的高血压

升高血压的药物有甘草、口服避孕药、类固醇、非甾体抗炎药、可卡因、安非他明、促红细胞生成素和环孢素等。

五、治疗

继发性高血压的治疗，主要是针对其原发病。对原发病不能根治手术或术后血压仍高者，除采用其他针对病因的治疗外，对高血压可按治疗原发性高血压的方法进行降压治疗。

有关肾血管性高血压的治疗，目前认为：①顽固性高血压和肾功能进行性下降是血管重建的指征。②介入治疗已较手术血管重建更多选用。③对肌纤维发育不良者，选用单纯血管成形术成功率高、血压控制好，而对动脉粥样硬化性病变，再狭窄发生率较高，需加放置支架。④介入治疗的效果优于药物治疗，但药物治疗仍然十分重要。如果肾功能正常、血压得到控制、肾动脉狭窄不严重或高血压病程较长，则首选药物治疗。由于动脉粥样硬化病变有进展的高度危险，仍然需要强化生活方式的改变、小剂量阿司匹林、他汀类药物和多种降压药治疗。降压药宜选用噻嗪类利尿剂和钙拮抗剂，如无双侧肾动脉狭窄，尚可加用肾素-血管紧张素抑制剂。主要危险是狭窄后部位血流灌注显著减少导致的肾功能急性恶化和血清肌酐增高，常见于给予肾素-血管紧张素抑制剂后，但血清肌酐的变化可在撤药后恢复正常。

嗜铬细胞瘤的治疗是切除肿瘤。手术前，患者必须充分准备，包括给予α受体阻滞剂和β受体阻滞剂（前者足量给药后），然后给予手术切除，常用腹腔镜指导，此前给予足量补液，以免容量不足。

对原发性醛固酮增多症，通过腹腔镜切除腺瘤，术前给予醛固酮拮抗剂（如螺内酯或依普利酮）。对肾上腺增生，给予醛固酮拮抗剂治疗。

主动脉缩窄患者在手术修复或安置支架后，高血压可仍然存在，患者可能需要继续服用降压药。

睡眠呼吸暂停综合征合并高血压的治疗，包括肥胖者减轻体重，以及使用正压呼吸装置。

第三节　难治性高血压病

一、正确理解难治性高血压的含义

难治性高血压（resistant hypertension）又称为顽固性高血压。其定义为：在改善生活方式的基础上，使用足够剂量且合理的三种降压药物（包括利尿剂）后，血压仍在目标水平以上，或至少需要四种药物才能使血压达标（一般人群 < 140/90 mmHg，糖尿病、冠心病和慢性肾病患者 < 130/80 mmHg）。难治性高血压占高血压患者的 15% ~ 20%，由于血压难控，对靶器官的损伤更为严重，预后更差。收缩压持续升高是难治性高血压的主要表现形式。

难治性高血压并非是所有未控制达标的高血压。主要原因包括：①生活方式改善不良。②患者依从性差，未合理规律用药。③部分患者可能为继发性高血压，而尚未明确诊断。④新近诊断的原发性高血压患者，降压药物需要合理调整。⑤短暂的血压增高，尤其是在急性呼吸道感染、突然失眠、寒冷等应激情况下。

二、假性难治性高血压的常见原因

（1）医患相关因素：①血压测量技术问题，包括使用有测量误差的电子血压计、测压方法不当，如测量姿势不正确、上臂较粗而未使用较大袖带。②"白大衣"效应，表现为诊室血压高而诊室外血压正常（动态血压或家庭自测血压正常），发生率在普通人群和难治性高血压人群类似，可高达 20% ~ 30%，老年人似乎更常见。③假性高血压，是指间接测压法测得的血压读数明显高于经动脉真正测得的血压读数。发生机制是由于周围动脉硬化，袖带气囊不易阻断僵硬的动脉血流。尽管血压较高，但并无靶器官损害，多见于有明显动脉硬化的老年人和大动脉炎的患者。④患者依从性差，如服药怕麻烦，担心药物的不良反应；忧虑用"好药"后将来无药可用；经济上不能承受，听信不正确的舆论等。部分为发生药物不良反应而停药。⑤生活方式改善不良，包括食盐过多、饮酒、吸烟、缺乏运动、低纤维素饮食等。摄盐过多可抵消降压药物的作用，对盐敏感性高血压更为明显。睡眠质量差造成血压升高，并且难于控制，临床上比较常见。长期大量饮酒者高血压发生率升高 12% ~ 14%，而戒酒可使 24 h 收缩压降低 7.2 mmHg，舒张压降低 6.6 mmHg，高血压的比例由 42% 降至 12%。⑥肥胖与糖尿病，由于胰岛素抵抗、血管内皮功能紊乱、肾脏损害、药物敏感性低等原因，更易发生难治性高血压。有研究显示，糖尿病合并高血压病患者平均需要 2.8 ~ 4.2 种抗高血压药物才能有效降低血压。⑦高龄，单纯收缩性高血压比较常见，并随年龄增长而增多，更难降压。⑧精神心理因素，伴有慢性疼痛、失眠、焦虑、忧郁等。

（2）药物因素：①降压药物剂量不足或联合用药不合理。②非固醇类抗炎药可使收缩压平均增高 5 mmHg，可以削弱利尿剂、ACEI、ARB 和 β 受体阻滞剂的降压作用，对大部分患者影响较小，但对老年、糖尿病、慢性肾病患者影响较大。③可卡因、安非他命及其他成瘾药物的使用。④拟交感神经药。⑤口服避孕药。⑥皮质类固醇激素类。⑦环孢素和他克莫司。⑧促红细胞生成素。⑨某些助消化药、通便药、通鼻用的交感神经兴奋剂和有激素样作用的甘草酸二铵等。⑩部分中草药如人参、麻黄、甘草、苦橙等。

（3）其他因素：急性呼吸道感染常使血压显著升高或使高血压难以控制，可持续 1 周。环境和季节因素也显著影响血压水平，如寒冷环境血压上升幅度较大，且相对难以控制，平时所用药物不足以控制其血压，或者难以使血压达到目标水平。

三、难治性高血压的继发原因

继发性高血压是难治性高血压的常见原因。继发性高血压主要包括高血压遗传性疾病、阻塞性睡眠 - 呼吸暂停综合征、肾实质疾病、肾血管性高血压、原发性醛固酮增多症、嗜铬细胞瘤、慢性类固醇治疗和库欣综合征、甲状腺和甲状旁腺疾病、主动脉缩窄、颅内肿瘤等。继发性高血压的流行病学和发生率目前尚无系统的研究资料。根据 Strauch 等对 402 例高血压住院患者的研究显示，继发性高血压占全部高血压患者的 31%，其中原发性醛固酮增多症占 19%，肾血管性高血压和嗜铬细胞瘤分别占 4% 和 5%，皮质醇增多症和肾性高血压分别为 2% 和 1%。

（1）高血压遗传学：11β - 羟化酶缺乏、17β - 羟化酶缺乏、Liddle 综合征（肾小管上皮细胞钠离子通道基因功能增强型突变）、糖皮质激素可治性高血压、肾单位上皮细胞 11β - 羟类固醇脱氢酶缺乏所致的盐皮质样激素中间体过剩等均为单基因遗传的高血压，而且血压较难控制。近来认定的 WNK 激酶（丝氨酸 - 苏氨酸蛋白激酶家族成员）是有多种生理功能的蛋白，包括细胞信号、细胞生成、增殖和胚胎发育，其中对离子通道有重要的调节作用。其基因突变即可导致遗传性高血压和高血钾综合征，即假性醛固酮减低症 II 型。

（2）阻塞性睡眠 - 呼吸暂停综合征（OSAS）：约 50% 的高血压患者合并 OSAS，男性多于女性。然而 OSAS 与高血压明显相关，在药物难以控制的高血压病患者中常见，美国将其列为继发性高血压的首位原因。OSAS 的低氧状态导致的交感神经激活及压力反射敏感性下降，引起血压调节功能障碍，可能是造成高血压难治的主要机制。不适当的睡眠姿势、急性上呼吸道感染、饮酒和吸烟可加重病情，与喉部炎症、充血和水肿有关。诊断依靠详细询问病史和夜间呼吸睡眠监测。

（3）原发性醛固酮增多症：在难治性高血压患者中的患病率 > 10%，在继发性高血压中最为常见。常见原因是肾上腺腺瘤或增生，少见原因为遗传缺陷。大部分原发性醛固酮增多症并无低钾血症和尿钾增多的表现，血钾多在正常范围的低值。临床上不能以自发性低钾血症作为筛查和诊断的必要条件。肾上腺无创影像学检查对单侧肾上腺单个腺瘤的诊断价值较高，而对双侧肾上腺多个结节的准确性欠佳，需要行选择性肾上腺静脉血激素测定予以明确。

（4）肾血管性高血压：包括先天性纤维肌性发育不良、大动脉炎及肾动脉粥样硬化。前两者在年轻人（尤其是年轻女性）中多见，而后者在年龄 > 50 岁的患者中多见，尤其是合并糖尿病、冠心病或周围动脉粥样硬化者。对于粥样硬化性肾动脉狭窄，介入治疗仍能获得较好的血压控制和肾脏功能的改善，但尚需大规模的临床研究加以证实。

（5）肾实质疾病：慢性肾脏疾病既是高血压难治的原因，也是难治性高血压或高血压长期未能有效控制的并发症。慢性肾脏疾病的患者绝大多数伴有高血压，通常需要抗高血压治疗且多需联合用药，需要使用 3 种以上降压药物者占 70%。

（6）库欣综合征：70% ~ 90% 的库欣综合征患者有高血压，其中 17% 为严重高血压。其主要机制为过多的糖皮质激素非选择性地刺激盐皮质激素受体，导致水钠重吸收增多、排钾增多和碱中毒，同时肥胖、睡眠 - 呼吸暂停也参与高血压的形成。其最有效的降压药物是醛固酮受体拮抗剂如螺内酯，必要时联用其他降压药物。

（7）嗜铬细胞瘤：患病率低却难治。95% 的患者有高血压，其中 50% 有持续性高血压。有研究表明，患者从发病到最后确诊平均需要 3 年以上时间。通过尸检发现，约为 55% 患者被漏诊。确诊需要实验室检查（定性诊断）和影像学检查（定位诊断）。

（8）主动脉缩窄：属于先天性畸形，特点为上肢血压增高而下肢血压降低，甚至完全测不出，并且不能触及下肢的动脉搏动。发病率虽低，但应考虑到发病的可能。

四、难治性高血压的临床评估

（1）翔实的病史资料：翔实了解高血压的时间、严重程度、进展情况及影响因素；以往治疗用药及其疗效和不良反应，现在用药情况；询问继发性高血压的可能线索，以及睡眠情况、打鼾和睡眠呼吸暂停情况；了解有无动脉粥样硬化或冠心病；注意有无近期呼吸道感染史。

（2）评估患者的依从性：患者对于药物治疗的依从性直接关系治疗效果，一般可根据患者服药史获得。但是，对于依从性差的患者必须讲究询问技巧，如询问时不要直截了当或带有责备口气，应该从用药的不良反应、药物的价格及其承受能力、用药的方便程度着手。

（3）体格检查：要获得准确的血压信息，必须规范血压测量。测量血压时应在合适的温度和环境下

安静休息 > 5 min，在正确舒适的体位和姿势下测量。袖带应覆盖上臂长度 2/3，同时气囊覆盖上臂周长的 2/3 以上。每一侧至少测量 2 次，2 次之间至少间隔 1 min；当 2 次血压读数差 < 5 mmHg 时方可认为测量读数准确，取其较低的数值为血压测量值。两臂血压不等时，应采用较高一侧的血压读数。注意测量四肢血压（下肢血压只取收缩压），有助于排除主动脉缩窄以及其他大动脉疾病。仔细检查颈区、锁骨下动脉区、肾区和股动脉区有无血管杂音，有助于诊断大血管疾病、肾动脉狭窄。肾区未闻及血管杂音不能排除肾动脉狭窄；胸骨左缘上部的杂音应当考虑到主动脉缩窄的可能。患者有皮肤紫纹、面颊部发红并且呈中心性肥胖，可能是库欣综合征。

（4）诊所外血压监测：动态血压有利于排除"白大衣"效应，并能观察血压变化的规律（包括夜间高血压）以及对药物治疗的反应等。鼓励家庭血压监测，对识别"白大衣"效应、评价血压和判定预后也具有重要价值。

五、难治性高血压的实验室及影像学检查

（1）实验室检查：①尿常规，结合病史可以帮助认定或排除肾实质性疾病，如肾炎和肾功能受损。②血液生化，包括血肌酐和血浆钾、钠、镁浓度以及血糖、血脂水平。③检查清晨卧位和立位血浆血管紧张素、醛固酮、血浆肾素水平，并计算血浆醛固酮 / 血浆肾素活性比值，以便诊断或排除原发性醛固酮增多症。④必要时检测血浆和尿液儿茶酚胺代谢产物水平，以排除嗜铬细胞瘤。⑤当高度怀疑库欣综合征时检查血浆皮质醇水平，并做地塞米松抑制试验。⑥肾脏超声检查，能提供肾脏大小和结构信息，有助于某些病因的诊断。⑦24 h 尿液（乙酸防腐）检查，用于分析尿钠钾排泄、尿醛固酮排泄和计算内生肌酐清除率（必要时）。

（2）影像学检查：多排 CT 血管影像学检查能提供清晰可靠、接近选择性血管造影质量的图像。对于可疑肾动脉狭窄患者，如青少年高血压、女性疑为纤维肌性发育不良、老年人及粥样硬化性肾动脉狭窄的患者应进行 CT 肾动脉造影。对于非可疑肾动脉狭窄患者，不应该常规进行肾动脉造影检查。其他部位的 CT 动脉造影也有助于明确血管狭窄或结构异常的诊断。超声和 MRI 检查，对于肾动脉狭窄诊断敏感性差，不能作为排除诊断的依据。

六、难治性高血压的诊断思路

对于难治性高血压患者的诊断，首先是要符合其诊断标准，其次是找出引起难治性高血压的病因，这也是诊断难治性高血压的重要环节。

（1）筛查程序：是否为假性难治性高血压→患者服用降压药物是否规律→降压药物选择和使用是否合理→有无联用拮抗降压的药物→治疗性生活方式改变有无不良或失败→是否合并使血压增高的器质性疾病（肥胖症、糖尿病等）→有无慢性疼痛和精神心理疾病→启动继发性高血压的筛查。可简化为：识别假性高血压→分析药物原因→注意不良生活方式→重视合并的疾病（肥胖症、糖尿病等）→排除继发性高血压。

（2）确定诊断：经过明确的筛查程序后，如诊室血压 > 140/90 mmHg 或糖尿病和慢性肾脏病患者血压 > 130/80 mmHg，且患者已经使用了包括利尿剂在内的三种足量降压药物血压难以达标，或需要 4 种或以上的降压药物才能使血压达标，方可诊断为难治性高血压。

（3）专家诊治：已知和可疑的难治性高血压，需要就诊于相关专家门诊；对于治疗 6 个月血压仍未控制或仍不见好转者，也需要就诊高血压专家门诊，以进一步诊断和治疗。

七、难治性高血压的治疗原则及方法

（1）治疗原则：①由心血管医师诊治，最好到高血压专科诊治。②多与患者沟通，提高用药的依从性。③强化治疗性生活方式，如减轻体重、严格限盐、控制饮酒。④合理选用联合降压药物治疗方案。⑤降压失败后，在严密观察下停用现有药物，重启新的联合用药方案。原则是专科诊治有利于寻找难治性高血压原因，有利于制订合理的治疗方案。

（2）药物选用原则：抗高血压药物剂量不足和组合不当是所谓高血压难治的最常见原因。对于血压控制不良的患者，首先停用干扰血压的药物，对其所用的 ≥ 3 种抗高血压药物，根据其血压的基本病理生理、药理学原则和临床经验进行调整或加强。基本原则为能够阻断导致血压增高的所有病因，联合药物的作用机制及协同作用，抵消不良反应。

（3）药物治疗：降压药物首先选用 ACEI 或 ARB + 钙离子拮抗剂 + 噻嗪类利尿剂、扩张血管药 + 减慢心率药 + 利尿剂的降压方案。如果效果不理想，增加原有药物的剂量尤其是利尿剂剂量。血压仍不达标时，可再加用另一种降压药物如螺内酯、β 受体阻滞剂、α 受体阻滞剂或交感神经抑制剂（可乐定）。

①利尿剂：难治性高血压患者血浆及尿醛固酮的水平均较高，而且即使无慢性肾病，心房利钠肽及脑利钠肽的水平也较高。利尿剂是控制难治性高血压有效而稳定的药物，特别是对于盐敏感性高血压。当血压难以控制时，可适当增大剂量。通常选用噻嗪类利尿剂，当有明显肾功能不全时使用襻利尿剂如呋塞米或托拉塞米。因呋塞米是短效制剂，需要每日给药 2 ~ 3 次，否则间歇性尿钠排泄反而会激活 RAS 引起水、钠潴留。如果利尿剂加量后效果仍不佳，可联合醛固酮受体拮抗剂。2011 年应用螺内酯治疗难治性高血压的随机对照临床试验（ASPIRANT）结果表明，小剂量的醛固酮受体拮抗剂螺内酯（25 mg/d）能有效降低难治性高血压患者的收缩压，特别是肾素和血钾水平较低者降压效果更好。对于肥胖或睡眠 – 呼吸暂停的难治性高血压患者也可加用醛固酮受体拮抗剂（如螺内酯 20 mg/d）。有研究显示，调整利尿剂（增加一种利尿剂、增大利尿剂的剂量或根据肾功能水平更换利尿剂）可使 60% 以上的难治性高血压患者血压达标。值得提醒的是，利尿剂的降压效果在用药 2 周后较显著，而在用药 2 个月后才能达到比较理想的效果。

② ACEI 或 ARB：抑制 RAS 系统，兼有明显的心脏和肾脏保护作用，在难治性高血压中是重要的联合治疗药物之一，尤其适用于糖尿病、肥胖症、胰岛素抵抗或睡眠 – 呼吸暂停者。但是目前国内所用剂量普遍较小，应当适当增大剂量以加强降压效果。

③钙离子拮抗剂：常为难治性高血压患者联合用药的选择。钙离子拮抗剂的种类和品种不同，药理作用特点有较大差异，应该根据临床情况具体选择，建议选择缓释或长效制剂。硝苯地平作用强，但半衰期短，应该使用控释型或缓释片剂。尼卡地平作用强，目前尚无缓释型，仅在病情需要时使用。氨氯地平是长半衰期药物，作用温和，可安全使用。对于某些血压难控的患者，可采用二氢吡啶类与非二氢吡啶类联用，如硝苯地平联合地尔硫䓬。

④ β 受体阻滞剂：阻滞外周交感神经活性，降低中枢交感神经活性，减少肾素释放，并具有镇静和抗焦虑作用。在难治性高血压患者中，β 受体阻滞剂常作为血压难控时的联合用药，尤其对舒张压较高、脉压较小、心率较快和有焦虑或失眠的患者效果更好。兼有 α 受体阻滞作用的 β 受体阻滞剂如卡维地洛，在降压方面也有较好的效果。

⑤ α 受体阻滞剂或交感神经抑制剂：在难治性高血压常用联合药物不能控制时也可选用。外周 α 受体阻滞剂的耐受性良好，如果选用的 β 受体阻滞剂不兼有 α 受体阻滞作用，可加用外周 α 受体阻滞剂。中枢性 α 受体阻滞剂虽可选用，但不良反应较多，耐受性差。

⑥肾素抑制剂：临床试验证实降压有效，但作为难治性高血压中的联合用药，尚缺乏确切的临床证据。有研究证实，肾素抑制剂与 ACEI 或 ARB 联用，不良事件并不减少反而增多。

（4）颈动脉压力感受器刺激术：颈动脉压力反射是调控血压的重要因素。正常生理状态下，颈动脉压力感受器感知动脉内的压力变化，通过调节交感神经张力而反射性调节血压水平，颈动脉压力升高时反射性减弱交感神经张力，颈动脉压力降低时增强交感神经活性，从而维持血压的基本稳定。

早期研究报道，颈动脉压力感受器刺激所致的血压下降伴随着血浆儿茶酚胺水平的下降，并通过肌肉交感神经活性测定及心率变异性分析，证实交感神经张力变化介导了血压的调节过程。临床随访证实，大部分接受颈动脉压力感受器刺激的患者，血压迅速并且持久地下降，最长的随访达 12 年。但由于该疗法不良反应较多，设备方面也有较多的技术问题难以解决等原因，限制了该疗法的临床应用。近年来研制出新型置入式 Rheos 脉冲发生器，体积小而且更为可靠，使此项技术重新得到重视。一项多中心临床研究纳入 55 例难治性高血压的患者，基线时服用 5 种抗高血压药物，平均血压为 179/105 mmHg。采用 Rheos 脉冲发生器刺激颈动脉压力感受器，3 个月后血压下降 21/12 mmHg，其中 17 名患者随访 2 年，其血压平均降低 33/22 mmHg，并且验证了该装置性能良好，对颈动脉压力感受器刺激不会造成颈动脉损伤、重构和狭窄。

（5）肾交感神经消融术：

①病理基础：20 世纪 50 ~ 60 年代，在临床尚无药物治疗高血压的情况下，外科医师尝试切除内脏交感神经治疗严重高血压，如通过切除交感神经节，包括胸、腹、盆腔交感神经节，虽然降压效果良好，但手术创伤大，致残、致死率均较高，同时伴有长期并发症，如严重的体位性低血压及肠道、膀胱、勃起功能障碍。降压药物问世后，该治疗方法逐渐被淘汰，并一度认为交感神经系统在难治性高血压发生与维持中的作用是非常有限的。随着经皮导管消融技术的迅速发展，经导管肾脏交感神经射频消融术（renal sympathetic nerve radiofrequency ablation, RSNA）治疗难治性高血压初步开展，并显示出良好的效果。

肾交感神经在调控血压方面具有重要的作用：交感神经系统释放儿茶酚胺类物质（去甲肾上腺素、肾上腺素、多巴胺），通过作用于 β_1 受体以调控心排血量及肾素释放，作用于 α_1 受体以调控全身及肾血管收缩，作用于 β_2 受体以调节肾血管舒张，同时激活 RAAS，综合作用是对血压和肾功能的调控。在正常人群中，通过短效（调节血管收缩、血管阻力及心率）和长效（调节肾素释放及肾小管水、钠吸收）两种机制维持血压的稳定。

肾交感神经分为传出纤维和传入纤维：其中传出纤维过度激活产生和分泌过多的儿茶酚胺，综合效应是心率增快、心排血量增多、血管收缩和水钠潴留，引发高血压；而传入纤维过度激活，可以引起中枢神经系统兴奋，导致全身交感神经活性增强，血压进一步升高等。肾交感神经纤维进出肾脏的绝大部分经过肾动脉主干外膜，对于经导管选择性地消融肾交感神经纤维具备了解剖学的基础。通过经导管透过肾动脉的内、中膜损坏外膜的肾交感神经纤维，以达到降低交感神经冲动传出与传入的目的。

②研究证据：动物实验：一系列的动物实验表明，肾交感神经活性增强在高血压病中起到了重要作用，首先对肾病晚期动物进行交感神经活性测定表明，交感神经活性增加，而双侧肾切除后交感神经活性并无明显变化。对预先使肾脏缺血受损的动物可观察到持续数周的血压升高，给予肾交感神经切除或交感神经阻滞剂，其肾静脉去甲肾上腺素水平明显下降。在肾交感神经切除术后，长期接受血管紧张素 II 滴注的大鼠血压仍能维持正常水平。

临床证据：2009 年 Krum 等最早报道 RSNA 治疗难治性高血压的研究结果。该研究在澳大利亚和欧洲 5 个中心治疗了 45 例难治性高血压患者，结果显示诊室血压在 1、3、6、9 及 12 个月较治疗前分别降低了 14/10、21/10、22/11、24/11、27/17 mmHg，对其中 10 例患者测定肾脏去甲肾上腺素分泌率，结果显示减少 47%。表明 RSNA 能够在一定程度上降低肾脏局部的交感神经活性。随后，该研究组进一步扩大样本量至 153 例，并进行 2 年随访，结果显示患者在 1、3、6、12、18 和 24 个月时，诊室血压分别降低了 20/10、24/11、25/11、23/11、26/14 和 32/14 mmHg，92% 的患者术后收缩压降低 ≥ 10 mmHg。2010 年 Symplicity HTN-2（renal sympathetic denervation in patients with treatment-resistant hypertension）研究是一项多中心、前瞻性、随机对照的临床试验，共纳入 24 个中心的 106 例难治性高血压患者，RSNA 组在术后仍坚持多种降压药物的联合治疗，对照组仅给予多药联合治疗（药物剂量配伍经优化处理）。随访 6 个月，主要终点诊室血压在 RSNA 组从基线的 178/96 mmHg 降低了 32/12 mmHg，而对照组诊室血压从基线水平 178/97 mmHg 升高了 1/0 mmHg，两组患者在用药后 1 个月开始出现降压疗效的差异，并持续于整个研究中。24 h 动态血压监测显示也具有显著差异，但差异程度较诊室血压明显缩小。RSNA 组血压降低 11/7 mmHg，对照组降低 3/1 mmHg，6 个月时 RSNA 组诊室血压改善的比例明显高于对照组。另有研究表明，术后 3 个月除血压显著降低外，2 min 血压也较基线明显降低，静息心率较术前有所下降，运动后最大心率和心率的增加与术前无明显差异。小样本的研究和个案报道显示，RSNA 对胰岛素抵抗、呼吸 - 睡眠暂停综合征、室性心律失常、终末期肾病等存在交感神经过度激活的疾病也有益，并且发现这种作用不依赖于血压的降低。

③肾交感神经消融术的相关问题

安全性：目前的研究表明具有良好的安全性，主要是极少数者发生与导管操作相关的并发症，如股动脉假性动脉瘤、血肿和肾动脉夹层。RSNA 射频能量传递中主要不良反应为术中、术后短暂明显的腹部疼痛，系射频能量损伤肾动脉外膜所致，使用镇静或镇痛剂，如吗啡、芬太尼、咪达唑仑等可以缓解。少部分患者射频过程中有一过性心动过缓伴血压下降，可能系疼痛诱发迷走神经反射所致，可使用阿托品治疗。目前的研究，未在随访期间发现肾动脉狭窄、动脉瘤和动脉夹层，随访 1 年估测肾小球滤过率在术前和术后无明显差异。

　　主要问题：目前尚无规范的准入制度和操作规范，无客观的疗效评估标准，无专用经皮肾交感神经消融导管，远期疗效和安全性也有待于大规模临床试验的评估，有潜在风险，并且价格昂贵，风险和效益需要再评估等。

微信扫码
◆临床科研
◆医学前沿
◆临床资讯
◆临床笔记

第四章

冠状动脉粥样硬化性心脏病

第一节 心肌梗死后综合征的诊断与治疗

一、概述

心肌梗死后综合征（postmyocardial infarction syndrome，PMIS； postinfarction syndrome），又称 Dressler 综合征，由 Dressler 于 1956 年首次提出，其与心包切开术后综合征（postpericardiotomy syndrome）、瓣膜分离术后综合征（postcommissurotomy syndrome）合称心肌损伤后综合征（postcardiac injury syndrome，PCIS），也可见于经皮介入治疗术、起搏器置入术及射频消融术后，以胸膜炎性胸痛、低热、异常胸部 X 线检查为表现，多合并渗出性心包炎、胸腔积液、肺炎和（或）滑膜炎。其病理机制包括靶向损伤后暴露的心肌抗原的自身抗体反应。治疗主要有非甾体类抗炎药及甾体类激素药物。心肌损伤后预防性应用皮质激素类药物无确切作用。积极地心肌再灌注治疗及抗感染治疗也许能降低心肌损伤后综合征的发生率。尽管 PMIS 具有多次反复倾向，但其多数具有良性预后。

二、流行病学

PMIS 各文献报道发病率统计数据不一致，Dressler 报道为 3% ~ 4%，Welin L 等报道 1089 例急性心肌梗死（AMI）病例 PMIS 发生率约 3.3%，Norhcote 等报道的一组 80 例的 AMI 病例中 PMIS 发生率约 5%。Thadani 等所报道的一组 799 例 AMI 病例中 PMIS 发生率不到 1%，有些前瞻性试验统计病例较多却无 PMIS，综合国外文献较多统计为 PMIS 发生率为 1% ~ 5%。国内尚无确切数据统计，陈顾珠等主编的实用内科学为 10%。Karim Bendjelid 等回顾文献后总结近 30 年来，PMIS 呈明显下降趋势，甚至消失。但在心脏其他治疗，如心脏手术、介入治疗术、射频消融术、起搏器置入术等相继出现类似 PMIS 的报道，因此提出心肌损伤后综合征概念。

三、病因、发病及病理生理机制

PMIS 发病机制没有明确依据，多认为是机体非特异性免疫反应所致。

（一）免疫反应说

支持依据为以下几项：

（1）潜伏期：心肌抗原暴露后 2 周至数月。

（2）抗心肌抗体。

（3）很多病例中的心包损伤病史。

（4）非透壁心肌梗死患者发生 PMIS，该类患者并没有直接的心包受损。

（5）复发性。

（6）对甾体类抗炎药物的治疗敏感及停药反跳现象。

（7）在对照患者研究中的淋巴细胞亚群的改变也反映免疫学机制。

（8）包含心肌抗原抗体免疫复合物形成，补体途径的激活，体液及细胞免疫应答等证据。

抗体 - 抗心脏抗体、抗肌动蛋白抗体和抗肌凝蛋白抗体在心脏手术及心肌梗死中被激活（心包抗体尚无证据可检测到）；心脏手术较心肌梗死能激发更多免疫反应。Tsuchihashi M 等用双色流式细胞仪分析 AMI、PMIS 及健康对照组外周血淋巴细胞亚群，结果显示 AMI 组与对照组比较，在住院时及 AMI 后 2、4 周白细胞计数及（$CD_4^+ T_H$）淋巴细胞升高，$CD_8^+ T_1$ 淋巴细胞亚群显著降低，$CD_4^+ TH/CD_8^+ T_1$ 比值在第 2 周达高峰，以后逐渐恢复正常。在 16 周的观察期中，AMI 组 CD_4 淋巴细胞 /CD_8 淋巴细胞比率，细胞毒性 T 淋巴细胞及自然杀伤细胞百分比未见明显变化，活化的 CD_4^+ 及 CD_8^+ 淋巴细胞亚群百分比在 AMI 组明显升高，淋巴细胞亚群变化与心肌梗死面积无相关性。与 AMI 组及对照组比较，PMIS 组活化的 CD_8^+ 淋巴细胞持续升高，细胞毒性 T 淋巴细胞显著升高，其他亚群淋巴细胞未观察到显著差异。这些变化提示在 AMI 组患者免疫感受态加强，PMIS 组可能有细胞免疫参与病理生理过程。但入选病例较少，尚缺乏有力证据。

间接证据包括：急性热性多神经性嗜中性皮肤病（Sweet syndrome）有时会伴发 PMIS，其并发的炎症性肠病是众所周知的免疫性心包炎起因之一。

（二）病毒感染说

有些梗死和梗死后心包炎病例显示全身性感染性炎症（如呼吸道感染）的相关性，而这些系统性感染多伴发持续的心肌免疫学炎症反应，其中包括心包炎。这至少显示有些 PMIS 需要病毒感染的启动，但是在 PMIS 患者组织及体液的相关性研究中未找到病原体或其相关残留物。

（三）抗凝药的应用

抗凝药的应用作为发病原因之一被提出，证据来源于抗凝治疗患者心包血性积液出现。但报道的 PMIS（> 25%）未接受抗凝治疗，且近年来在心血管血流重建地区 PMIS 趋于消失，而抗凝剂应用并未减少都说明抗凝治疗与 PMIS 相关性不明显。

（四）局部炎症及局部免疫反应学说

在透壁性心肌梗死中局部炎症反应可以引起心包炎，但多见于心肌梗死急性期，在时间上与报道的 PMIS 不一致，且在非透壁性心肌梗死中也观察到 PMIS，及远隔部位的浆膜腔积液发生，似乎排除了局部炎症反应的主要地位。Sola Kim 等检测浆膜腔积液及血清蛋白，抗心肌抗体（AMA），补体 3（C_3）及补体 4（C_4）水平，计算蛋白纠正指数，AMA 的 P/S Ratio = 积液滴度 / 血清滴度，C_3 或 C_4 指数 =（积液 C_3 或 C_4 浓度 / 血清 C_3 或 C_4 浓度）/（积液蛋白浓度 / 血清蛋白浓度），浆膜腔积液中 AMA 滴度升高（积液 1∶80；血清 1∶40），补体降低（C_3 积液 44.7 mg/dL；血清 116 mg/dL；C_4 积液 < 8 mg/dL；血清 21 mg/dL），纠正浆膜腔积液及血清蛋白指数后，积液中 AMA 比率（P/S Ratio = 0.69）及补体指数（C_3 指数 0.56，C_4 指数 < 0.56）下降明显。依次提出局部免疫反应学说，但未得到其他实验支持，且同局部炎症反应学说一样不能解释远隔部位浆膜腔积液的发生。

（五）其他

在心血管血流重建术（包括溶栓药物、经皮冠脉介入治疗术及冠状动脉旁路移植术）开展地区 PMIS 趋于消失，Karim Bendjelid 等提出心肌梗死范围缩小及心脏抗原在时间及数量上暴露的减少，血管紧张素转化酶抑制药（ACEI），他汀类降脂药及 β 受体阻滞药等药物的积极应用，均可能为影响机制之一或综合影响因素的额外临床获益—心血管事件发生率及死亡率降低之外的临床获益之一，也提示 PMIS 不同的发病机制。但是 David H 等提出心肌梗死后综合征的下降及消失在地域上符合心血管血流重建术的开展，但在时间上要早于心血管血流重建术，也早于积极的药物 ACEI、他汀类降脂药及 β 受体阻滞药等药物的应用，且在这些区域并不是所有的 AMI 患者都接受或成功接受心血管血流重建术，也没有全部规范接受上述药物治疗，还有些无症状性的心肌梗死患者未被统计，因此提出 PMIS 的消失也可能是某些环境因素作用的改变或消失。

四、临床表现及辅助检查

多于心肌梗死后 2 ~ 3 周至数月后起病，早可于 AMI 后 1 周内起病，有些报道更早，包括 Dressler 本人报道的病例。症状以胸痛、发热、心包积液为主要表现，约可见于 64% 患者，也可表现为呼吸困难、肺炎、胸膜炎及关节腔等浆膜腔积液患者具有复发倾向，绝大多数显示良性预后，体温平均 38.5℃，少数超过 39.0℃，对非甾体类消炎药反映良好，甾体类固醇类药物有特效。

辅助检查多表现为非特异性炎症反应，可有血红细胞沉降率（ESR）增快，C 反应蛋白升高，白细胞增多。抗心肌抗体及复合物升高提示体液免疫机制的激活，但不具有特异性，80% 的 AMI 也可呈阳性。淋巴细胞分型显示活化 T 淋巴细胞及 B 淋巴细胞均可升高。补体系统激活，在疾病活动期及复发期，血清 C_3 升高，C_3、C_4 降低，在可疑肺动脉栓塞时具有鉴别意义。心电图可能会出现 ST 段及 T 波不正常，但由于原有 AMI 引起的变化参与其中，因此，其 ST 段及 T 波的变化可能失去诊断意义。胸部 X 线检查可有胸腔积液及肺炎的 X 线征象。肺下野呈线状或斑片状阴影，为特征性改变。超声心动图可及早发现心包和胸腔积液，特别是少量积液。超声波尚可提供心包穿刺途径，避免损伤心肌。

五、诊断与鉴别诊断

（一）诊断标准

尚无统一标准，下列可供参考。

1. Welin 标准心

肌梗死后 1 周以上发生下列症状：①胸膜心包炎性疼痛。②发热 37.5℃或以上。③ ESR > 40 mm/h 可诊断为 PMIS。若有上述任意 2 条可诊断为可能 PMIS。

2. Dressler 标准

①肯定的 AMI 或陈旧性心肌梗死。②于 AMI 后 1 ~ 2 周出现发热、胸痛、呼吸困难、咳嗽等。具有胸膜炎、心包炎、肺炎可靠证据。③抗感染治疗无效，皮质激素治疗效果明确。

以上诊断标准需除外引起上述症状的疾病，如合并感染，静脉血栓形成，肺动脉栓塞，心力衰竭，支气管肺炎，尿路感染等各种感染性疾病，结缔组织病及恶性肿瘤等。

（二）鉴别诊断

1. AMI 后早期反应性心包炎

（1）多发生在透壁性心肌梗死 24 ~ 72 h 至 1 周内出现。

（2）心包摩擦音多在胸痛后 36 h 内出现，局限和持续时间短暂，平均 2 d。

（3）心包少量积液，不出现心脏压塞。

（4）不伴有胸膜炎、肺炎。

（5）心电图无典型心包炎 ST-T 样改变。PMIS 与 AMI 后早期心包炎是在 AMI 后不同时间所发生的 2 种不同疾病，还是同一种疾病在不同时期的临床表现，尚有争议。根据病理检查结果，AMI 后心包炎有 2 种，其一为局限于心肌梗死部位的心包炎，发生于 AMI 后早期，占 AMI 后心包炎的大多数；另一种少数病例的心包炎为弥漫性。此 2 种心包炎的发病机制似有所不同，前者可能是局部心包对坏死心肌的反应所致，后者则认为是过敏反应性疾病。为此，PMIS 与 AMI 后早期心包炎两者是 2 种不同的疾病还是同一种疾病，虽尚有待于进一步研究，但目前一般认为此两者为 2 种不同的疾病。

2. 非特异性心包炎

多为青壮年发病，无心肌梗死病史，有较剧烈而持久的心前区疼痛，心电图有 ST 段及 T 波改变。但心包炎患者在疼痛的同时或以前已有发热和白细胞计数增高，疼痛常于深呼吸和咳嗽时加重，坐位前倾时减轻。体格检查可发现心包摩擦音，少有反复发作经过，心电图除 aVR 导联外，各导联均有 ST 段弓背向下的抬高。

3. 肺动脉血栓栓塞

多有高危因素，如下肢深静脉血栓形成等，临床症状表现为胸痛、咯血、气急和休克，有右心负荷加重表现，如发绀、肺动脉瓣听诊区第二心音亢进、颈静脉怒张、肝大及下肢水肿等，心电图示电轴右偏，Ⅰ导联出现S波或原有S波加深，Ⅲ导联出现Q波和T波倒置，aVR导联出现高R波，胸导联过渡区左移，右胸导联T波倒置等。D-二聚体升高具敏感性，但缺乏特异性。放射性核素肺灌注扫描、肺动脉CT造影及肺动脉造影有助于明确诊断。有时PMIS与肺动脉血栓栓塞可以并发，需注意鉴别。

4. 肺不张和（或）肺炎

可有发热、胸痛及胸腔积液，伴咳嗽、咳痰，听诊可闻及单侧不对称啰音，ESR增快，白细胞计数增高，中性粒细胞计数或百分比增加，胸部X线影像学检查可显示肺部局限性非对称性炎性改变，痰培养阳性及抗感染治疗有效有助于诊断。

5. 充血性心力衰竭

患者出现呼吸困难、咳嗽、发绀、烦躁、咳白色或淡红色稀薄浆液性泡沫痰，出现端坐呼吸、颈静脉怒张、肝大和水肿，肺部听诊可闻及水泡音，第三心音奔马律等。严重时可出现少尿、皮肤湿冷、脉搏细速及大汗淋漓等休克表现。肺楔嵌压可升高，肺部X线可表现肺瘀血及肺水肿表现。利尿药及强心药治疗有效。

六、治疗原则与方法

（一）一般治疗及对症处理

胸痛、发热如引起患者不安状态，应向其解释病情及预后。如心包或胸腔内大量积液，引起呼吸困难，给予利尿药及强心苷类药物如呋塞米（速尿）、地高辛等，必要时应穿刺抽液。为预防感染可给抗生素治疗。当心肌梗死给予肝素等抗凝药物时，应停药，因易发生血性心脏压塞及血性胸腔积液而致死。但使用纤维蛋白溶酶及尿激酶等纤溶疗法时可以续用。

（二）非甾体类抗炎药

AMI亚急性期（4～8周内）一般不用非甾体类抗炎药，但可应用阿司匹林。非急性期，对一般性疼痛及发热，可给予阿司匹林、水杨酸钠、吲哚美辛（消炎痛）等，疼痛剧烈时给镇静镇痛药物如吗啡等。

（三）甾体类抗炎药

非首选药。AMI亚急性期（4～8周内）一般不用甾体类抗炎药，因可能影响心肌梗死愈合的自然病程。治疗开始短期给予泼尼松40～60 mg/d，当缓解后逐渐减量，每周减5 mg，达10～15 mg/d时维持4周，若无复发倾向可再继续减量至每周5 mg，再维持2个月而停药。Friedberg主张泼尼松40～60 mg/d口服，24～48 h症状改善，立即改为口服5～20 mg/d，持续5～7 d，逐渐减量。但是有的病例也需增大剂量。但是多数病例减量到5～10 mg/d时，又出现胸痛、发热，所以应减量至15～20 mg为宜。停激素后有的PMIS患者复发，所以要持续长时间的治疗。

Shopfnel对66岁的PMIS患者用ACTH（促皮质激素释放激素）40 U/8 h肌内注射，数日后症状改善，逐渐减量停药。

对PMIS应用皮质激素获得显著疗效，所以应用广泛。但是，由于用药量及给药时间上有明显差异，所以对各个病例不必有标准的治疗计划，要根据病情予以个别处理。口服激素病例出现不良反应如消化道出血，可改用免疫抑制药，如果初期给小剂量激素也许能防止其不良反应的发生。

（四）免疫抑制药

有报道用6-巯嘌呤治疗有效。一般情况下，对PMIS不应用免疫抑制药，但是因用皮质激素出现不良反应，另外皮质激素长期服用有困难时，免疫抑制药为其适应证。Kossowsky给一名PMIS女性患者应用巯嘌呤获得显著疗效。此例起初给泼尼松80 mg/d，症状得到改善，但是持续11个月后由于激素所致的精神症状而停药。10周后PMIS再发，改用巯嘌呤治疗，开始36 h内给200 mg，获得明显疗效。全量达450 mg时停药。其后出现反复时又给巯嘌呤而缓解。维持量以50 mg/d为宜。

七、预后

PMIS 预后大多良好，虽具有反复复发倾向，但整体呈良性过程，但可使病情复杂化及增加患者再住院率，经治疗或可多次复发后自愈。

第二节　无症状性心肌缺血

无症状性心肌缺血或无痛性心肌缺血，又称隐匿性心肌缺血（silent myocardial ischemial，SMI）。是指有客观证据的心肌缺血，如心电图典型缺血性 ST 段改变，放射性核素或超声心动图检查所示心肌血流灌注缺损及（或）左室功能异常，但缺乏各种类型心绞痛症状。SMI 病例生前冠脉造影或尸检几乎均可证实冠状动脉主要分支有明显狭窄，但有的病例，冠脉无固定狭窄，而是一过性痉挛。SMI 存在于各种类型冠心病之中，是冠心病的常见表现形式，SMI 不应与不一定产生心肌缺血的隐匿型冠心病（无症状性冠心病）相混淆。无症状性冠心病是指冠脉造影显示冠脉明显狭窄，或尸检有冠脉病变而生前从无心肌缺血的症状者，患者未做动态心电图、心电图负荷试验或核素心肌灌注显像检查，或做了检查而无阳性发现。

SMI 是冠心病的常见表现形式。据报告在从未发生过心绞痛或心肌梗死的无症状人群中，其检出率在 2.5% ~ 10% 不等，DCG 表明，慢性稳定型心绞痛患者 60% ~ 80% 有 SMI 发作，一次心肌梗死后，常规轻量运动试验约 10% 能检出 SMI，无症状性心肌梗死也较常见，美国一研究中心 30 例的随访中，心肌梗死在男性有 28%，女性有 35% 是无痛的。

一、发病机制

心肌缺血发生时，有些人发生心绞痛症状，而另一些或同一人在其他时间则表现为无症状心肌缺血。这种现象可能与以下机制有关：①痛觉感受神经异常。②心肌缺血的范围、程度和持续时间。③疼痛介质的作用。

二、临床表现

多为中年以上男性患者。一般无症状和体征，常在查体中发现。如疑为本病，应询问是否有相关的疾病，如高脂血症、高血压病、糖尿病以及吸烟、长期室内工作而少活动及精神紧张等因素。部分患者可突然转为心绞痛、心肌梗死、严重心律失常甚或心脏骤停，也可逐渐发展为心肌硬化。因此，从这个意义上讲，无症状心肌缺血对患者具有更大危险性。体力活动、精神活动及天气变化可以成为其发作的诱因。

三、实验室及其他检查

（1）休息时心电图，可有 S-T 段压低，T 波低平或倒置等心肌缺血改变，或某些其他异常表现。必要时做心电图负荷试验，可示阳性发现。

（2）血清胆固醇或甘油三酯可明显而持续升高。

（3）放射性核素心肌显像和超声心动图等。如条件允许，应进行冠状动脉造影以明确诊断。

四、诊断和鉴别诊断

（一）诊断标准

男性 40 岁，女性 45 岁以上患者，休息时心电图有明显心肌缺血表现，或心电图运动试验阳性，无其他原因（各种心脏病、自主神经功能失调、显著贫血、阻塞性肺气肿、服用洋地黄、电解质紊乱）可查，并有下列 3 项中的 2 项者：高血压、高胆固醇血症、糖尿病。如无有关临床症状，可诊断为无症状冠心病。

（二）鉴别诊断

1. 自主神经功能失调

此病有一种类型表现为肾上腺素能 β 受体兴奋性增高，患者心肌耗氧量增加，心电图可出现 ST 段压低和 T 波倒置等改变。临床上表现为精神紧张、心率加快、手心和腋下多汗、时有叹息状呼吸。服普萘洛尔 10 ～ 20 mg 后 2 h，待心率减慢后做心电图检查，可见 ST 段和 T 波恢复正常，可资鉴别。

另有一种类型主要见于中年妇女，可能与迷走神经张力过高有关，表现为运动试验假阳性。鉴别要点如下。

（1）ST 段压低见于运动后立即心电图，恢复很快。

（2）当患者运动后保持直立位时，ST 段压低可持续存在，而且还可能进一步压低，卧位后迅速恢复正常。缺血性 ST 段压低则与体位无关。

（3）aVF 导联可见 ST 段持续压低。

2. 其他

各种心肌炎、心肌病、心包病以及多种心脏病、电解质紊乱、内分泌疾病和某些药物都可引起 ST 段和 T 波改变，根据病史及临床表现不难做出鉴别。

五、治疗

采取防治动脉粥样硬化的各种措施，防止粥样病变加重，争取粥样斑块消退，促进冠状动脉侧支循环的建立。

（一）一般治疗措施

（1）发挥患者的主观能动性，配合治疗。

（2）饮食：膳食总量勿过高，以维持正常体重为度，体重的计算方法：身高（cm）－ 110 ＝ 体重（kg），MBI ＝ 体重（kg）/ 身高（m）^{2}，成人小于 25 为正常，25 ～ 30 为轻度肥胖，30 ～ 40 为中度肥胖，大于 40 为重度肥胖。提倡清淡饮食，多食含有维生素和植物蛋白的食物，尽量以植物油为食用油，应避免经常食用过多的动物性脂肪和含饱和脂肪酸的植物油，避免多食含有胆固醇过多的食物，严禁暴饮暴食以诱发心绞痛或心肌梗死，合并有高血压或心力衰竭者应限制食盐和含盐食物。

（3）适当的体力活动和体育活动。

（4）合理安排工作和生活，生活要有规律，保持乐观、愉快的情绪，避免过度劳累及情绪激动，注意劳逸结合，要有充足的睡眠。

（5）不吸烟，不饮烈性酒或大量饮酒（少量饮低浓度酒则有提高 HDL 的作用）。

（6）积极治疗与本病有关的疾病，如高血压、糖尿病、高脂血症、肥胖等。

（二）药物治疗

选用硝酸酯类，β 受体阻滞剂，钙通道阻滞剂。要定期体检。

六、预后

过去一般认为 SMI 较有症状者预后良好，但近年来的研究表明 SMI 与有症状者有同样的预后意义，甚至更为不良。SMI 的实质问题是心肌缺血，与此相关的患者年龄、冠脉病变的程度、范围，心脏功能，冠心病易患因素，SMI 的类型，发病频率等对预后都有不可忽视的重要影响。

据报道，有症状的冠心病患者死亡率较无症状者高两倍。但多数学者认为 I 型 SMI 其猝死率和病死率与有症状者心肌梗死相同。认为 I 型 SMI 的预后与心绞痛患者相似。

第三节　稳定型心绞痛

稳定型心绞痛是由于劳力引起心肌耗氧量增加，而病变的冠状动脉不能及时调整和增加血流量，从而引起可逆性心肌缺血，但不引起心肌坏死。这是由于心肌供氧与耗氧之间暂时失去平衡而发生心肌缺血的临床症状，是在一定条件下冠状动脉所供应的血液和氧不能满足心肌需要的结果。本病多见于男性，多数患者年龄在 40 岁以上，常合并高血压、吸烟、糖尿病、脂质代谢异常等心血管疾病危险因子。大多数为冠状动脉粥样硬化导致血管狭窄引起，还可由主动脉瓣病变、梅毒性主动脉炎、肥厚型心肌病、先天性冠状动脉畸形、风湿性冠状动脉炎、心肌桥等引起。

一、发病机制

心肌内没有躯体神经分布，因此机械性刺激并不引起疼痛。心肌缺血时产生痛觉的机制仍不明确。当冠状动脉的供氧与心肌的氧耗之间发生矛盾时，心肌急剧的、暂时的缺血缺氧，导致心肌的代谢产物如乳酸、丙酮酸、磷酸等酸性物质以及一些类似激肽的多肽类物质在心肌内大量积聚，刺激心脏内自主神经传入纤维末梢，经 1 ~ 5 胸交感神经节和相应的脊髓段，传至大脑，产生疼痛感觉。因此，与心脏自主神经传入处于相同水平脊髓段的脊神经所分布的区域，如胸骨后、胸骨下段、上腹部、左肩、左上肢内侧等部位可以出现痛觉，这就是牵涉痛产生的可能原因。由于心绞痛并非躯体神经传入，所以常不是锐痛，不能准确定位。

心肌产生能量的过程需要大量的氧供，心肌耗氧量（MVO_2）的增加是引起稳定型心绞痛发作的主要原因之一。心肌耗氧量由心肌张力、心肌收缩强度和心率所决定，常用心率与收缩压的乘积作为评估心肌耗氧程度的指标。在正常情况下，冠状循环有强大的储备力量，在剧烈运动时，其血流量可增加到静息时的 6 ~ 7 倍，在缺氧状况下，正常的冠状动脉可以扩张，也能使血流量增加 4 ~ 5 倍。动脉粥样硬化而致冠状动脉狭窄或部分分支闭塞时，冠状动脉对应激状态下血流的调节能力明显减弱。在稳定型心绞痛患者，虽然冠状动脉狭窄，心肌的血液供应减少，但在静息状态下，仍然可以满足心脏的需要，故安静时患者无症状。当心脏负荷突然增加，如劳力、激动、寒冷刺激、饱食等，使心肌张力增加（心腔容积增加、心室舒张末期压力增高）、心肌收缩力增加（收缩压增高、心室压力曲线最大压力随时间变化率增加）或心率增快，均可引起心肌耗氧量增加，引起心绞痛的发作。

在其他情况下，如严重贫血、肥厚型心肌病、主动脉瓣狭窄/关闭不全等，由于血液携带氧的能力下降，或心肌肥厚致心肌氧耗增加，或心排血量过少/舒张压过低，均可以造成心肌氧供和氧耗之间的失平衡，心肌血液供给不足，遂引起心绞痛发作。在多数情况下，稳定型心绞痛常在同样的心肌耗氧量的情况下发生，即患者每次在某一固定运动强度的诱发下发生症状，因此症状的出现很具有规律性。当发作的规律性在短期内发生显著变化时（如诱发症状的运动强度明显减低），常提示患者出现了不稳定型心绞痛。

二、病理和病理生理

一般来说，至少 1 支冠状动脉狭窄程度大于 70% 才会导致心肌缺血。

（一）心肌缺血、缺氧时的代谢与生化改变

在正常情况下，心肌主要通过脂肪氧化的途径获得能量，供能的效率比较高。但相对于对糖的利用供能来说，对脂肪的利用需要消耗更多的氧。

1. 心肌的缺氧代谢及其对能量产生和心肌收缩力的影响

缺血缺氧引起心肌代谢的异常改变。心肌在缺氧状态下无法进行正常的有氧代谢，从三磷腺苷（ATP）或肌酸磷酸（CP）产生的高能磷酸键减少，导致依赖能源的心肌收缩和膜内外离子平衡发生障碍。缺血时由于乳酸和丙酮酸不能进入三羧酸循环进行氧化，无氧糖酵解增强，乳酸在心肌内堆积，冠状静脉窦乳酸含量增高。由于无氧酵解供能效率较低，而且乳酸的堆积限制了无氧糖酵解的进行，心肌能量产生障碍以及乳酸积聚引起心肌内的乳酸性酸中毒，均可导致心肌收缩功能的下降。

2. 心肌细胞离子转运的改变对心肌收缩及舒张功能的影响

正常心肌细胞受激动而除极时，细胞内钙离子浓度增高，钙离子与原肌凝蛋白上的肌钙蛋白 C 结合后，解除了肌钙蛋白 I 的抑制作用，促使肌动蛋白和肌浆球蛋白合成肌动球蛋白，引起心肌收缩。当心肌细胞缺氧时，细胞膜对钠离子的渗透性异常增高，细胞内钠离子增多以及细胞内的酸中毒，使肌浆网内的

钙离子流出障碍，细胞内钙离子浓度降低并妨碍钙离子与肌钙蛋白的结合，使心肌收缩功能发生障碍。缺氧也使心肌松弛发生障碍，可能因心肌高能磷酸键的储备降低，导致细胞膜上钠－钙离子交换系统功能的障碍以及肌浆网钙泵对钙离子的主动摄取减少，因此钙离子与肌钙蛋白的解离缓慢，心肌舒张功能下降，左室顺应性减低，心室充盈的阻力增加。

3. 心肌缺氧对心肌电生理的影响

肌细胞受缺血性损伤时，钠离子在细胞内积聚而钾离子向细胞外漏出，使细胞膜在静止期处于部分除极化状态，当心肌细胞激动时，由于除极不完全，从而产生损伤电流。在心电图上表现为 ST 段的偏移。由于心腔内的压力，在冠状动脉血供不足的情况下，心内膜下的心肌更容易发生急性缺血。受急性缺血性损伤的心内膜下心肌，其静息电位较外层为高（部分除极化状态），而在心肌除极后其电位则较外层为低（除极不完全）。因此，在左心室表面记录的心电图上出现 ST 段的压低。当心肌缺血发作时主要累及心外膜下心肌，则心电图可以表现为 ST 段抬高。

（二）左心室功能及血流动力学改变

缺血部位心室壁的收缩功能，在心肌缺血发生时明显减弱甚至暂时完全丧失，而正常心肌区域代偿性收缩增强，可以表现为缺血部位收缩期膨出。但存在大面积的心肌缺血时，可影响整个左心室的收缩功能，心室舒张功能受损，充盈阻力增加。在稳定型心绞痛患者，各种心肌代谢和功能障碍是暂时、可逆性的，心绞痛发作时患者自动停止活动，使缺血部位心肌的血液供应恢复平衡，从而减轻或缓解症状。

三、临床表现

稳定型心绞痛通常均为劳力性心绞痛，其发作的性质通常在 3 个月内并无改变，即每日和每周疼痛发作次数大致相同，诱发疼痛的劳力和情绪激动程度相同，每次发作疼痛的性质和部位无改变，用硝酸甘油后，也在相同时间内发生疗效。

（一）症状

稳定型心绞痛的发作具有其较为特征性的临床表现，对临床的冠心病诊断具有重要价值，可以通过仔细的病史询问获得这些有价值的信息。心绞痛以发作性胸痛为主要临床表现，疼痛的特点有以下几点。

1. 性质

心绞痛发作时，患者常无明显的疼痛，而表现为压迫、发闷或紧缩感，也可有烧灼感，但不尖锐，非针刺样或刀割样痛，偶伴濒死、恐惧感。发作时，患者往往不自觉地停止活动，至症状缓解。

2. 部位

主要位于心前区、胸骨体上段或胸骨后，界线不清楚，约有手掌大小。常放射至左肩、左上肢内侧达无名指和小指、颈、咽或下颌部，也可以放射至上腹部甚至下腹部。

3. 诱因

常由体力劳动或情绪激动（如愤怒、焦急、过度兴奋等）、饱食、寒冷、吸烟、心动过速等诱发。疼痛发生于劳力或激动的当时，而不是在劳累以后。典型的稳定型心绞痛常在类似活动强度的情况下发生。早晨和上午是心肌缺血的好发时段，可能与患者体内神经体液因素在此阶段的激活有关。

4. 持续时间和缓解因素

心绞痛出现后常逐步加重，在患者停止活动后 3 ~ 5 min 内逐渐消失。舌下含服硝酸甘油症状也能在 2 ~ 3 min 内缓解。如果患者在含服硝酸甘油后 10 min 内无法缓解症状，则认为硝酸甘油无效。

5. 发作频率

稳定型心绞痛可数天或数星期发作一次，也可一日内发作多次。一般来说发作频率固定，如短时间内发作频率较以前明显增加，应该考虑不稳定型心绞痛（恶化劳力型）。

（二）体征

稳定型心绞痛患者在心绞痛发作时常见心率增快、血压升高。通常无其他特殊发现，但仔细的体格检查可以明确患者存在的心血管病危险因素。体格检查对鉴别诊断有很大的意义，例如在胸骨左缘闻及粗糙的收缩期杂音应考虑主动脉瓣狭窄或肥厚梗阻型心肌病的可能。在胸痛发作期间，体格检查可能发现乳头肌缺血和功能失调引起的二尖瓣关闭不全的收缩期杂音；心肌缺血发作时可能出现左心室功能障碍，听诊时有时可闻及第四或第三心音奔马律、第二心音逆分裂或出现交替脉。

四、辅助检查

（一）心电图

心电图是发现心肌缺血、诊断心绞痛最常用、最便宜的检查方法。

1. 静息心电图检查

稳定型心绞痛患者静息心电图多数是正常的，所以静息心电图正常并不能除外冠心病。一些患者可以存在 ST-T 改变，包括 ST 段压低（水平型或下斜型），T 波低平或倒置，可伴有或不伴有陈旧性心肌梗死的表现。单纯、持续的 ST-T 改变对心绞痛并无显著的诊断价值，可以见于高血压、心室肥厚、束支传导阻滞、糖尿病、心肌病变、电解质紊乱、抗心律失常药物或化疗药物治疗、吸烟、心脏神经官能症患者。因此，单纯根据静息心电图诊断心肌缺血很不可靠。虽然冠心病患者可以出现静息心电图 ST-T 异常，并可能与冠状动脉病变的严重程度相关，但绝对不能仅根据心电图存在 ST-T 的异常即诊断冠心病。

心绞痛发作时特征性的心电图异常是 ST-T 较发作前发生明显改变，在发作以后恢复至发作前水平。由于心绞痛发作时心内膜下心肌缺血常见，心电图改变多表现为 ST 段压低（水平型或下斜型）0.1 mV 以上，T 波低平或倒置，ST 段改变往往比 T 波改变更具特异性；少数患者在发作时原来低平、倒置的 T 波变为直立（假性正常化），也支持心肌缺血的诊断。虽然 T 波改变对心肌缺血诊断的特异性不如 ST 段改变，但如果发作时的心电图与发作之前比较有明显差别，发作后恢复，也具有一定的诊断意义。部分稳定型心绞痛患者可以表现为心脏传导系统功能异常，最常见的是左束支传导阻滞和左前分支传导阻滞。此外，心绞痛发作时还可以出现各种心律失常。

2. 心电图负荷试验

心电图负荷试验是对疑有冠心病的患者，通过给心脏增加负荷（运动或药物）而激发心肌缺血来诊断冠心病。运动试验的阳性标准为运动中出现典型心绞痛，运动中或运动后出现 ST 段水平或下斜型下降 ≥ 1 mm（J 点后 60 ~ 80 ms），或运动中出现血压下降者。心电图负荷试验检查的指征为：临床上怀疑冠心病，为进一步明确诊断；对稳定型心绞痛患者进行危险分层；冠状动脉搭桥及心脏介入治疗前后的评价；陈旧性心肌梗死患者对非梗死部位心肌缺血的监测。禁忌证包括急性心肌梗死；高危的不稳定型心绞痛；急性心肌、心包炎；严重高血压［收缩压 ≥ 26.7 kPa（200 mmHg）和 / 或舒张压 ≥ 14.7 kPa（110 mmHg）］；心功能不全；严重主动脉瓣狭窄；肥厚型梗阻性心肌病；静息状态下有严重心律失常；主动脉夹层。负荷试验终止的指标为 ST-T 降低或抬高 ≥ 0.2 mV；心绞痛发作；收缩压超过 29.3 kPa（220 mmHg）；血压较负荷前下降；室性心律失常（多源性、连续三个室性期前收缩和持续性室性心动过速）。

通常运动负荷心电图的敏感性可达到约 70%，特异性 70% ~ 90%。有典型心绞痛并且负荷心电图阳性，诊断冠心病的准确率达 95% 以上。运动负荷试验为最常用的方法，运动方式主要为分级踏板或蹬车，其运动强度可逐步分期升级。目前通常是以达到按年龄预计的最大心率（HRmax）或 85% ~ 90% 的最大心率为目标心率，前者为极量运动试验，后者为次极量运动试验。运动中应持续监测心电图、血压的改变并记录，运动终止后即刻和此后每 2 min 均应重复心电图记录，直至心率恢复运动前水平。

Duke 活动平板评分是可以用来进行危险分层的指标。

Duke 评分 = 运动时间（min）- 5×ST 段下降（mm）- （4× 心绞痛指数）

心绞痛指数：0：运动中无心绞痛；1：运动中有心绞痛；2：因心绞痛需终止运动试验。

Duke 评分 ≥ 5 分低危，1 年病死率 0.25%；-10 ~ +4 分中危，1 年病死率 1.25%；≤ - 11 高危，1 年病死率 5.25%。Duke 评分系统适用于 75 岁以下的冠心病患者。

3. 心电图连续监测（动态心电图）

连续记录 24 h 的心电图，可从中发现心电图 ST-T 改变和各种心律失常，通过将 ST-T 改变出现的时间与患者症状的对照分析，从而确定患者症状与心电图改变的意义。心电图中显示缺血性 ST-T 改变而当时并无心绞痛发作者称为无痛性心肌缺血，诊断无痛性心肌缺血时，ST 段呈水平或下斜型压低 ≥ 0.1 mV，并持续 1 min 以上。进行 12 导联的动态心电图监测对心肌缺血的诊断价值较大。

（二）超声心动图

稳定型心绞痛患者的静息超声心动图大部分无异常表现，但在心绞痛发作时，如果同时进行超声心动图检查，可以发现节段性室壁运动异常，并可以出现一过性心室收缩与舒张功能障碍的表现。超声心动图负荷试验是诊断冠心病的手段之一，可以帮助识别心肌缺血的范围和程度，敏感性和特异性均高于心电图负荷试验。超声心动图负荷试验按负荷的性质可分为药物负荷试验（常用多巴酚丁胺）、运动负荷试验、心房调搏负荷试验以及冷加压负荷试验。根据负荷后室壁的运动情况，可将室壁运动异常分为运动减弱、运动消失、矛盾运动及室壁瘤。

（三）放射性核素检查

^{201}T1- 静息和负荷心肌灌注显像：^{201}T1（铊）随冠状动脉血流很快被正常心肌所摄取。静息时铊显像所示灌注缺损主要见于心肌梗死后瘢痕部位；而负荷心肌灌注显像可以在运动诱发心肌缺血时，显示出冠状动脉供血不足导致的灌注缺损。不能运动的患者可做双嘧达莫（潘生丁）试验，静脉注射双嘧达莫使正常或较正常的冠状动脉扩张，引起"冠状动脉窃血"，产生狭窄血管供应的局部心肌缺血，可取得与运动试验相似的效果。近年还用腺苷或多巴酚丁胺做药物负荷试验。近年用 ^{99m}Tc-MIBI 做心肌显像取得良好效果，并已推广，它在心肌内分布随时间变化相对固定，无明显再分布，显像检查可在数小时内进行。

（四）多层 CT 或电子束 CT

多层 CT 或电子束 CT 平扫可检出冠状动脉钙化并进行积分。人群研究显示钙化与冠状动脉病变的高危人群相联系，但钙化程度与冠状动脉狭窄程度却并不一致，因此，不推荐将钙化积分常规用于心绞痛患者的诊断。

CT 冠状动脉造影（CTA）为显示冠状动脉病变及形态的无创检查方法，具有较高的阴性预测价值，若 CTA 未见狭窄病变，一般无须进行有创检查。但 CT 冠状动脉造影对狭窄部位病变程度的判断仍有一定局限性，特别当存在明显的钙化病变时，会显著影响狭窄程度的判断，而冠状动脉钙化在冠心病患者中相当普遍，因此，CTA 对冠状动脉狭窄程度的显示仅作为参考。

（五）左心导管检查

主要包括冠状动脉造影术和左心室造影术，是有创性检查方法，前者目前仍然是诊断冠心病的金标准。左心导管检查通常采用穿刺股动脉（Judkins 技术）、肱动脉（Sones 技术）或桡动脉的方法。选择性冠状动脉造影将导管插入左、右冠状动脉口，注射造影剂使冠状动脉主支及其分支显影，可以较准确地反映冠状动脉狭窄的程度和部位。左心室造影术是将导管送入左心室，用高压注射器将造影剂以 12 ~ 15 mL/s 的速度注入左心室以评价左心室整体收缩功能及局部室壁运动状况。心导管检查的风险与疾病的严重程度以及术者经验直接相关，并发症大约 0.1%。根据冠状动脉的灌注范围，将冠状动脉分为左冠状动脉优势型、右冠状动脉优势型和均衡型。"优势型"是指哪一支冠状动脉供应左室间隔和左室后壁，85% 为右冠状动脉优势型，7% 为右冠状动脉和左冠的回旋支共同支配，即均衡型，8% 为左冠状动脉优势型。

五、危险分层

通过危险分层，定义出发生冠心病事件的高危患者，对采取个体化治疗，改善长期预后具有重要意义。根据以下各个方面对稳定型心绞痛患者进行危险分层。

（一）临床评估

患者病史、症状、体格检查及实验室检查可为预后提供重要信息。冠状动脉病变严重、有外周血管疾病、心力衰竭者预后不良。心电图有陈旧性心肌梗死、完全性左束支传导阻滞、左心室肥厚、二至三度房室传导阻滞、心房颤动、分支阻滞者，发生心血管事件的危险性也增高。

（二）负荷试验

Duke 活动平板评分可以用来进行危险分层。此外运动早期出现阳性（ST 段压低 > 1 mm）、试验过程中 ST 段压低 > 2 mm、出现严重室律失常时，预示患者高危。超声心动图负荷试验有很好的阴性预测价值，年死亡或心肌梗死发生率 < 0.5%。而静息时室壁运动异常、运动引发更严重的室壁运动异常者高危。

核素检查显示运动时心肌灌注正常则预后良好，年心脏性猝死、心肌梗死的发生率 < 1%，与正常人群相似；运动灌注明显异常提示有严重的冠状动脉病变，预示患者高危，应动员患者行冠状动脉造影及血运重建治疗。

（三）左心室收缩功能

左心室射血分数（LVEF） < 35% 的患者年病死率 > 3%。男性稳定型心绞痛伴心功能不全者 5 年存活率仅 58%。

（四）冠状动脉造影

冠状动脉造影显示的病变部位和范围决定患者预后。CASS 注册登记资料显示正常冠状动脉 12 年的存活率 91%，单支病变 74%，双支病变 59%，三支病变 50%，左主干病变预后不良，左前降支近端病变也能降低存活率，但血运重建可以降低病死率。

六、诊断和鉴别诊断

（一）诊断

根据典型的发作特点，结合年龄和存在的其他冠心病危险因素，除外其他疾病所致的胸痛，即可建立诊断。发作时典型的心电图改变为：以 R 波为主的导联中，ST 段压低，T 波平坦或倒置，发作过后数分钟内逐渐恢复。心电图无改变的患者可考虑做心电图负荷试验。发作不典型者，诊断要依靠观察硝酸甘油的疗效和发作时心电图的变化；如仍不能确诊，可以考虑做心电图负荷试验或 24 h 的动态心电图连续监测。诊断困难者可考虑行超声心动图负荷试验、放射性核素检查和冠状动脉 CTA。考虑介入治疗或外科手术者必须行选择性冠状动脉造影。在有 CTA 设备的医院，单纯进行冠心病的诊断已经很少使用选择性冠状动脉造影检查。

（二）鉴别诊断

稳定型心绞痛尤其需要与以下疾病进行鉴别：

1. 心脏神经症

患者胸痛常为短暂（几秒钟）的刺痛或持久（几小时）的隐痛，胸痛部位多在左胸乳房下心尖部附近，部位常不固定。症状多在劳力之后出现，而不在劳力的当时发生。患者症状多在安静时出现，体力活动或注意力转移后症状反而缓解，常可以耐受较重的体力活动而不出现症状。含服硝酸甘油无效或在十多分钟后才"见效"，常伴有心悸、疲乏及其他神经衰弱的症状，常喜欢叹息性呼吸。

2. 不稳定型心绞痛和急性心肌梗死不稳定型心绞痛

包括初发型心绞痛、恶化劳力型心绞痛、静息型心绞痛等。通常疼痛发作较频繁、持续时间延长、对药物治疗反应差，常伴随出汗、恶心呕吐、濒死感等症状。

3. 肋间神经痛

本病疼痛常累及 1 ~ 2 个肋间，沿肋间神经走向，疼痛性质为刺痛或灼痛，持续性而非发作性，咳嗽、用力呼吸和身体转动可使疼痛加剧，局部有压痛。

4. 其他疾病

包括主动脉严重狭窄或关闭不全、冠状动脉炎引起的冠状动脉口狭窄或闭塞、肥厚型心肌病、X 综合征等疾病均可引起心绞痛，要根据其他临床表现来鉴别。此外，还需与胃食管反流、食管动力障碍、食管裂孔疝等食管疾病以及消化性溃疡、颈椎病等鉴别。

七、治疗

治疗有两个主要目的，一是预防心肌梗死和猝死，改善预后；二是减轻症状，提高生活质量。

（一）一般治疗

症状出现时立刻休息，在停止活动后 3 ~ 5 min 症状即可消除。应尽量避免各种确知的诱发因素，如过度的体力活动、情绪激动、饱餐等，冬天注意保暖。调节饮食，特别是一次进食不宜过饱，避免油腻饮食，禁绝烟酒。调整日常生活与工作量；减轻精神负担；同时治疗贫血、甲状腺功能亢进等相关疾病。

（二）药物治疗

药物治疗的目的是预防心肌梗死和猝死，改善生存率；减轻症状和缺血发作，改善生活质量。在选择治疗药物时，应首先考虑预防心肌梗死和死亡。此外，应积极处理心血管病危险因素。

1. 预防心肌梗死和死亡的药物治疗

（1）抗血小板治疗：冠状动脉内血栓形成是急性冠心病事件发生的主要特点，而血小板的激活和白色血栓的形成，是冠状动脉内血栓的最早期形式。因此，在冠心病患者，抑制血小板功能对于预防事件、降低心血管死亡具有重要意义。

阿司匹林：通过抑制血小板环氧合酶从而抑制血栓素 A_2（TXA_2）诱导的血小板聚集，防止血栓形成。研究表明，阿司匹林治疗能使稳定型心绞痛患者心血管不良事件的相对危险性降低 33%，在所有缺血性心脏病的患者中，无论有无症状，只要没有禁忌证，应常规、终身服用阿司匹林 75 ~ 150 mg/d。阿司匹林不良反应主要是胃肠道症状，并与剂量有关。阿司匹林引起消化道出血的年发生率为 1‰ ~ 2‰，其禁忌证包括过敏、严重未经治疗的高血压、活动性消化性溃疡、局部出血和出血体质。因胃肠道症状不能耐受阿司匹林的患者，在使用氯吡格雷代替阿司匹林的同时，应使用质子泵抑制药（如奥美拉唑）。

二磷酸腺苷（ADP）受体拮抗药：通过 ADP 受体抑制血小板内 Ca^{2+} 活性，从而发挥抗血小板作用，主要抑制 ADP 诱导的血小板聚集。常用药物包括氯吡格雷和噻氯匹定，氯吡格雷的应用剂量为 75 mg，每日 1 次；噻氯匹定为 250 mg，1 ~ 2 次 /d。由于噻氯匹定可以引起白细胞、中性粒细胞和血小板减少，因此要定期做血象检查，目前已经很少使用。在使用阿司匹林有禁忌证时可口服氯吡格雷。在稳定型心绞痛患者，目前尚无足够证据推荐联合使用阿司匹林和氯吡格雷。

（2）β 肾上腺素能受体阻滞药（β 受体阻滞药）：β 受体阻滞药对冠心病病死率影响的荟萃分析显示，心肌梗死后患者长期接受 β 受体阻滞药治疗，可以使病死率降低 24%。而具有内在拟交感活性的 β 受体阻滞药心脏保护作用较差，故推荐使用无内在拟交感活性的 β 受体阻滞药（如美托洛尔、比索洛尔、阿罗洛尔、普萘洛尔等）。β 受体阻滞药的使用剂量应个体化，从较小剂量开始，逐级增加剂量，以达到缓解症状、改善预后的目的。β 受体阻滞药治疗过程中，以清醒时静息心率不低于 50 次 /min 为宜。

β 受体阻滞药长期应用可以显著降低冠心病患者心血管事件的患病率和病死率，为冠心病二级预防的首选药物，应终身服用。如果必须停药时应逐步减量，突然停用可能引起症状反跳，甚至诱发急性心肌梗死。对慢性阻塞性肺部 / 支气管哮喘、心力衰竭、外周血管病患者，应谨慎使用 β 受体阻滞药，对显著心动过缓（用药前清醒时心率 < 50 次 /min），或高度房室传导阻滞者不用为宜。

（3）HMG-CoA 还原酶抑制药（他汀类药物）：他汀类药物通过抑制胆固醇合成，在治疗冠状动脉粥样硬化中起重要作用，大量临床研究和荟萃分析均证实，降低胆固醇（主要是低密度脂蛋白胆固醇，LDL-C）治疗与冠心病病死率和总死亡率的降低有明显的相关性。他汀类药物还可以改善血管内皮细胞的功能、抑制炎症反应、稳定斑块、促使动脉粥样硬化斑块消退，从而发挥调脂以外的心血管保护作用。稳定型心绞痛的患者（高危）应长期接受他汀类治疗，建议将 LDL-C 降低至 2.6 mmol/L（100 mg/dL）以下，对合并糖尿病者（极高危），应将 LDL-C 降低至 2.1 mmol/L（80 mg/dL）以下。

（4）血管紧张素转换酶抑制药（ACEI）：ACEI 治疗在降低稳定型冠心病缺血性事件方面有重要作用。ACEI 能逆转左心室肥厚、血管增厚，延缓动脉粥样硬化进展，能减少斑块破裂和血栓形成，另外有利于心肌氧供／氧耗平衡和心脏血流动力学，并降低交感神经活性。推荐用于冠心病患者的二级预防，尤其是合并高血压、糖尿病和心功能不全的患者。HOPE、PEACE 和 EUROPA 研究的荟萃分析显示，ACEI 用于稳定型心绞痛患者，与安慰剂相比，可以使所有原因死亡降低 14％、非致死性心肌梗死降低 18％、所有原因卒中降低 23％。下述情况不应使用：收缩压 < 12.0 kPa（90 mmHg）、肾衰竭、双侧肾动脉狭窄和过敏者。其不良反应包括干咳、低血压和罕见的血管性水肿。

2. 抗心绞痛和抗缺血治疗

（1）β 受体阻滞药：通过阻断儿茶酚胺对心率和心收缩力的刺激作用。减慢心率、降低血压、抑制心肌收缩力，从而降低心肌氧耗量，预防和缓解心绞痛的发作。由于心率减慢后心室射血时间和舒张期充盈时间均延长，舒张末心室容积（前负荷）增加，在一定程度上抵消了心率减慢引起的心肌耗氧量下降，因此与硝酸酯类药物联合可以减少舒张期静脉回流，而且 β 受体阻滞药可以抑制硝酸酯给药后对交感神经系统的兴奋作用，获得药物协同作用。

（2）硝酸酯类药物：这类药物通过扩张容量血管、减少静脉回流、降低心室容量、心腔内压和心室壁张力，同时对动脉系统有轻度扩张作用，降低心脏后负荷，从而降低心肌耗氧量。此外，硝酸酯可以扩张冠状动脉，增加心肌供氧，从而改善心肌氧供和氧耗的失平衡，缓解心绞痛症状。近期研究发现，硝酸酯还具有抑制血小板聚集的作用，其临床意义有待于进一步证实。

硝酸甘油：为缓解心绞痛发作，可使用起效较快的硝酸甘油舌下含片，1 ～ 2 片（0.3 ～ 0.6 mg），舌下含化，通过口腔黏膜迅速吸收，给药后 1 ～ 2 min 即开始起作用，约 10 min 后作用消失。大部分患者在给药 3 min 内见效，如果用药后症状仍持续 10 min 以上，应考虑舌下硝酸甘油无效。延迟见效或无效时，应考虑药物是否过期或未溶解，或应质疑患者的症状是否为稳定型心绞痛。硝酸甘油口腔气雾剂也常用于缓解心绞痛发作，作用方式同舌下含片。用 2％硝酸甘油油膏或贴片（含 5 ～ 10 mg）涂或贴在胸前或上臂皮肤而缓慢吸收，适用于预防心绞痛发作。

二硝酸异山梨酯：二硝酸异山梨酯（消心痛）口服 3 次/d，每次 5 ～ 20 mg，服后半小时起作用，持续 3 ～ 5 h。本药舌下含化后 2 ～ 5 min 见效，作用维持 2 ～ 3 h，可用 5 ～ 10 mg/ 次。口服二硝酸异山梨酯肝脏首过效应明显，生物利用度仅 20％～ 30％。气雾剂通过黏膜直接吸收，起效迅速，生物利用度相对较高。

5- 单硝酸异山梨酯：为二硝酸异山梨酯的两种代谢产物之一，半衰期长达 4 ～ 6 h，口服吸收完全，普通剂型每日给药 2 次，缓释剂型每日给药 1 次。

硝酸酯药物持续应用的主要问题是产生耐药性，其机制尚未明确，可能与体内巯基过度消耗、肾素血管紧张素 - 醛固酮（RAS）系统激活等因素有关。防止发生耐药的最有效方法是偏心给药，保证每天足够长（8 ～ 10 h）的无硝酸酯期。硝酸酯药物的不良作用有头晕、头胀痛、头部跳动感、面红、心悸等，偶有血压下降（静脉给药时相对多见）。

（3）钙通道阻滞药：本类药物抑制钙离子进入心肌内，抑制心肌细胞兴奋收缩偶联中钙离子的作用。因而抑制心肌收缩；扩张周围血管，降低动脉压，降低心脏后负荷，因此减少心肌耗氧量。钙通道阻滞药可以扩张冠状动脉，解除冠状动脉痉挛，改善心内膜下心肌的供血。此外，实验研究发现钙通道阻滞药还可以降低血黏度，抑制血小板聚集，改善心肌的微循环。常用制剂包括二氢吡啶类钙通道阻滞药（氨氯地平、硝苯地平等）和非二氢吡啶类钙通道阻滞药（硫氮䓬酮等）。

钙通道阻滞药在减轻心肌缺血和缓解心绞痛方面，与 β 受体阻滞药疗效相当。在单用 β 受体阻滞药症状控制不满意时，二氢吡啶类钙通道阻滞药可以与 β 受体阻滞药合用，获得协同的抗心绞痛作用。与硝酸酯联合使用，也有助于缓解症状。应避免将非二氢吡啶类钙通道阻滞药与 β 受体阻滞药合用，以免两类药物的协同作用导致对心脏的过度抑制。

推荐使用控释、缓释或长效剂型，避免使用短效制剂，以免明显激活交感神经系统。常见的不良反应包括胫前水肿、便秘、头痛、面色潮红、嗜睡、心动过缓和房室传导阻滞等。

（三）经皮冠状动脉介入治疗

经皮冠状动脉介入治疗（PCI）包括经皮冠状动脉球囊成形术（PTCA）、冠状动脉支架植入术和粥样斑块销蚀技术。自 1977 年首例 PTCA 应用于临床以来，PCI 术成为冠心病治疗的重要手段之一。COURAGE 研究显示，与单纯理想的药物治疗相比，PCI[+] 理想药物治疗能减少血运重建的次数，提高患者的生活质量（活动耐量增加），但是心肌梗死的发生和病死率与单纯药物治疗无显著差异。对 COURAGE 研究进一步分析显示，对左心室缺血面积大于 10% 的患者，PCI[+] 理想药物治疗对硬终点的影响优于单纯药物治疗。随着新技术的出现，尤其是药物洗脱支架（DES）及新型抗血小板药物的应用，远期疗效明显提高。冠状动脉介入治疗不仅可以改善生活质量，而且可明显降低高危患者的心肌梗死发生率和病死率。

（四）冠状动脉旁路手术

冠状动脉旁路手术（CABG）是使用患者自身的大隐静脉、内乳动脉或桡动脉作为旁路移植材料，一端吻合在主动脉，另一端吻合在有病变的冠状动脉段的远端，通过引流主动脉血流以改善病变冠状动脉所供血心肌区域的血流供应。CABG 术前进行选择性冠状动脉造影，了解冠状动脉病变的程度和范围，以供制订手术计划（包括决定移植血管的根数）的参考。目前在发达的国家和地区，CABG 已成为最普通的择期心脏外科手术，对缓解心绞痛、改善冠心病长期预后有很好效果。随着动脉化旁路手术的开展，极大提高了移植血管桥的远期开通率；微创冠状动脉手术及非体外循环的 CABG 均在一定程度上减少创伤及围手术期并发症的发生，患者能够很快恢复。目前 CABG 总的手术死亡率在 1%～4%。

对于低危（年病死率 < 1%）的患者，CABG 并不比药物治疗给患者更多的预后获益。因此，CABG 的适应证主要包括：①冠状动脉多支血管病变，尤其是合并糖尿病的患者。②冠状动脉左主干病变。③不适合于行介入治疗的严重冠状血管病变患者。④心肌梗死后合并室壁瘤，需要进行室壁瘤切除的患者。⑤闭塞段的远段管腔通畅，血管供应区有存活心肌。

（五）其他治疗措施

1. 患者的教育

对患者进行疾病知识的教育，对长期保持病情稳定，改善预后具有重要意义。有效的教育可以使患者全身心参与治疗和预防，并减轻对病情的担心与焦虑，协调患者理解其治疗方案，更好地依从治疗方案和控制危险因素，从而改善和提高患者的生活质量，降低病死率。

2. 戒烟

吸烟能使心血管疾病病死率增加 50%，心血管死亡的风险与吸烟量直接相关。吸烟还与血栓形成、斑块不稳定及心律失常相关。资料显示，戒烟能降低心血管事件的风险。医务工作者应向患者讲明吸烟的危害，动员并协助患者完全戒烟，并且避免被动吸烟。一些行为及药物治疗措施，如尼古丁替代治疗等，可以协助患者戒烟。

3. 运动

运动应与多重危险因素的干预结合起来，成为冠心病患者综合治疗的一部分。研究显示，适当运动能减少心绞痛发作次数、改善运动耐量。建议每日运动 30 min，每周运动不少于 5 d。运动强度以不引起心绞痛发作为度。

4. 控制血压

目前高血压治疗指南推荐，冠心病患者的降压治疗目标应将血压控制在 17.3/10.7 kPa（130/80 mmHg）以下。选择降压药物时，应优先考虑 β 受体阻滞药和 ACEI。

5. 糖尿病

糖尿病合并稳定型心绞痛患者为极高危患者，应在改善生活方式的同时及时使用降糖药物治疗，使糖化血红蛋白（HbA1c）在正常范围（≤ 7%）。

6. 肥胖

按照中国肥胖防治指南定义，体重指数（BMI）24～27.9 kg/m^2 为超重，BMI ≥ 28 kg/m^2 为肥胖；腹形肥胖指男性腰围 ≥ 90 cm，女性 ≥ 80 cm。肥胖多伴随着其他冠心病发病的危险因素，如高血压、胰岛素抵抗、HDL-C 降低和 TG 升高等。减轻体重（控制饮食、活动和锻炼、减少饮酒量）有利于控制其他多种危险因素，也是冠心病二级预防的重要组成部分。

八、预后

稳定型心绞痛患者在接受规律的冠心病二级预防后，大多数患者的冠状动脉粥样斑块能长期保持稳定，患者能够长期存活。决定稳定型心绞痛患者预后的主要因素包括冠状动脉病变的部位和范围、左心室功能、合并的心血管危险因子（如吸烟、糖尿病、高血压等）控制情况、是否坚持规律的冠心病二级预防治疗。一旦患者心绞痛发作在短期内变得频繁，程度严重，对药物治疗反应差，应考虑发生急性冠脉综合征，应采取更积极的药物治疗和血运重建治疗。

第四节　变异型心绞痛

1959 年 Prinzmetal 等人第一次描述了变异型心绞痛（Prinzmetal，variant angina）。其主要表现为睡眠或静息状态下出现胸痛和心电图一过性 ST 段抬高，其可导致急性心肌梗死、致命性室性心律失常，甚至猝死。随着冠心病诊断技术的发展及冠状动脉造影诊断技术的广泛应用，发现大部分的变异型心绞痛患者并没有固定的冠状动脉狭窄，而是冠状动脉的痉挛导致了变异型心绞痛的发生。没有确切的数据说明变异型心绞痛的发病率是多少，但流行病学资料显示，变异型心绞痛在日本的发病率较高。近 20 年，全球的变异型心绞痛发病率出现下降趋势，这种趋势可能同广泛使用钙拮抗药治疗高血压有关。

一、病理生理基础

变异型心绞痛的本质是冠状动脉痉挛，目前认为冠状动脉痉挛的发生原因是复杂的、多因素的，但其确切的发病机制还不明确。内皮细胞功能障碍、血管平滑肌细胞的高反应性、自主神经张力的异常以及炎症反应是发病机制的主要方面。

（一）内皮细胞功能障碍

血管内皮是多功能器官，其完整性对于血管维持正常生理功能非常重要。乙酰胆碱通过诱导一氧化氮及类似相关物质的释放可以舒张血管，而其通过毒蕈碱样受体却可以诱导出变异型心绞痛患者的冠状动脉痉挛。人体内一些内皮依赖性血管扩张物质如乙酰胆碱、5- 羟色胺、组胺、麦角新碱等，通过诱导释放一氧化氮致使正常冠状动脉舒张，却使粥样硬化的血管收缩。因此，冠状动脉痉挛的患者可能存在冠状动脉内皮功能障碍。一氧化氮合成的改变是内皮细胞功能障碍导致冠状动脉痉挛的重要因素。

一氧化氮结合于可溶性鸟苷酸环化酶的血红素中心，从而增加了环磷鸟苷酸的含量，环磷鸟苷酸减少细胞内钙离子浓度，进而引起血管平滑肌的舒张。同时一氧化氮可以减少缩血管物质如内皮素和血管紧张素 II 的生成。左旋精氨酸的类似物如 N- 单甲基左旋精氨酸（L-NMMA），为一氧化氮合酶抑制药，健康人群冠状动脉内注入 L-NMMA 能诱导冠状动脉的收缩，而对冠状动脉痉挛的患者则没有影响。由此可见，在健康人群，一氧化氮主要作用是维持基础血管张力，而在变异型心绞痛患者的冠状动脉中一氧化氮生物活性是缺乏的。这种一氧化氮生物活性缺乏可能是一氧化氮合酶活性缺乏所致。一氧化氮合酶基因的第 7 外显子 Glu298 → Asp（G894T）多态性、5 端 T786C 多态性及第 4 内含子 4a/b 多态性导致一氧化氮合酶活性的改变，与冠状动脉痉挛有关。一氧化氮合酶基因的变异可能导致内皮功能障碍，引起冠状动脉痉挛。

（二）血管平滑肌细胞的高反应性

变异型心绞痛患者冠状动脉的平滑肌对各种刺激如乙酰胆碱、组胺等有高反应性。这种现象可能是平滑肌细胞增多和（或）受体激活增加导致。有研究表明，变异型心绞痛患者冠状动脉内膜有肥厚和增生改变。

血管平滑肌细胞信号转导的变化在其高反应导致冠脉痉挛中起重要作用。通过肌球蛋白轻链调节蛋白磷酸化增加了肌球蛋白与肌动蛋白的亲和力，而肌球蛋白轻链调节蛋白磷酸化是由肌球蛋白轻链激酶和肌球蛋白轻链磷酸酶之间的平衡决定。Rho 激酶通过抑制肌球蛋白轻链磷酸酶，从而增加了肌球蛋白轻链调节蛋白的磷酸化，扩大了平滑肌收缩所需的钙浓度范围（钙增敏）。这表明在痉挛位点 Rho 激酶的增量调节导致血管平滑肌细胞对血管活性物质的高反应性。

（三）自主神经活动的异常改变

有研究表明交感 – 副交感神经系统的失衡可以促发冠状动脉痉挛。[123]I 标记的邻碘苯甲基胍是一种去甲肾上腺素的类似物，通过其单光子发射计算机成像术观察到变异型心绞痛患者局部心肌存在去交感神经化，这可能是由于副交感神经活动增强的缘故。

α 肾上腺素能受体兴奋能诱导冠状动脉痉挛，而 β₁ 肾上腺素能受体兴奋则可以使冠状动脉舒张。变异型心绞痛患者病变局部对缩血管物质的高反应及去交感神经化，致使交感神经兴奋可通过兴奋 α 受体诱发冠状动脉痉挛，而副交感神经兴奋通过释放乙酰胆碱诱发冠状动脉痉挛。

（四）炎症反应

相对于其他类型的心绞痛患者，变异性心绞痛患者更年轻，而且除吸烟以外，大部分患者没有更多的冠心病危险因素。吸烟可诱发血管壁氧化应激反应，而氧化应激反应进一步诱导炎性细胞浸润，损伤血管内皮细胞，导致内皮功能障碍。Miyata 等用炎性因子诱导炎症反应，此时血管内皮完整，一氧化氮的基础释放、内皮源性舒张功能不受影响，结果发现血管壁局部炎症可诱导平滑肌细胞的高反应性。也有研究发现很多严重的慢性炎症参与变异型心绞痛的发病，而且变异型心绞痛患者循环中炎性细胞增多、血浆 C 反应蛋白及 IL–6 水平增高。炎症在变异型心绞痛的发病中起着重要的作用，其具体机制仍需更多的研究阐明。

二、临床表现

变异型心绞痛多发生于休息时，常呈周期性，在午夜或清晨多见，也可发生于午休。少数患者在 30 min 至 1 h 可反复发作 2 ~ 3 次。尽管变异型心绞痛患者的运动耐量没有受到影响，但 30% 左右的患者不仅在休息时发作心绞痛，而且在运动中或运动结束后也可发作心绞痛，并伴有 ST 段的抬高，一些患者在情绪低落时也可发作，极少数患者继发于冠状动脉旁路移植术后，或者可能是普遍性血管痉挛的一种征象。舌下含服硝酸甘油或硝苯地平可迅速缓解发作。变异型心绞痛发作时常并发各种类型的心律失常，以快速性室性心律失常最常见，也可发生缓慢性心律失常。在休息期间，出现由缺血或由房室传导阻滞引起的晕厥，可视为诊断本症的线索。虽然冠状动脉痉挛可以自行缓解，但血管痉挛时间的延长也可能导致心肌梗死、致命性室性心律失常、心脏骤停和心源性猝死。

三、诊断与鉴别诊断

（一）心电图

诊断变异型绞痛的关键是在休息时心绞痛发作期间的心电图特点。发作时心电图主要表现为 ST 段抬高，通常见于 V_2 ~ V_6 导联，特别是 V_4 ~ V_6 导联，伴对应导联 ST 段压低；发作缓解后或含服硝酸甘油后 ST 段迅速恢复正常。发作时 ST 段抬高导联的 T 波常呈高尖，发作缓解后出现 T 波倒置，24 h 内可恢复。发作时常伴有各种类型的心律失常。心电图如果有广泛的 ST 段抬高，是主要心血管不良事件的高危因素，并且独立于血管造影的结果。

有些患者表现为无症状性的 ST 段抬高（无症状性心肌缺血），当临床怀疑变异型心绞痛时，可用动态心电监测来肯定诊断。对于变异型心绞痛患者，运动试验的临床价值有限，因为其表现多变，既可出现 ST 段压低，也可以出现 ST 段抬高或没有变化。

（二）激发试验

当临床怀疑患者有变异型心绞痛时，并且未能捕捉住心绞痛发作时的心电图，可行激发试验协助诊断。

1. 麦角新碱激发试验

麦角新碱激发试验在几个激发试验中是最敏感和最特异的激发试验。对于诊断变异型心绞痛，其敏感性和特异性都超过 90%。麦角新碱可以兴奋 α 肾上腺素能受体和 5– 羟色胺受体，刺激血管平滑肌细胞收缩，导致冠状动脉痉挛。静脉内给予 0.05 ~ 0.4 mg 麦角新碱，可以敏感和特异地诱发冠状动脉痉挛。大部分患者在低于 0.2 mg 的剂量时即可出现反应。因此，临床应用麦角新碱激发试验是相对安全的。但是，麦角新碱引起长时间冠状动脉痉挛则可导致心肌梗死，有时也可导致传导障碍及严重的快速性心律失常。所以，本试验适用于冠状动脉造影未见明显异常或轻微异常的患者，从一个非常低的剂量开始，逐渐加量。冠状动脉内使用硝酸甘油和钙拮抗药可以有效缓解药物诱导的冠状动脉痉挛。麦角新碱激发试验的绝对禁忌证包括妊娠、未控制的高血压、严重的左侧心力衰竭、中重度的主动脉瓣狭窄和左主干的狭窄。

2. 乙酰胆碱激发试验

在变异型心绞痛患者的冠状动脉内注入乙酰胆碱能够诱导出严重的冠状动脉痉挛，并且产生心绞痛的临床症状。冠状动脉内依次注入乙酰胆碱 10 μg、25 μg、50 μg 和 100 μg，要求每次注入时间 > 1 min，剂量递增时间超过 5 min。乙酰胆碱在体内半衰期短，引起的心律失常及低血压等并发症少，并且有研究表明，乙酰胆碱激发出多支血管痉挛的阳性率要高于麦角新碱。但因乙酰胆碱对房室结的效应可产生缓慢心律失常和传导障碍，所以需要在临时起搏器保护下进行乙酰胆碱激发试验。

组胺、多巴胺和 5- 羟色胺、过度换气及冷加压试验也能诱导出变异型心绞痛患者的冠状动脉痉挛，但是这些试验的敏感性都不如麦角新碱和乙酰胆碱激发试验。对于激发试验的临床价值目前还存在争议。有文献报道认为激发试验的敏感性和特异性都是不清楚的，并且根据激发试验制订治疗方案对于改善预后是没有证据的。而对于那些顽固性、难治性的变异型心绞痛患者，激发试验可以用来确定需要支架治疗的靶病变血管。

（三）冠状动脉造影

有研究表明，大约 40% 的变异型心绞痛患者的冠状动脉造影正常或有轻度的狭窄，并且这种狭窄的病程较那些严重狭窄患者的病程要相对稳定，然而造影显示冠状动脉正常并不意味着冠状动脉全无病变，MacAlpin 发现约 90% 的患者冠状动脉痉挛部位发生在已有病变的血管段。冠状动脉内血管超声（IVUS）研究发现，痉挛部位冠状动脉有负性血供重建和轻度动脉硬化。大部分变异型心绞痛患者为 1 支冠状动脉局部痉挛或多段同时痉挛，大约只有 9% 的患者同时多支冠状动脉痉挛。血管痉挛部位多为前降支及右冠状动脉。在冠状动脉无明显病变的患者中，右冠状动脉痉挛的比例较高，而在有冠状动脉固定狭窄的患者中，前降支痉挛发生率较高。冠状动脉造影也可因各种原因诱发冠状动脉痉挛，这需要认真鉴别排除。

四、治疗原则与方法

首先应严格要求变异型心绞痛患者改变不良的生活习惯，如戒烟。变异型心绞痛急性发作时应当迅速缓解痉挛发作，减少并发症，常给予硝酸甘油含服或钙离子拮抗药口服；而长期治疗原则重在防止冠状动脉痉挛，减少症状性或无症状性心肌缺血，以及减少主要心血管不良事件。治疗的主要模式是单独应用钙拮抗药或联合应用长效的硝酸酯类药物，高剂量治疗至少维持最初的 3 ~ 6 个月，因为在这一阶段变异型心绞痛患者可能出现严重的心血管事件。

（一）一般治疗

1. 改善生活习惯

戒烟、戒毒、忌大量饮酒，生活要有规律，合理安排活动与休息，避免寒冷空气的刺激。

2. 心理疏导

情绪紧张及低沉都可以诱发变异型心绞痛，因此应做好患者的心理疏导，减轻患者的身心压力。

3. 合理的膳食

避免过多食用动物性脂肪和高胆固醇食物，控制糖类摄入，适量优质蛋白质，多食纤维素食物及富含钾、镁和维生素的水果蔬菜。

（二）药物治疗

1. 钙拮抗药

钙拮抗药可以阻断钙离子进入血管平滑肌细胞，降低血管的收缩反应性。对于防止变异型心绞痛患者的冠状动脉痉挛，钙拮抗药是非常有效的。治疗应该给予可以耐受的最大剂量。剂量需要个体化逐步增加，从而使不良反应最小化和避免发生低血压。钙拮抗药和硝酸酯类药物通过不同的机制起作用，因此，2类药物可以合用，并且血管的扩张作用是相加的。但是相对于硝酸酯类药物，钙拮抗药更加有效，而且不良反应更少，患者的耐受性更好，并且钙拮抗药可以减少并发症，改善预后。所有一、二代钙拮抗药都可以有效地缓解症状，也都可以防止无症状性缺血。有研究表明三代钙拮抗药氨氯地平也可以有效地治疗变异型心绞痛。少数患者仅对钙拮抗药的某一个药物有反应，更少见的是一些患者可能需要服用2种甚至3种钙拮抗药。使用钙拮抗药治疗变异型心绞痛需要注意突然中断可能会导致症状的反弹。

2. 硝酸酯类药物

变异型心绞痛患者对硝酸酯类药物反应良好。在变异型心绞痛患者中，硝酸酯类药物的主要作用是对痉挛的冠状动脉发挥直接的扩张效应。舌下或静脉使用硝酸甘油可迅速缓解症状。长效的硝酸酯类药物可以有效防止变异型心绞痛的发作。

3. β 受体阻滞药

变异型心绞痛患者对 β 受体阻滞药治疗的反应是不同的。对于那些有固定狭窄、血管痉挛伴有显著的交感神经反应、合并有劳力诱发的变异型心绞痛患者，使用 β 受体阻滞药可能是有效的。即使如此，单独使用 β 受体阻滞药治疗变异型心绞痛是不利的，尤其是非选择性的 β 受体阻滞药。

4. α 受体阻滞药

哌唑嗪是一种选择性 α 受体阻滞药，治疗变异型心绞痛可能有效，尤其对于那些经钙拮抗药和硝酸酯类药物治疗反应不明显的变异型心绞痛患者。

5. 阿司匹林

阿司匹林因抑制前列环素的生物合成，从而加重变异型心绞痛患者的缺血发作，在临床应用中有争议。目前有观点认为早期、小剂量应用阿司匹林对于变异型心绞痛患者是有益的，而大剂量则加重冠状动脉痉挛的发作。

6. 其他药物

胺碘酮、尼可地尔、血管紧张素转化酶抑制药也有报道被应用于临床，雌激素也被用于治疗变异型心绞痛女性患者，它们作为单独或与钙拮抗药联合治疗变异型心绞痛，但具体的效果不很明确，也缺乏大规模的临床试验。有研究显示血脂代谢紊乱与冠状动脉痉挛有关，尤其是低高密度脂蛋白水平和三酰甘油升高，但是变异型心绞痛是否需要调节血脂治疗，还缺乏相关研究支持。

法舒地尔（fasudil），一种 Rho 激酶抑制药。有研究表明其可以抑制 5- 羟色胺相关的冠状动脉高收缩性，并且增加痉挛冠状动脉局部的肌球蛋白轻链调节蛋白磷酸化。法舒地尔也可以有效地阻止乙酰胆碱导致的冠状动脉痉挛。因为法舒地尔的选择性解痉作用，其可能成为一种新的治疗变异型心绞痛的方法。

（三）非药物治疗

目前，越来越多的研究提出了药物治疗变异型心绞痛的局限性。在日本，药物治疗单纯冠状动脉痉挛引起的变异型心绞痛的有效性仅有 38%；在女性患者和那些在激发试验中 ST 段抬高的患者，药物治疗有较好的反应；而在那些有较长心绞痛病史和弥漫性冠状动脉痉挛的患者中效果较差。对于药物治疗有限的变异型心绞痛，非药物治疗可能成为一种具有潜力的治疗方式。

1. 冠状动脉重建术

经皮冠状动脉介入治疗作为治疗变异型心绞痛的一种可选方式，主要针对那些有固定狭窄病变、药物治疗效果差、反复发作的顽固性心绞痛。有研究表明，支架置入可有效地防止变异型心绞痛的发作，并且结果和风险与其他需要支架置入治疗的心绞痛患者没有区别。Kishida 等人对比研究了钙拮抗药、尼可地尔和硝酸甘油、经皮冠状动脉血管成形术三种不同方式治疗变异型心绞痛的 1 年和 3 年累积心血管事件发病率，结果表明钙拮抗药 1 年和 3 年的累积心血管事件发病率为 22% 和 23%，而后 2 种方法分别为 11% 和 6%。因此，除药物治疗外，有明确指征的可以尝试经皮冠状动脉介入治疗变异型心绞痛。

Ono T 等人报道了对 2 名冠状动脉造影正常，药物治疗差，并危及生命的顽固性变异型心绞痛患者行冠状动脉旁路移植术，治疗取得成功。然而对长期乳内动脉桥的开放导致竞争性分流的担忧也随之出现。冠状动脉旁路移植术是否有益，仍需更多的临床实践来证明。

尽管经皮冠状动脉成形术和冠状动脉旁路移植术可能是有益的，但是临床选择需谨慎，并且冠状动脉重建术后应继续服用钙拮抗药。

2. 近距离放射治疗

Erne P 等人用 20 Gy 的 β 射线对冠状动脉痉挛的部位进行照射，用此法治疗顽固性变异型心绞痛，结果心绞痛的频率明显减少。冠状动脉内大剂量 β 射线照射导致即刻血管收缩和痉挛增加，几周后，血管出现舒缩运动的丧失，这表明这种技术对于顽固性、症状严重的变异型心绞痛患者有潜在的益处。

3. 埋藏式复律除颤器治疗

在变异型心绞痛急性发作时，经常会出现心律失常，尤其是缺血相关性心室颤动。大多数变异型心绞痛患者出现晕厥，给予适当的血管扩张药治疗可以阻止更多血管痉挛的事件的发作因而不必要使用埋藏式复律除颤器（ICD）治疗。然而，对顽固的变异型心绞痛伴有晕厥和（或）恶性室性心律失常和多支血管痉挛的患者而言，ICD 作为一种治疗方式，应当被考虑。

五、预后

许多变异型心绞痛患者在诊断后的 6 个月内，为急性活动期，在此期患者频繁发作心绞痛和心血管事件。变异型心绞痛发作时，伴有严重的心律失常如室性心动过速、心室颤动、高度房室传导阻滞或心脏停搏的患者，猝死的风险性很大。心肌梗死后或度过 3 ~ 6 个月急性期后的患者，病情相对稳定，而且症状和心血管事件也逐渐减少。那些冠状动脉造影正常，并且对钙拮抗药或硝酸酯类药物治疗有反应的变异型心绞痛患者，预后良好，在这些患者中急性心肌梗死、恶性心律失常和猝死的发病率极低。一项涉及 277 名患者、随访中位时间为 7.5 年的研究，发现变异型心绞痛复发率为 39%，但心源性死亡和心肌梗死相对少见，发生率分别为 3.5% 和 6.5%。

第五章

主动脉疾病

第一节 主动脉炎

主动脉炎（aortitis）可由多种微生物引起，造成动脉内膜和中膜的损害，主要影响升主动脉，引起升主动脉扩张，常并发主动脉瓣关闭不全，形成主动脉瘤，偶尔影响到主动脉的分支血管造成阻塞。

一、梅毒性主动脉炎

梅毒性主动脉炎（syphilitic aortitis）是梅毒螺旋体侵入人体后引起，临床表现为梅毒性主动脉炎，继而发生梅毒性主动脉瓣关闭不全，梅毒性主动脉瘤，梅毒性冠状动脉口狭窄和心肌树胶样肿，统称为心血管梅毒（cardiovascular syphilis），为梅毒的晚期表现。绝大部分患者所患的是后天性，先天性者罕见。

（一）发病机制

梅毒螺旋体大多通过性接触而感染人体。从开始感染到晚期发生心血管梅毒的潜伏期为 5 ~ 30 年。男多于女。

螺旋体进入人血后，部分经肺门淋巴管引流到主动脉壁的营养血管引起闭塞性血管内膜炎，伴有血管周围浆细胞和淋巴细胞浸润，主动脉壁发炎累及动脉内膜和中膜，而以后者为主。主动脉任何部位都可受累，但以升主动脉和主动脉弓最多，而极少侵入心肌或心内膜。主动脉中膜肌肉和弹性组织被破坏，为纤维组织所取代，也可出现巨细胞和梅毒树胶样病变。主动脉壁逐渐松弛，并可有钙化，导致主动脉瘤的形成。主动脉内膜出现"树皮"样改变是梅毒性主动脉炎的特征，但不能以此作为确诊的根据。

梅毒感染可以从升主动脉蔓延到主动脉根部，引起主动脉瓣瓣环扩大和主动脉瓣联合处的分离，从而产生主动脉瓣关闭不全。主动脉瓣支持组织受到破坏和主动脉瓣卷曲、缩短，导致严重的主动脉瓣反流。

（二）临床表现

1. 单纯性梅毒性主动脉炎

单纯性梅毒性主动脉炎多发生于升主动脉，亦可累及远端的降主动脉。患者多无症状，也可感到胸骨后不适或钝痛。由于主动脉扩大，叩诊时心脏上方浊音界增宽，主动脉瓣区第二心音增强，可闻及轻度收缩期杂音。10%的患者可发生主动脉瘤、主动脉瓣关闭不全、冠状动脉口狭窄等并发症。

2. 梅毒性主动脉瓣关闭不全

是梅毒性主动脉炎最常见的并发症。轻者无症状，重者由于主动脉瓣大量反流，加以可能合并冠状动脉口狭窄引起心绞痛。持久的主动脉瓣反流引起左心室负荷加重，逐渐出现左心衰竭。一旦出现心力衰竭，病程在 1 ~ 3 年内较快进展，发生肺水肿及右心衰竭，半数死亡。梅毒性主动脉瓣关闭不全的体征与其他病因引起的类似。

3. 梅毒性冠状动脉口狭窄或阻塞

梅毒性冠状动脉口狭窄或阻塞是梅毒性主动脉炎第二常见的并发症。病变累及冠状动脉开口处。由于冠状动脉狭窄发展缓慢，常伴侧支循环形成，故极少发生大面积的心肌坏死。患者可有心绞痛，常在夜间发作，且持续时间较长。如冠状动脉口完全阻塞，患者可以突然死亡。

4. 梅毒性主动脉瘤

梅毒性主动脉瘤是梅毒性主动脉炎最少见的并发症。多发于升主动脉和主动脉弓，也可累及降主动脉和腹主动脉，呈囊状或梭状，但不会发生夹层分离。发生在不同部位的主动脉瘤，各有不同的症状和体征。

主动脉窦动脉瘤是梅毒性动脉瘤中具有特征性的一种。如发生在左或右主动脉窦并波及冠状动脉口，可引起心绞痛；如发生在后主动脉窦则除非破裂，否则无症状或体征。主动脉窦动脉瘤破裂入肺动脉或右心腔可出现严重右心衰竭，引起连续性杂音，颇似动脉导管未闭或主、肺动脉间隔缺损；动脉瘤偶破入左心房，在背部可有连续性杂音，并有左心衰竭。

5. 心肌树胶样肿

累及心肌的树胶样肿极罕见，最常见的部位是左心室间隔底部。临床上可出现传导阻滞或心肌梗死。弥漫性心肌树胶样肿可引起顽固的心力衰竭。

（三）实验室检查

梅毒螺旋体存在于动脉的外膜层，近来采用聚合酶链反应（PCR）方法测定梅毒螺旋体的 DNA 来诊断梅毒螺旋体感染，特异性强、敏感性高，能提供迅速地最后确诊。目前主要还是用血清学检查来确诊梅毒螺旋体感染。

1. 非螺旋体血清试验（非特异性心脂抗体测定）

VDRL（性病研究实验室）试验，该试验简单，便宜，可标准化定量，用于普查筛选和治疗反应的随访，早期梅毒阳性率约 70%，Ⅱ 期梅毒阳性率高达 99%，而晚期梅毒阳性率高达 70%。

2. 梅毒螺旋体试验

荧光密螺旋体抗体吸附（FTA-ABS）试验，作为梅毒确诊试验，具有高度的敏感性和特异性。早期梅毒阳性率达 85%，在 Ⅱ 期梅毒阳性率高达 99%，在晚期梅毒阳性率至少为 95%。密螺旋体微量血细胞凝集（MHA-TP）试验，在早期梅毒的阳性率仅为 50%～60%，但在 Ⅱ 期梅毒和晚期梅毒的敏感性和特异性与 FTA-ABS 试验相似。即使患者经过治疗，FTA-ABS 试验也可终身保持阳性。

3. 密螺旋体 IgG 抗体测定

具有 FTA-ABS 试验特点，有高度敏感性和特异性，容易操作，特别适用于怀疑重复感染的病例和先天性梅毒和人类免疫缺陷病毒（HIV）混合感染者。

（四）辅助检查

1. 胸部 X 线检查单纯梅毒性主动脉炎时可见升主动脉近端扩张，伴升主动脉条索状钙化。主动脉结和胸降主动脉亦可有钙化，但以近头、臂动脉处的升主动脉钙化最广泛。病变处主动脉增宽。在有主动脉瓣关闭不全存在时，心脏向左下后方增大呈靴形，在荧光屏下心脏与主动脉搏动剧烈，幅度大。在主动脉瘤时发现在相应部位主动脉膨出，呈膨胀性搏动。

2. CT 和 MRI 检查

CT 用于胸部 X 线有怀疑病例的进一步筛选，能精确测量动脉瘤的大小，其精确度不亚于超声造影和动脉造影。MRI 能获得高分辨率静态影像，对胸主动脉病变有高度的诊断精确性。

3. 超声检查

超声心动图（包括经食管超声）可显示不同节段增宽、钙化、动脉瘤（包括主动脉窦动脉瘤）以及主动脉瓣关闭不全。用超声多普勒测定主动脉瓣瓣口反流量。检测左心室大小、左心室射血分数，显示动脉瘤大小、部位和破裂部位等。

4. 心血管造影

逆行主动脉造影显示主动脉扩张或膨出部位和大小、主动脉瓣反流程度、左心室大小、心功能状况等。

选择性冠状动脉造影用于有心绞痛怀疑有冠状动脉口狭窄时，本病冠状动脉狭窄仅限于开口处，而远处冠状动脉无狭窄病变，这与冠状动脉粥样硬化不同。

（五）诊断与鉴别诊断

梅毒性心血管病患者有冶游史，有典型的梅毒或晚期梅毒临床表现，阳性的梅毒血清学反应，诊断不难。但应与风湿性瓣膜病和其他心脏疾病产生的杂音，以及其他一些疾病相鉴别。

1. 心脏瓣膜杂音的鉴别

（1）主动脉瓣区舒张期杂音：梅毒性主动脉炎根部扩张引起的主动脉瓣反流杂音，由于根部扩张所以在胸骨右缘第二肋间听诊最响；而风湿性主动脉瓣反流，由于往往伴有二尖瓣病变右心室扩大，使心脏转位，所以舒张期杂音在胸骨左缘第三肋间处听诊最响。

（2）主动脉瓣区收缩期杂音：梅毒性主动脉瓣反流时在该区可以听到响亮的拍击样收缩早期喷射音和收缩期杂音。而风湿性主动脉瓣狭窄的杂音音调较高，在收缩中期、晚期增强。主动脉粥样硬化者，瓣环钙化，近侧主动脉扩张，虽瓣膜本身无狭窄病变（相对性狭窄），也可以听到收缩期喷射性杂音，但在收缩早期增强，而且杂音持续时间较短。

（3）二尖瓣区舒张期杂音：梅毒性主动脉瓣严重反流产生 Austin-Flint 杂音，无收缩期前增强，不伴有心尖部第一心音增强和二尖瓣开放拍击音。可与风湿性二尖瓣狭窄引起的舒张期隆隆样杂音相鉴别。

2. 梅毒血清学假阳性反应的鉴别

（1）VDRL 试验假阳性反应：在疾病的急性感染期（6个月以内）要与非典型肺炎、疟疾、预防接种和其他细菌或病毒感染鉴别。在疾病的慢性感染期（6个月以上）要与自身免疫病（如系统性红斑狼疮）、吸毒（1/3 吸毒者假阳性）、HIV 感染、麻风和少数老龄人（＞70岁 1% 假阳性）的假阳性反应相鉴别。这些假阳性的效价在 1：8 或更低。这些患者应长期随访。

（2）FTA-ABS 试验假阳性：在高球蛋白血症（类风湿关节炎、胆汁性肝硬化）、系统性红斑狼疮等患者有假阳性反应。后一种情况可能是一种链珠状的荧光，是由于抗 DNA 抗体引起的，不同于真正梅毒阳性结果，应严密随访。

3. 心绞痛的鉴别

心绞痛是梅毒性冠状动脉口狭窄最常见的临床表现，由于病程进展缓慢，并得到侧支循环的支持，所以很少发生心肌梗死，除非同时合并冠状动脉粥样硬化。发病年龄比冠心病要早，常常夜间发作，发作时间持续较长。

（六）预后

单纯性梅毒性主动脉炎患者的平均寿命与常人相近。梅毒性主动脉瓣关闭不全的无症状。

第二节　主动脉瘤

主动脉瘤（aroticaneurysm）是指主动脉壁局部的或弥漫性的异常扩张，一般较预期正常主动脉段直径扩大至少在 1.5 倍以上，压迫周围器官而引起临床症状，瘤体破裂为其主要危险。

一、病因

正常动脉壁中层富有弹力纤维，随每次心搏进行舒缩而传送血液。动脉中层受损，弹力纤维断裂，代之以纤维瘢痕组织，动脉壁失去弹性，不能耐受血流冲击，在病变段逐渐膨大，形成动脉瘤。动脉内压力升高有助于形成动脉瘤。

（1）动脉粥样硬化为最常见原因：粥样斑块侵蚀主动脉壁，破坏中层成分，弹力纤维发生退行性变。管壁增厚，使滋养血管受压，发生营养障碍，或滋养血管破裂中层积血。多见于老年男性，男女之比为10：1左右。主要在腹主动脉，尤其在肾动脉至髂部分叉之间。

（2）感染以梅毒为显著，常侵犯胸主动脉。败血症、心内膜炎时的菌血症使病菌经血流到达主动脉，主动脉邻近的脓肿直接蔓延，都可形成细菌性动脉瘤。致病菌以链球菌、葡萄球菌和沙门菌属为主，较少见。

（3）囊性中层坏死较少见，病因未明。主动脉中层弹力纤维断裂，代之以异染性酸性黏多糖。主要见于升主动脉瘤，男性多见。遗传性疾病如马方综合征、Turner 综合征、Ehlers-Danlos 综合征等均可有囊性中层坏死，易致夹层动脉瘤。

（4）外伤贯通伤直接作用于受损处主动脉引起动脉瘤，可发生于任何部位。间接损伤时暴力常作用于不易移动的部位，如左锁骨下动脉起源处的远端或升主动脉根部，而不是易移动的部位，受力较多处易形成动脉瘤。

（5）先天性以主动脉窦瘤为主。

（6）其他包括巨细胞性主动脉炎、白塞病、多发性大动脉炎等。

二、分类

通常以主动脉瘤的位置、大小、形态和病因进行描述。

按结构主动脉瘤可分为：①真性主动脉瘤：动脉瘤的囊由动脉壁的一层或多层构成。②假性主动脉瘤（pseudo aneurysm）：由于外伤、感染等，血液从动脉内溢出至动脉周围组织内，血块及其机化物、纤维组织与动脉壁一起构成动脉瘤的壁。③夹层动脉瘤：动脉内膜或中层撕裂后，血流冲击使中层逐渐成夹层分离，在分离腔中积血、膨出，也可与动脉腔构成双腔结构。

按形态主动脉瘤可分为：①梭形动脉瘤（fusiform aneurysm）：较常见，瘤体对称性扩张涉及整个动脉壁周界，呈梭形或纺锭状。②囊状动脉瘤（saccular aneurysm）：瘤体涉及动脉壁周界的一部分，呈囊状，可有颈，成不对称外凸。粥样硬化动脉瘤常呈梭状，外伤性动脉瘤常呈囊状。

按发生部位主动脉瘤可分为：①升主动脉瘤：常累及主动脉窦。②主动脉弓动脉瘤。③降主动脉瘤或胸主动脉瘤：起点在左锁骨下动脉的远端。④腹主动脉瘤：常在肾动脉的远端。累及主动脉窦的近端升主动脉瘤常为先天性，其次为马方综合征、梅毒等感染；升主动脉瘤主要由粥样硬化、囊性中层坏死、梅毒引起；降主动脉瘤、腹主动脉瘤以粥样硬化为主要原因。主动脉瘤大多为单个，极少数为两个。随病程发展，主动脉瘤可发生破裂、附壁血栓形成、继发感染。有时动脉瘤反复向周围小量出血，在瘤周积累多量纤维组织，形成包囊，可能起保护作用而不致破溃。

三、临床表现

主动脉瘤的症状是由瘤体压迫、牵拉、侵蚀周围组织所引起，视主动脉瘤的大小和部位而定。胸主动脉瘤压迫上腔静脉时面颈部和肩部静脉怒张，并可有水肿；压迫气管和支气管时引起咳嗽和气急；压迫食管引起吞咽困难；压迫喉返神经引起声嘶。胸主动脉瘤位于升主动脉可使主动脉瓣环变形，瓣叶分离而致主动脉瓣关闭不全，出现相应杂音，多数进程缓慢，症状少，若急骤发生则可致急性肺水肿。胸主动脉瘤常引起疼痛，疼痛突然加剧预示破裂可能。主动脉弓动脉瘤压迫左无名静脉，可使左上肢静脉压比右上肢高。升主动脉瘤可侵蚀胸骨及肋软骨而凸出于前胸，呈搏动性肿块；降主动脉瘤可侵蚀胸椎横突和肋骨，甚至在背部外凸于体表；各处骨质受侵均产生疼痛。胸主动脉瘤破裂入支气管、气管、胸腔或心包可以致死。

腹主动脉瘤常见，病因以动脉粥样硬化为主，常有肾、脑、冠状动脉粥样硬化的症状。最初引起注意的是腹部搏动性肿块。较常见的症状为腹痛，多位于脐周或中上腹部，也可涉及背部，疼痛的发生与发展说明动脉瘤增大或小量出血。疼痛剧烈持续，并向背部、骨盆、会阴及下肢扩展，或在肿块上出现明显压痛，均为破裂征象。腹主动脉瘤常破裂入左腹膜后间隙，破入腹腔，偶可破入十二指肠或腔静脉，破裂后常发生休克。进行主动脉瘤的触诊，尤其有压痛者，必须小心，以防止促使破裂。腹主动脉瘤压迫髂静脉可引起下肢水肿，压迫精索静脉可见局部静脉曲张，压迫一侧输尿管可致肾盂积水、肾盂肾炎及肾功能减退。

四、诊断

胸主动脉瘤的发现除根据症状和体征外，X 线检查可在后前位及侧位片上发现主动脉影扩大，在透视下可见到动脉瘤膨张性搏动，但在动脉瘤中有血栓形成时搏动可不明显。主动脉瘤须与附着于主动脉上的实质性肿块区别，后者引起传导性搏动，主动脉造影可鉴别。超声心动图检查可以发现升主动脉的动脉瘤，病变处主动脉扩大。CT 对诊断也很有价值。

腹主动脉瘤常在腹部扪及搏动性肿块后发现，但腹部扪及搏动不一定是动脉瘤，消瘦、脊柱前凸者正常腹主动脉常易被扪及。腹部听到收缩期血管杂音，也可能由于肾、脾、肠系膜等动脉的轻度狭窄，未必来自主动脉瘤，须加注意。超声检查对明确诊断极为重要，不少病例可在超声常规体检中发现。超声检查可以明确病变大小、范围、形态及腔内血栓。CT 检查更易发现腔内血栓及壁的钙化，并能显示动脉瘤与邻近结构如肾动脉、腹膜后腔和脊柱等的关系。磁共振成像：MRI 检查判断瘤体大小及其与肾动脉和髂动脉的关系上价值等同于 CT 及腹部超声，其主要不足是图像分析费时且费用高。主动脉造影对定位诊断也有帮助，但腔内血栓可能影响其病变程度的评估；但对于诊断不明确、合并肾动脉病变及准备手术治疗者仍主张做主动脉造影。

五、预后

据统计，腹主动脉瘤国内患病率约为 36.2/10 万，欧美国家 60 岁以上人群发生率可高达 2% ~ 4%。由于存在潜在主动脉瘤破裂的危险，自然病程中五年存活率仅为 19.6%。若不做手术，90% 胸主动脉瘤在 5 年内死亡。栓塞为另一并发症。

六、治疗

（一）传统手术治疗

包括动脉瘤切除与人造或同种血管移植术。对于动脉瘤不能切除者则可做动脉瘤包裹术。目前腹主动脉瘤的手术死亡率低于 5%。胸主动脉瘤的手术死亡率在 30%，以主动脉弓动脉瘤的手术危险性最大。动脉瘤破裂而不做手术者极少幸存，故已破裂或濒临破裂者均应立即手术。凡有细菌性动脉瘤者，还需给以长期抗生素治疗。对大小为 6 cm 或以上的主动脉瘤应做择期手术治疗。对 4 ~ 6 cm 之间的主动脉瘤可密切观察，有增大或濒临破裂征象者应立即手术。

（二）介入治疗

腔内放置血管内移植物（transluminal place endovascular grafts, TPEG）技术是一项简单有效的微创方法，尤其适用于严重并发症而不能耐受腹主动脉瘤切除术的高危患者。

腹主动脉瘤腔内隔绝术（endovascular exclusion of abdominal aortic aneurysm）或腹主动脉瘤腔内人造血管支架移植术，通过 DSA 的动态监测，经股动脉置入覆有人造血管膜的腔内支架，达到治疗目的。由于腔内治疗避免了传统手术的腹部大切口，创伤小、失血少、术后对呼吸影响小，减少了全身并发症的发生，患者术后恢复较快，住院时间缩短。围术期死亡率 0 ~ 25%，平均住院 2 ~ 4 d，手术成功率 92% ~ 96%，因手术失败转传统手术的为 0 ~ 6%。

腹主动脉瘤腔内隔绝术的适应证包括：①合并重要脏器疾病的高危患者或高龄患者，无法耐受传统手术。②腹主动脉瘤的形态结构适合行腔内手术，包括近端瘤颈（动脉瘤近心端离开肾动脉的距离）≥ 1.5 ~ 2 cm；纵轴上瘤体成角 ≤ 60° ~ 75°；两侧髂动脉不存在严重狭窄、扭曲或成角；选用直型腔内人造血管时远端瘤颈（动脉瘤远心端离开主动脉分叉的距离）长度不小于 1.5 ~ 2 cm。禁忌证包括：①近端腹动脉瘤瘤颈长度 <1.5 cm 和 / 或直径 > 2.8 cm。②髂总动脉直径 > 11.5 mm。③髂外动脉直径 <6 mm。④近端瘤颈角度 > 60°。⑤髂动脉多处硬化或弯曲度 > 90°，尤其伴广泛钙化者。⑥肠系膜下动脉是结肠的主要血供来源。

腹主动脉瘤腔内隔绝术的主要并发症为内漏（endoleak）、移位（migration）等。但腹主动脉瘤腔内隔绝术由于创伤小、出血少、恢复快等优势，应用前景广阔。

第三节　主动脉夹层分离

主动脉夹层分离（aortic dissection）指主动脉腔内血液从主动脉内膜撕裂处进入主动脉中膜并使中膜分离，沿主动脉长轴方向扩展形成主动脉壁的二层分离状态，又称主动脉壁间动脉瘤或主动脉夹层动脉瘤。

本病少见，美国年发病率为 5/100 万 ~ 10/100 万，但多急剧发病，65% ~ 70% 在急性期死于心包填塞、心律失常等。高峰年龄 50 ~ 70 岁，男女之比 2：1 ~ 3：1。故早期诊断和治疗非常必要。根据发病时间可分为急性期和慢性期：两周以内为急性期，超过两周为慢性期。

一、病因与发病机制

病因未明，80% 以上主动脉夹层分离者有高血压，不少患者有囊性中层坏死。高血压并非引起囊性中层坏死的原因，但可促进其发展。临床与动物实验发现血压波动的幅度与主动脉夹层分离相关。马方综合征中主动脉囊性中层坏死颇常见，发生主动脉夹层的机会也多，其他遗传性疾病如 Turner 综合征、Ehlers-Danlos 综合征，也有发生主动脉夹层的趋向。主动脉夹层还易发生在妊娠期，其原因不明，推想妊娠时内分泌变化使主动脉的结构发生改变而易于裂开。

正常成人的主动脉壁耐受压力颇强，使壁内裂开需 500 mmHg 以上。因此，造成夹层裂开的先决条件为动脉壁缺陷，尤其中层缺陷。一般而言，在年长者以中层肌肉退行性变为主，年轻者则以弹性纤维缺少为主。至于少数主动脉夹层无动脉内膜裂口者，则可能由于中层退行性变病灶内滋养血管破裂引起壁内出血所致。合并存在动脉粥样硬化有助于主动脉夹层发生。

二、病理

（一）病理特点

基本病变为囊性中层坏死。动脉中层弹性纤维有局部断裂或坏死，基质有黏液样变和囊肿形成。夹层分离常发生于升主动脉，此处经受血流冲击力最大，而主动脉弓的远端则病变少而渐轻。主动脉壁分离为两层，其间积血和血块，该处主动脉明显扩大呈梭形或囊状。病变如涉及主动脉瓣环，则环扩大而引起主动脉瓣关闭不全。病变可从主动脉根部向远处扩延，可达髂动脉及股动脉，亦可累及主动脉各分支，如无名动脉、颈总动脉、锁骨下动脉、肾动脉等。冠状动脉一般不受影响，但主动脉根部夹层血块对冠状动脉口可有压迫作用。多数夹层的起源有内膜横行裂口。常位于主动脉瓣上方，裂口也可有两处，夹层与主动脉腔相通。少数夹层内膜完整无裂口。部分病侧外膜破裂而引起大出血，破裂处都在升主动脉，出血容易进入心包腔内，破裂部位较低者亦可进入纵隔、胸腔或腹膜后间隙。慢性裂开的夹层可形成一双腔主动脉。一个管道套于另一个管道之中，此种情况见于胸主动脉或主动脉弓的降支。

（二）病理分型

根据内膜撕裂部位和主动脉夹层动脉瘤扩展范围（图 5-1），常分为：

1. Stanford 分型

A 型：内膜撕裂可位于升主动脉、主动脉弓或近段降主动脉，扩展可累及升主动脉、弓部，也可延及降主动脉、腹主动脉。B 型：内膜撕裂口常位于主动脉峡部，扩展仅累及降主动脉或延伸至腹主动脉，但不累及升主动脉。

2. DeBakey 分类

Ⅰ型：内膜撕裂位于升主动脉，而扩展累及腹主动脉。Ⅱ型：内膜撕裂位于升主动脉，而扩展仅限于升主动脉。Ⅲ型：内膜撕裂位于主动脉峡部，而扩展可仅累及降主动脉（Ⅲa 型）或达腹主动脉（Ⅲb 型）。

Stanford A 型相当于 DeBakey Ⅰ型和Ⅱ型，占主动脉夹层动脉瘤的 65% ~ 70%，而 Stanford B 型相

当于 DeBakey Ⅲ型，占 30% ~ 35%。

3. Svensson LG 等对主动脉夹层共分为 1 ~ 5 级

1 级：典型主动脉夹层伴有真假腔之间的内膜撕裂片。

2 级：中膜层断裂伴有壁内出血或血肿形成。

3 级：断续 / 细小夹层而无在撕裂部位的血肿偏心膨胀。

4 级：斑块破裂 / 溃疡，主动脉粥样硬化穿透性溃疡通常在外膜下伴有环绕的血肿。

5 级：医源性和创伤性夹层。

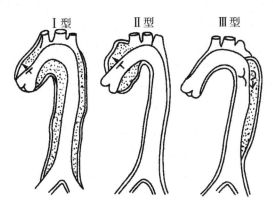

图 5-1　主动脉夹层动脉瘤分型示意

三、临床表现

本病常发生于 50 ~ 70 岁患者，男女之比 3∶1。视病变部位不同，主要表现如下：

（一）疼痛

夹层分离突然发生时，大多数患者突感疼痛，A 型多在前胸，B 型多在背部、腹部。疼痛剧烈难以忍受，起病后即达高峰，呈刀割或撕裂样。少数起病缓慢者疼痛可不显著。

（二）高血压

初诊时 B 型患者 70% 有血压高。患者因剧痛而有休克外貌，焦虑不安、大汗淋漓、面色苍白、心率加速，但血压常不低甚至增高，如外膜破裂出血则血压降低，不少患者原有高血压，起病后剧痛使血压更高。

（三）心血管症状

夹层血肿涉及主动脉瓣环或影响瓣叶的支撑时发生主动脉瓣关闭不全，可突然在主动脉瓣区出现舒张期吹风样杂音，脉压增宽，急性主动脉瓣反流可引起心力衰竭。脉搏改变，一般见于颈、肱或股动脉，一侧脉搏减弱或消失，反映主动脉的分支受压迫或内膜裂片堵塞其起源。胸锁关节处出现搏动或在胸骨上窝可触到搏动性肿块。可有心包摩擦音，夹层破裂入心包腔、胸膜腔可引起心包填塞及胸腔积液。

（四）神经症状

主动脉夹层延伸至主动脉分支颈动脉或肋间动脉，可造成脑或脊髓缺血，引起偏瘫、昏迷、神志模糊、截瘫、肢体麻木、反射异常、视力与大小便障碍。2% ~ 7% 可有晕厥，但未必有其他神经症状。

（五）压迫症状

主动脉夹层压迫腹腔动脉、肠系膜动脉时可引起恶心、呕吐、腹胀、腹泻、黑便等；压迫颈交感神经节引起 Hornner 综合征；压迫喉返神经致声嘶；压迫上腔静脉致上腔静脉综合征；累及肾动脉可有血尿、尿闭及肾缺血后血压增高。

四、辅助检查

（一）心电图

病变累及冠状动脉时，可出现急性心肌缺血甚至急性心肌梗死改变。1/3 冠脉受累患者的心电图可正常。心包积血时可出现急性心包炎的心电图改变。

（二）X线

胸片见上纵隔或主动脉弓影增大，主动脉外形不规则，有局部隆起。如见主动脉内膜钙化影，可准确测量主动脉壁的厚度。正常在 2 ~ 3 mm，增高到 10 mm 时则提示夹层分离可能性，若超过 10 mm 则肯定为本病。

CT 是目前最常用于诊断主动脉夹层的影像工具之一。20 世纪 90 年代早期传统 CT 的敏感性 83% ~ 94%，特异性 87% ~ 100%，而螺旋式 CT 减少了运动伪差和呼吸影响，检查时间更短，能更好评价主动脉病变，敏感性在 95% 以上，特异性大于 85%。但 CT 对确定裂口部位及主动脉分支血管的情况有困难，在检测 3 级主动脉夹层和内膜撕裂的定位，主动脉瓣反流的诊断方面尚有一定局限性。

（三）超声心动图

对升主动脉夹层分离的诊断具有重要意义，且易识别并发症如心包积血、主动脉瓣关闭不全和胸腔积血等。检测升主动脉累及的敏感性 77% ~ 80%，特异性 93% ~ 96%，但降主动脉夹层的敏感性较低。

近年应用经食管超声心动图（TEE）结合实时彩色血流显像技术观察升主动脉夹层分离病变较可靠。对降主动脉夹层有较高的特异性及敏感性。其检测主动脉夹层的敏感性 97% ~ 100%，内膜撕裂的敏感性 61% ~ 73%，假腔内血栓 68%，主动脉瓣关闭不全和心包积液为 100%。由于无创性，并能在床旁 10 ~ 15 min 内完成，可在不稳定的患者中进行。但有食管静脉曲张、肿瘤和食管狭窄为禁忌证，并发症有心动过缓、低血压、支气管痉挛等。

（四）磁共振成像（MRI）

磁共振成像是一种诊断所有类型（3 级除外）主动脉夹层敏感性、特异性均很高的显像方法（近乎 100%）。检测主动脉夹层的敏感性、特异性为 98% ~ 100%，检测假腔内血栓和心包积液的敏感性、特异性为 100%，诊断主动脉反流的敏感性为 84%，特异性为 100%。因其极好的敏感性和特异性，目前被认为是诊断主动脉夹层存在与否的"金标准"。其不足是耗时较长，装有起搏器和带有人工关节、钢针等金属物属禁忌证。

（五）主动脉造影术（Aortography）

被认为是诊断夹层的"金标准"。对 B 型主动脉夹层分离的诊断较准确，但对 A 型病变诊断价值小。诊断主动脉夹层特异性大于 95%。该技术为侵入性操作，具有潜在危险，需谨慎操作。

（六）血管内超声（Intravascular ultrasound，IVUS）

IVUS 能直接从主动脉腔内观察管壁的结构，能够准确识别血管壁及其病理变化。可用来补充血管造影的不足。对夹层诊断的敏感性和特异性接近 100%。对假腔内血栓形成的检测也较 TEE 具有更高的敏感性和特异性，并可以鉴别真假腔。

（七）血和尿检查

可有 C 反应蛋白升高，白细胞计数轻中度增高。胆红素和 LDH 可轻度升高，出现溶血性贫血和黄疸。尿中可有红细胞，甚至肉眼血尿。

五、诊断

急起剧烈胸痛、血压高、突发主动脉瓣关闭不全、两侧脉搏不等或触及搏动性肿块应考虑此症。胸痛常被考虑为急性心肌梗死，但心肌梗死时胸痛开始不甚剧烈，逐渐加重或减轻后再加剧，不向胸部以下放射，伴心电图特征性变化，若有休克外貌则血压常低，也不引起两侧脉搏不等，以上各点可鉴别。

近年来各种影像检查方法对确立主动脉夹层有很大帮助，超声心动图、CT、MRI 均可用以诊断，对考虑手术者主动脉造影仍很必要。

如胸痛位于前胸、有主动脉瓣区舒张期杂音或心包摩擦音、右臂血压低脉搏弱、右颈动脉搏动弱、心电图示心肌缺血或梗死提示夹层位于近端；疼痛位于两肩胛骨间、血压高、左胸腔积液提示夹层位于远端。

诊断主动脉夹层应考虑以下几个方面：主动脉夹层表现，升主动脉受累，夹层程度范围，破口部位，假腔内血栓，分枝血管受累，主动脉瓣关闭不全，心包积液，冠状动脉累及情况。

六、鉴别诊断

主动脉夹层须与急性冠脉综合征，无夹层的主动脉瓣反流，无夹层的主动脉瘤，肌肉骨骼痛，心包炎，纵隔肿瘤，胸膜炎，胆囊炎，肺栓塞，动脉粥样硬化性或胆固醇栓塞等相鉴别。

七、预后

多数病例在起病后数小时至数天内死亡，在开始 24 h 内每小时病死率为 1% ～ 2%，视病变部位、范围及程度而异，越在远端，范围较小，出血量少者预后较好。急性指起病 2 周内来诊者，如未治疗 65% ～ 73% 将于 2 周内死亡；起病后 2 周以上来就诊者多为慢性，预后较好。本病患者院外 5 年和 10 年总体生存率仍不足 80% 和 40%。院内存活的急性夹层患者 10 年生存率在 30% ～ 60%，20 年为 30%。威胁患者生命并导致后期死亡的主要因素来自受累主动脉及相关的心血管疾病，常见的有夹层主动脉持续性扩张破裂，受累脏器血流灌注进行性减少以致其功能不全，严重主动脉瓣关闭不全导致左心衰等。

八、治疗

对任何可疑或诊为主动脉夹层患者，即应住院进入 ICU 进行监护治疗。治疗目的是减低心肌收缩力、减慢左心室收缩速度（dV/dt）和外周动脉压。治疗目标是使收缩压控制在 100 ～ 120 mmHg，心率 60 ～ 75 次 /min。这样能有效地稳定或中止主动脉夹层的继续分离，使症状缓解，疼痛消失。治疗分为紧急治疗与巩固治疗两个阶段。

（一）内科治疗

1. 紧急治疗

（1）缓解疼痛：疼痛严重时可给予吗啡类药物止痛，并镇静、制动，患者应于 ICU 内监护，密切注意神经系统、肢体脉搏、心音等变化，监测生命体征、心电图、尿量等，采用鼻导管吸氧，避免输入过多液体以免升高血压及引起肺水肿等并发症。

（2）降压治疗：治疗的关键是控制血压和降低心率，对急性 Stanford A 型夹层动脉瘤患者，在发病 24 h 的超急性期进行积极降压治疗，可提高生存率。主要方法是联合应用血管扩张剂和 β 受体阻断药，以降低血管阻力、血管壁张力和心室收缩力，减低左心室 dP/dt，控制收缩压于 100 ～ 120 mmHg 之间以防止病变的扩展。可静脉给予 β 受体阻断药艾司洛尔（esmolol），先在 2 ～ 5 min 内给负荷剂量 0.5 mg/kg，然后以 0.10 ～ 0.20 mg/（kg·min）静滴。Esmolol 的最大浓度为 10 mg/mL，输注最大剂量为 0.3 mg/（kg·min）。美托洛尔（metoprolol）也可静脉应用，但半衰期较长。也可应用阻滞 α 和 β 受体的拉贝洛尔（labetalol）。对不能耐受 β 受体阻断药者（如支气管哮喘，心动过缓或心力衰竭表现），可应用短效艾司洛尔观察患者对 β 受体阻断药的反应情况。为降低血压，钙通道阻断药如维拉帕米（verapamil），硫氮䓬酮（diltiazem），硝苯地平（nifedipine）等也可应用，尤其在支气管哮喘患者。如果 β 受体阻断药单独不能控制严重高血压，可联合应用血管扩张剂。通常联合应用硝普钠，初始剂量为 25 ～ 50 μg/min，调节滴速，使收缩压降低至 100 ～ 120 mmHg 或足以维持尿量 25 ～ 30 mL/h 的最低血压水平。如果出现少尿或神经症状，必须调整过低的血压水平。正常血压或血压偏低患者，还应排除血液隔离进入胸腔、心包腔或者假腔中的可能。血压下降后疼痛明显减轻或消失是夹层分离停止扩展的临床指征。需要注意合并有主动脉大分支阻塞的高血压患者，因降压能使缺血加重，不可采用降压治疗。

（3）严重血流动力学不稳定患者应马上插管通气，给予补充血容量。有出血入心包、胸腔或主动脉破裂者输血。右桡动脉侵入性血压检测。如果累及头臂干（极少见），则改为左侧。排除由于主动脉弓分支阻塞导致的假性低血压非常重要，故应监测双侧血压。TEE 可在 ICU 或手术间内进行。超声心动图一旦发现心脏压塞时，不需再行进一步影像检查而进行胸骨切开外科探查术。在手术前施行心包穿刺放液术可能有害，因为降低了心包内压力而引发再出血。

2. 巩固治疗

病情稳定后可改用口服降压药控制血压，及时做血管造影等检查，决定下一步诊治。

若内科治疗不能控制高血压和疼痛，或出现病变扩展、破裂、脏器缺血征象时应积极手术治疗。对近端主动脉夹层，已破裂或濒临破裂的主动脉夹层，伴主动脉瓣关闭不全者应手术治疗。对缓慢发展的及远端主动脉夹层，可继续内科治疗。保持收缩压于 100 ~ 120 mmHg，如上述药物不满意，可加用其他降血压药物。

（二）手术治疗

是主动脉夹层最为有效并具有一定远期疗效的补救治疗，是彻底去除病灶，防止病变发展，抢救破裂、脏器缺血等并发症的根本方法。对于升主动脉夹层（A 型），虽经过有效抗高血压内科治疗，其发生主动脉破裂或心包填塞等致命性并发症的危险性仍相当高。故目前主张一经确诊，条件允许情况下应首选及时手术治疗。由于 B 型主动脉夹层发生破裂的危险性相对较低，且降主动脉手术具有很高的死亡率，在手术期间，主动脉钳夹所致的急性缺血可造成截瘫、急性肾衰竭等严重并发症。因此，对 B 型的手术指征仅限于并发主动脉破裂、远端灌注不良、经药物治疗后夹层仍扩展蔓延、无法控制的高血压及疼痛剧烈的病例。

近年来随着微创血管外科的发展，采用介入性血管治疗技术已应用于主动脉夹层的治疗。

微信扫码
◆临床科研
◆医学前沿
◆临床资讯
◆临床笔记

第六章

心 律 失 常

第一节 期 前 收 缩

期前收缩是指起源于窦房结以外的异位起搏点而与基本心律中其他搏动相比在时间上过早发生的搏动，又称过期前收缩动，简称期前收缩。几乎100%的心脏病患者和90%以上的正常人均可发生，是临床上最常见的心律失常。

一、病因

（1）生活习惯：过多的茶、烟、咖啡或腹内胀气、便秘、过度疲劳、紧张或忧虑等精神刺激或情绪波动常常是发生期前收缩的诱因。

（2）神经反射：特别是通过胃肠道的感受器所激发的神经反射更为常见。当运动或饱餐使心率加快，随后在休息时心率又逐渐减慢时容易出现。亦有人在卧床，准备入睡之际发生。

（3）药物：如麻黄碱、肾上腺素、异丙肾上腺素亦可诱发期前收缩。器质性心脏病患者，特别是心脏功能代偿失调发生了心功能衰竭时，期前收缩往往增多。服用强心药如洋地黄制剂后，心力衰竭得到控制，期前收缩减少或消失。若在继续服用洋地黄制剂过程中，反而引起更多的室性期前收缩，甚至发生二联律，这往往是洋地黄中毒或过量的结果。

（4）手术或操作：心脏手术过程中特别是当手术进行到直接机械性刺激心脏传导系统时，期前收缩几乎是不可避免的。此外，在左、右心脏导管检查术，冠状动脉造影术中，当导管尖端与心室壁，特别是与心室间隔接触时，或注射造影剂时，都往往引起各式各样的心律失常，其中期前收缩便是最常见的一种。此外，胆道疾病、经气管插管的过程中亦容易发生期前收缩。

（5）各种器质性心脏病：尤其是慢性肺部疾病、风湿性心脏病、冠心病、高血压心脏病等，房性期前收缩更加常见。一组多中心临床研究提供的1 372例65岁以上老年人大样本资料，经24 h动态心电图检测，发现房性期前收缩检出率为97.2%，而超过连续3次以上的室上性心动过速几乎占一半。90%以上的冠心病、扩张型心肌病患者可出现室性期前收缩。二尖瓣脱垂患者常见频发和复杂的室性期前收缩，如果伴有二尖瓣关闭不全造成的血流动力学损害、心源性晕厥病史、频发的室性期前收缩则提示可能有猝死的危险。而且，无论何种原因所致的心力衰竭，均常发生室性心律失常，频发室性期前收缩的发生率可达80%以上，40%可伴短阵室速，常成为心力衰竭患者发生猝死的主要原因。

二、产生机制

（1）折返激动：折返激动是指心脏内某一部位在一次激动完成之后并未终结，仍沿一定传导途径返回到发生兴奋冲动的原发部位，再次兴奋同一心肌组织并引起二次激动的现象。在折返激动中，如果折返一次即为折返性期前收缩。由折返激动形成的期前收缩其激动来自基本心律的起搏点而并非来自异位起搏点，折返激动是临床上最常见的期前收缩发生原理。环行折返或局灶性微折返如折返途径相同，则过期前收缩动形态一致；如折返中传导速度一致，则过期前收缩动与前一搏动的配对时间固定。

（2）并行心律：心脏内有时可同时有两个起搏点并存，一个为窦房结，另一个为异位起搏点，但其周围存在着完全性传入阻滞，因而不受基本心律起搏点的侵入，使两个起搏点能按自身的频率自动除极互相竞争而激动心房或心室。因异位起搏点的周围同时还有传出阻滞，故异位起搏点的激动不能任何时候都可以向四周传播，只有恰遇周围心肌已脱离不应期，才能以零星期前收缩的形式出现，若异位起搏点周围的传出阻滞消失，可形成并行心律性心动过速。并行心律是异位起搏点兴奋性增高的一种特殊形式，是产生期前收缩的一个重要原因。

（3）异位起搏点的兴奋性增高：①在某些条件下，如窦性冲动到达异位起搏点处时由于韦金斯基现象，使该处阈电位降低及舒张期除极坡度改变而引起过期前收缩动。②病变心房、心室或浦肯野纤维细胞膜对不同离子通透性改变，使快反应纤维转变为慢反应纤维，舒张期自动除极因而加速，自律性增强，而产生过期前收缩动。

三、分类

根据异位搏动发生部位的不同，可将期前收缩分为窦性、房性、房室交界性和室性期前收缩，其中以室性期前收缩最为常见，房性次之，交界性比较少见，窦性极为罕见。

描述期前收缩心电图特征时常用到下列术语：

（1）联律间期（couplinginterval）：指异位搏动与其前窦性搏动之间的时距，折返途径与激动的传导速度等可影响联律间期长短。房性期前收缩的联律间期应从异位 P 波起点测量至其前窦性 P 波起点，而室性期前收缩的联律间期应从异位搏动的 QRS 波起点测量至其前窦性 QRS 波起点。

（2）代偿间歇（compensatory pause）：当期前收缩出现后，往往代替了一个正常搏动，其后就有一个较正常窦性心律的心动周期为长的间歇，叫作代偿间歇。由于房性异位激动，常易逆转侵入窦房结，使其提前释放激动，引起窦房结节律重整，因此房性期前收缩大多为不完全性代偿间歇。而交界性和室性期前收缩，距窦房结较远不易侵入窦房结，故往往表现为完全性代偿间歇。在个别情况下，若一个室性期前收缩发生在舒张期的末尾，可能只激动了心室的一部分，另一部分仍由窦房结下传的激动所激发，这便形成了室性融合波。

（3）插入性期前收缩：指插入在两个相邻正常窦性搏动之间的期前收缩。

（4）单源性期前收缩：指期前收缩来自同一异位起搏点或有固定的折返径路，其形态、联律间期相同。

（5）多源性期前收缩：指在同一导联中出现 2 种或 2 种以上形态及联律间期互不相同的异位搏动。如联律间期固定，而形态各异，则称为多形性期前收缩，其临床意义与多源性期前收缩相似。

（6）频发性期前收缩：依据出现的频度可人为地分为偶发和频发性期前收缩。目前一般将 ≤ 10 次 /h（≤ 5 次 /min）称为偶发期前收缩，≥ 30 次 /h（5 次 /min）称为频发性期前收缩。常见的二联律（bigeminy）与三联律（trigeminy）就是一种有规律的频发性期前收缩。前者指期前收缩与窦性心搏交替出现；后者指每 2 个窦性心搏后出现 1 次期前收缩。

四、临床表现

由于患者的敏感性不同，可无明显不适或仅感心悸、心前区不适或心脏停搏感。高血压、冠心病、心肌病、风湿性心脏病病史的询问有助于了解期前收缩原因指导治疗，询问近期内有无感冒、发热、腹泻病史有助于判断是否患急性病毒性心肌炎，洋地黄类药物、抗心律失常药物及利尿剂的应用有时会诱发期前收缩的发生。

五、体检发现

除原有基础心脏病的阳性体征外，心脏听诊时可发现在规则的心律中出现提早的心跳，其后有一较长的间歇（代偿间歇），提早出现的第一心音增强，第二心音减弱，可伴有该次脉搏的减弱或消失。

六、心电图检查

1. 房性期前收缩（premature atrial complex）

心电图表现：①期前出现的异位 P′ 波，其形态与窦性 P 波不同。②P'R 间期 > 0.12 s。③大多为不完全性代偿间歇，即期前收缩前后两个窦性 P 波的间距小于正常 PP 间距的两倍。某些房性期前收缩的 P'R 间期可以延长；如异位 P′ 波后无 QRS-T 波，则称为未下传的房性期前收缩；有时 P′ 波下传心室引起 QRS 波群增宽变形，多呈右束支传导阻滞图形，称房性期前收缩伴室内差异性传导。

2. 房室交界性期前收缩（premature junctional complex）

心电图表现：①期前出现的 QRS-T 波，其前无窦性 P 波，QRS-T 波形态与窦性下传者基本相同。②出现逆行 P′ 波（P 波在 Ⅱ、Ⅲ、aⅦ 导联倒置，aVR 导联直立），可发生于 QRS 波群之前（P′ R 间期 < 0.12 s）或 QRS 波群之后（RP′ 间期 < 0.20 s），或者与 QRS 波相重叠。③大多为完全性代偿间歇。

3. 室性期前收缩（premature ventricular com-plex）

心电图表现：①期前出现的 QRS-T 波前无 P 波或无相关的 P 波。②期前出现的 QRS 波形态宽大畸形，时限通常 > 0.12 s，T 波方向多与 QRS 波的主波方向相反。③往往为完全性代偿间歇，即期前收缩前后的两个窦性 P 波间距等于正常 PP 间距的两倍。

室性期前收缩（室早）显著变形增宽，QRS 波 > 160 ms，常强烈提示存在器质性心脏病。室性期前收缩的配对间期多数固定，配对间期多变的室性期前收缩可能为室性并行心律。过早出现的室性期前收缩，靠近前一心动周期 T 波的顶峰上，称为 R on T 现象，易诱发室颤或室速，特别当心肌缺血、电解质紊乱及其他导致室颤阈值下降的情况时，R on T 现象具有较大危险性（表 6-1）。

表 6-1 室性前期收缩的 Lown 分级

分级	心电图特点
0	无室性期前收缩
1	偶发，单一形态室性期前的收缩 < 30 次 /h
2	频发，单一形态室性期前收缩 ≥ 30 次 /h
3	频发的多行性室性期前收缩
4A	连续的成对的室性期前收缩
4B	连续的 ≥ 3 次的室性期前收缩
5	RonT 现象

七、诊断

根据体表心电图或动态心电图形态，房性期前收缩和室性期前收缩的诊断不难确定。临床上还需要对期前收缩进行危险分层，区分生理学和病理性期前收缩，尤其是对室性期前收缩要判断其对预后的影响。

房性期前收缩可见于正常健康人和无心脏病患者，但正常健康人频发性房性期前收缩极为少见。房性期前收缩多见于器质性心脏病患者。当二尖瓣病变、甲状腺功能亢进、冠心病和心肌病中发生频发性房性期前收缩时，特别是多源性期前收缩时，常是要发生心房颤动的先兆。以下房性期前收缩可能与器质性心脏病有关，常提示为病理性期前收缩：①频发持续存在的房性期前收缩。②成对的房性期前收缩。③多形性或多源性房性期前收缩。④房性期前收缩二联律或三联律。⑤运动之后房性期前收缩增多。⑥洋地黄应用过程中出现房性期前收缩。

八、治疗

期前收缩分为功能性和病理性两类，功能性期前收缩一般不需要特殊治疗，病理性期前收缩则需要及时进行处理，否则可能引起严重后果，甚至危及生命。了解和掌握功能性和病理性期前收缩的鉴别知识，及时进行判断，这对于疾病的预防和治疗具有重要意义。

1. 功能性期前收缩

在中青年人中并不少见，大多数查不出病理性诱因，往往是在精神紧张、过度劳累、吸烟、酗酒、喝浓茶、饮咖啡后引起的，一般出现在安静或临睡前，运动后期前收缩消失，功能性期前收缩一般不影响身体健康，经过一段时间，这种期前收缩大多会不治而愈，故无须治疗，但平时应注意劳逸结合，避免过度紧张和疲劳，思想乐观，生活有规律，不暴饮暴食、过量饮酒，每天进行适当的体育锻炼。

2. 病理性期前收缩

患心肌炎、冠状动脉粥样硬化性心脏病、风湿性心脏病、甲亢性心脏病、二尖瓣脱垂及洋地黄中毒时，也常出现期前收缩，这属于病理性期前收缩。常见于下列情况：发生于老年人或儿童；运动后期前收缩次数增加；原来已确诊为心脏病者；心电图检查除发现期前收缩外，往往还有其他异常心电图改变。对于病理性期前收缩，应高度重视，需用药治疗，如果出现严重的和频繁发作的期前收缩，最好住院进行观察和治疗。

3. 功能性和器质性室性期前收缩的鉴别

（1）QRS 波群时间：若心肌本身无病变，则不论心室异位起搏点在心室何处，QRS 波群时间均不会超过 0.16 s。更宽大的 QRS 波群常提示心肌严重受累，这样的室性期前收缩是器质性的。

（2）QRS 波群形态：异位起搏点位于右室前壁（或室间隔前缘）和心底部的室早，多属于功能性的。

（3）QRS 波群形态结合 ST-T 改变：这是由 Schamroch 提出的鉴别方法。

（4）运动负荷试验：一般认为休息时有室早，运动时消失者多属于功能性；运动时出现且为频发，则器质性的可能性大。

4. 房性期前收缩应积极治疗病因，必要时可选用下列药物治疗：①β 受体阻滞剂，如普萘洛尔（心得安）。②维拉帕米（异搏定）。③洋地黄类，适用于伴心力衰竭而非洋地黄所致的房性期前收缩，常用地高辛 0.25 mg，1 次 /d。④奎尼丁。⑤苯妥英钠 0.1 g，3 次 /d。⑥胺碘酮。前两类药物对低血压和心力衰竭患者忌用。

5. 房室交界性期前收缩的治疗

房室交界性期前收缩的治疗与房性期前收缩相同，如无效，可试用治疗室性期前收缩的药物。

6. 室性期前收缩的治疗

室性期前收缩的临床意义可参考以下情况判断并予以重视：①有器质性心脏病基础，如冠状动脉疾病（冠心病）、急性心肌梗死、心肌病、瓣膜疾病等。②心脏功能状态，如有心脏扩大、左心室射血分数低于 40% 或充血性心力衰竭。③临床症状，如眩晕、黑蒙或晕厥先兆等。④心电图表现，如室性期前收缩呈多源、成对、连续≥3 个出现，或在急性心肌梗死或 QT 间期延长基础上发生的 R on T 现象。治疗室性期前收缩的主要目的是预防室性心动过速，心室颤动和心脏性猝死。

室早的治疗对策如下：①无器质性心脏病的患者，室早并不增加其死亡率，对无症状的孤立的室早，无论其形态和频率如何，无须药物治疗。②无器质性心脏病的患者，但室性期前收缩频发引起明显心悸症状，影响工作和生活者，可酌情选用美西律、普罗帕酮，心率偏快、血压偏高者可用 β 受体阻滞剂。③有器质性心脏病，伴轻度心功能不全（左心室射血分数 40% ~ 50%），原则上只处理心脏病，不必针对室性期前收缩用药，对于室性期前收缩引起明显症状者可选用普罗帕酮、美西律、莫雷西嗪、胺碘酮等。④急性心肌梗死早期出现的室性期前收缩可静脉使用利多卡因、胺碘酮。⑤室性期前收缩伴发心力衰竭、低钾血症、洋地黄中毒、感染、肺源性心脏病等情况时，应首先治疗上述病因。

7. 室性期前收缩的经导管射频消融治疗

导管消融术的出现极大地改变了心律失常临床治疗模式，使得心律失常的治疗从姑息性的控制转向微创性的根治术。经过十余年的发展，已经成为绝大多数快速性心律失常的一线治疗。

对于有明显临床症状、药物治疗无效或患者不能耐受、无伴发严重器质性心脏病的频发室性期前收缩患者，可考虑经导管射频消融。根据患者室性期前收缩发生时的体表心电图可以初步诊断室性期前收缩的起源部位在左心室或右心室，经激动标测结合起搏标测，可确定消融部位。目前还可以结合三维电解剖标测手段（Carto、Ensite3 000），提高消融治疗成功率。

射频消融的适应证选择可参考下列条件：①心电图及动态心电图均证实为频发单形性室性期前收缩，室早稳定，而且频发，24 h 动态心电图显示同一形态的室性期前收缩通常超过 1 万次以上，或占全天心律的 8% 以上。②有显著的临床症状，心理治疗加药物治疗无效或药物有效但患者不能耐受长期药物治疗或者不愿意接受药物治疗者。③因频发室早伴心悸、乏力症状和（或）精神恐惧，明显影响生活和工作者。④因频发室早影响到学习或就业安排，有强烈根治愿望。

射频消融的禁忌证：①偶发室性期前收缩。②多源性室性期前收缩。③器质性心脏病所致室性期前收缩。

室性期前收缩导管射频消融特点：①室性期前收缩多起源于右室流出道。②多采用起搏标测。③无期前收缩时不宜进行标测和消融。④消融成功率高，并发症少。

九、室性期前收缩的并发症

本病会诱发室性心动过速、心室颤动，在严重的情况下还会导致心脏性猝死。

1. 室性心动过速

室性心动过速是指起源于希氏束分叉处以下的 3 ~ 5 个以上宽大畸形 QRS 波组成的心动过速，与阵发性室上性心动过速相似，但症状比较严重，小儿烦躁不安、苍白、呼吸急促，年长儿可诉心悸、心前区疼痛，严重病例可有晕厥、休克、充血性心力衰竭者等，发作短暂者血流动力学的改变较轻，发作持续 24 h 以上者则可发生显著的血流动力学改变，体检发现心率增快，常在 150 次 /min 以上，节律整齐，心音可强弱不等。

2. 心室颤动（VF）

心室颤动（VF）是由于许多相互交叉的折返电活动波引起，其心电图表现为混乱的记录曲线，VF 常可以致死，除非用直流电除颤（用胸部重击或抗心律失常药物除颤难以奏效）。

3. 心脏性猝死

猝死是一临床综合征，指平素健康或病情已基本恢复或稳定者，突然发生意想不到的非人为死亡，大多数发生在急性发病后即刻至 1 h 内，最长不超过 6 h 者，主要由于原发性心室颤动、心室停搏或电机械分离，导致心脏突然停止有效收缩功能。

第二节 心 房 颤 动

心房颤动（房颤）是最常见的慢性心律失常，普通人群发生率为 1% ~ 2%，且发病率随着年龄的增加而增加，40 ~ 50 岁发病率 < 0.5%，而 80 岁以上发病率高达 5% ~ 15%。房颤时快而不规则的心室律可引起心悸、胸闷，过快的心室率可引起血流动力学异常，如出现低血压，诱发心力衰竭、心绞痛等。长期的心室率增快可导致心动过速性心肌病。房颤时心房收缩功能的丧失一方面影响左室的充盈量，另一方面心房内血液淤滞易形成 m 栓，血栓脱落可导致脑卒中及系统性栓塞。房颤可使脑卒中风险增加 5 倍，且 1/5 的脑卒中原因归因于房颤；而房颤相关脑卒中的死亡风险增加了 2 倍，医疗费用增加了 1.5 倍。由此可见房颤是非良性心律失常，Braunwald 曾预测房颤和心衰是 21 世纪两大挑战。近年来房颤治疗决策相关理念的更新，药物与非药物治疗的进展，使房颤的诊治更加规范、合理、安全和有效。

一、房颤新分类和症状分级

2014 年美国《心房颤动治疗指南》新分类为：①阵发性房颤，指可自行终止或发作后 7 d 内干预可终止的房颤。②持续性房颤，指房颤持续时间 > 7 d。③长时程持续性房颤，指房颤持续时间 > 1 年。④永久性房颤，指医生和患者共同决定不再尝试采取节律控制的持续性房颤。⑤非瓣膜性房颤，指不伴有风湿性二尖瓣狭窄、二尖瓣机械瓣或生物瓣置换术后、二尖瓣修复术后的房颤。

为了能够更好地描述房颤的症状严重程度，从而针对性地做出处理，2010 年 ESC《心房颤动治疗指南》推荐了欧洲心律学会（EHRA）房颤相关症状的分级（EHRA 分级），EHRA 分级能对房颤相关的症状进行较好的描述，从而有利于临床处理。房颤 EHRA 分级基于患者的症状及日常活动能力分为四级，可用于评估房颤发作期患者的症状及评估房颤治疗的效果。EHRA Ⅰ级：无症状；EHRA Ⅱ级：症状轻微，日常活动不受限；EHRA Ⅲ级：症状严重，日常活动明显受限；EHRA Ⅳ级：不能从事任何活动。房颤相关症状的 EHRA 分级是治疗策略选择的重要依据。

二、新的卒中风险评分系统——CHA_2DS_2VASc 积分

既往指南推荐 CHADS2 积分预测卒中和血栓栓塞风险，但该积分系统并未包括所有已知的危险因素。2010 版 ESC《心房颤动治疗指南》不再强调使用"低危""中危""高危"用于房颤患者卒中和血栓栓塞危险程度的评估，而是将非瓣膜性房颤卒中和系统栓塞的危险因素分为主要危险因素（既往有卒中或一过性脑缺血发作或系统栓塞史、年龄 ≥ 75 岁）和临床相关的非主要危险因素〔心力衰竭或中重度左室功能不全（如左室 EF 值 ≤ 40%）、高血压、糖尿病，以及既往指南认为尚不明确的危险因素包括女性、年龄 65 ~ 74 岁和血管疾病〕。对比 CHADS2 积分系统，该指南提出新的卒中风险评分系统——CHA_2DS_2VASc 积分（见表 6-2），将年龄 ≥ 75 岁以 1 分增加到 2 分，同时增加了血管疾病、年龄 65 ~ 74 岁、性别（女性）3 个危险因素，最高积分由 $CHADS_2$ 积分的 6 分增加到 CHA_2DS_2VASc 积分的 9 分。

表 6-2 CHA_2DS_2VASc 积分系统

危险因素	分值
C: 充血性心力衰竭/左室功能不全	1
H: 高血压	1
A: 年龄 ≥ 75 岁	2
D: 糖尿病	1
S: 卒中/TIA/血栓栓塞	2
V: 血管疾病（包括既往心肌梗死病史、外周动脉疾病、主动脉斑块）	1
A: 年龄 65 ~ 74 岁	1
S: 性别（女性）	1
	总积分: 9

注：TIA：短暂性脑缺血发作。

一些研究证实，与 $CHADS_2$ 积分相比，CHA_2-DS_2VASc 积分具有较好的血栓栓塞预测价值。特别是对卒中低危的患者，CHA_2DS_2VASc 积分优于 $CHADS_2$ 积分，CHA_2DS_2VASc 积分为 0 的患者无血栓栓塞事件，而 $CHADS_2$ 评估为卒中低危的患者血栓栓塞事件发生率为 1.4%。$CHA_2 DS_2 VASc$ 积分有助于识别真正低危的患者。

三、新的抗凝策略

基于新的卒中和血栓栓塞风险评分系统，2010 年版 ESC《心房颤动治疗指南》推荐新的房颤抗栓治疗策略：存在一个主要危险因素或两个以上临床相关的非主要危险因素，即 CHA_2DS_2VASc 积分 ≥ 2 分者推荐口服抗凝药；存在一个临床相关的非主要危险因素，即 CHA_2DS_2VASc 积分为 1 分者，推荐口服抗凝药或阿司匹林（75 ~ 325 mg/d），但优先推荐口服抗凝药；无危险因素，即 $CHA_2 DS_2 VASc$ 积分 0

分者，推荐口服阿司匹林（75 ～ 325 mg/d）或不进行抗栓治疗，优先选择不进行抗栓治疗。

与 2006 年 ACC/AHA/ESC《心房颤动治疗指南》相比，阿司匹林在房颤抗栓治疗中的地位逐渐降低。从分布情况看 CHA_2DS^2VASc 为 0 时的病例数非常少见，其余病例积分均在 1 分以上（见表 6-3），因而新指南根据新的评分系统明显扩大了房颤患者口服抗凝药的适应证。

表 6-3 依据 CHA_2DS_2VASc 积分校正的卒中率

CHA2DS2VASc 积分	病例数（n-7 329）	校正的卒中率（%/ 年）
0	1	0%
1	422	1.3%
2	1 230	2.2%
3	1 730	3.2%
4	1 718	4.0%
5	1 159	6.7%
6	679	9.8%
7	294	9.6%
8	82	6.7%
9	14	15.2%

需要指出的是，应用 CHA_2DS_2VASc 评分系统预测房颤患者血栓风险目前仅来自一项研究，故其预测效能还需要更多、更大样本的研究加以验证。此外，根据该评分系统，大量卒中风险较低的房颤患者（CHA_2DS_2VASc 积分 = 1 或 2 分）应该或者推荐使用口服抗凝药抗凝。

四、新的出血风险评分系统——HAS-BLED 积分

HAS-BLED 积分（见表 6-4）是基于欧洲心脏调查 398 例房颤患者的资料得出的。HAS-BLED 积分 ≥ 3 时，1 年内严重出血发生率为 3.74%；当积分 = 5 时，严重出血发生率可高达 12.5%。欧洲《心房颤动治疗指南》将 HAS-BLED 积分 ≥ 3 定义为出血高危患者，此时无论接受华法林或是阿司匹林治疗，均应谨慎。

表 6-4 HAS-BLED 出血积分系统

危险因素	分值
H: 高血压	1
A: 肝、肾功能异常（各 1 分）	1 或 2
S: 卒中	1
B: 出血	1
L: INR 值易变	1
E: 年龄 >65 岁	1
D: 药物或饮酒（各 1 分）	1 或 2
	总积分：9

注：高血压定义为收缩压 > 160 mmHg；肾功能异常定义为慢性透析或肾移植或血肌酐 ≥ 200 μmol/L；肝功能异常定义为慢性肝病（如肝硬化）或肝功能的生化指标明显紊乱（如血胆红素 > 2 倍正常值上限，血谷丙转氨酶 / 谷草转氨酶水平 > 3 倍正常值上限）；出血定义为既往有出血病史和（或）已知有出血倾向，如出血体质、贫血等；INR 值易变定义为不稳定 / 高的 INR 值或在治疗窗内的时间较少（如 < 60%）；药物 / 饮酒定义为同时合并使用的抗血小板药物、非甾体抗炎药，或嗜酒等。

对比 CHA_2DS_2VASc 卒中和血栓栓塞风险积分和 HAS-BLED 出血风险积分，可以看出两种积分值均有随年龄增加而增加的趋势，且血栓风险和出血风险具有相同的危险因素，如年龄、高血压、卒中等，对这些患者在考虑抗凝治疗的同时也应注意出血的风险，加强监测。

有研究综合 $CHA_2 DS_2VASc$ 积分和 HAS-BLED 积分后，为达到风险与获益之间的平衡，提出房颤患者最佳的抗凝治疗策略：当 CHA_2DS_2VASc 积分 < 2，建议不行抗栓治疗；当 CHA_2DS_2VASc 积分为 2

或 3 且 HAS-BLED 积分 < 2 时，最佳选择华法林抗凝，否则不行抗栓治疗；CHA_2DS_2VASc 积分 = 4 且 HAS-BLED 积分 < 3 时，最佳选择华法林抗凝，否则不行抗栓治疗；当 CHA_2DS_2VASc 积分 ≥ 5，HAS-BLED 积分 < 4 时，优先选择华法林抗凝，否则选择阿司匹林进行治疗。这说明卒中风险较高的患者使用华法林的净获益较高，而卒中风险较高同时伴出血风险相对较高的患者应用华法林的价值并未下降。当 CHA_2DS_2VASc 积分 ≥ 5 且 HAS-BLED 积分 ≥ 4 时，即卒中和出血风险均高时，阿司匹林可能是最佳选择。

五、新型口服抗凝药

传统的口服抗凝药华法林虽预防非瓣膜性房颤卒中疗效确切，但其代谢易受食物、药物等相互作用的影响，且华法林起效慢，治疗窗口窄，需常规监测并调整剂量保证 INR 在目标范围内，抗凝不足时卒中风险增加，抗凝过度则出血风险增加。因而，新型口服抗凝药的问世可克服华法林的局限性，有望取代华法林。此外，多数新型口服抗凝药物仅抑制单个凝血因子如 Ⅱa 和 Ⅹa，不同于肝素或华法林作用于多个凝血因子。

（一）口服直接凝血酶抑制剂

1. 希美加群

希美加群是第一个口服直接凝血酶抑制剂，在髋或膝关节置换术后静脉血栓栓塞（VTE）的防治中被批准应用于 22 个国家和地区（主要在欧洲，也包括阿根廷、巴西、中国香港、印度尼西亚）。SPORTIF 试验Ⅲ和Ⅴ表明希美加群在房颤卒中预防方面（主要终点包括所有卒中或系统性血栓），疗效至少与华法林（INR 2.0 ~ 3.0）相当，而大出血事件发生率两者无明显差别。然而希美加群的持续应用可导致肝毒性，被迫撤出市场。尽管如此，希美加群的尝试使房颤患者可应用口服、快速起效且不需要常规监测的抗凝药成为可能。

2. 达比加群

达比加群是一种口服直接凝血酶抑制剂，其前体药为达比加群酯。口服达比加群酯后，达比加群的生物利用度约 7%，半衰期可达 17 h，其超过 80% 通过肾代谢。RE-LY（达比加群酯长期抗凝治疗Ⅲ期随机研究）试验结果显示，达比加群 110 mg，每日两次抗栓疗效不劣于华法林，且出血风险比华法林更低；达比加群 150 mg，每日两次抗栓疗效优于华法林，且大出血事件与华法林类似。RE-LY 亚组分析评价了达比加群与华法林在既往有卒中或短暂性脑缺血发作二级预防中的作用，同样表明达比加群在降低卒中或系统性血栓方面优于华法林（达比加群 110 mg，每日两次 RR 0.84；达比加群 150 mg，每日两次 RR 0.75），且达比加群 110 mg，每日两次大出血风险较华法林明显降低（RR 0.66，95% CI0.48 ~ 0.90），达比加群 150 mg，每日两次大出血风险与华法林无明显区别（RR 1.01，95% CI 0.77 ~ 1.34）。2010 年 10 月 19 日，达比加群 150 mg，每日两次（肌酐清除率 > 30 mL/min）和达比加群 75 mg，每日两次（肌酐清除率 15 ~ 30 mL/min）获得美国食品和药品管理局（FDA）批准上市。2011 年 ACCF/AHA/HRS《心房颤动防治指南》建议具有卒中或系统性栓塞危险因素的房颤患者，且未植入人工心脏瓣膜或无影响血流动力学的瓣膜疾病，无严重肾功能不全（肌酐清除率 < 15 mL/min）或严重肝病（影响基线状态的凝血功能），达比加群可作为华法林的替代治疗预防卒中和系统性栓塞（Ⅰ，B）。鉴于达比加群需每日两次服用且非出血不良反应较高，该指南同时指出服用华法林且 INR 控制良好的患者换用达比加群抗凝获益较少。

（二）口服直接 Ⅹa 因子抑制剂

1. 利伐沙班

利伐沙班 10 mg 口服，绝对生物利用度为 80% ~ 100%。其血浆半衰期成人为 5 ~ 9 h，老年人为 11 ~ 13 h。该药通过双通道清除，2/3 通过肝代谢（代谢产物一半通过肾清除，一半通过粪便排泄），其余 1/3 以原药形式通过肾清除。2010 年完成的 ROCK-ETAF（利伐沙班与华法林预防卒中和栓塞对比研究）共入选一万四千多例房颤患者，约 45 个国家 1 100 家医院参与该研究，该试验旨在比较利伐沙班与华法林用于非瓣膜性房颤患者卒中预防和非中枢神经系统栓塞预防的有效性和安全性。结果显示利伐沙班疗效不劣于华法林，而主要或非主要临床相关出血事件两者相似，但利伐沙班的颅内出血、重要脏器出血相关死亡发生率较华法林低。2011年ROCKET AF亚组分析表明，既往有卒中或短暂性脑缺血发作患者中使用利伐沙班的有效性和安全性与整体研究人群一致。

2. 阿哌沙班

阿哌沙班是一种选择性X a因予抑制剂，口服生物利用度约50%，半衰期8 ~ 15 h，大部分通过粪便排出，约25%经肾清除。ARISTOTLE（阿哌沙班降低房颤患者卒中及其他血栓栓塞事件）研究入选18 201例至少伴有一个卒中危险因素的房颤患者，以评价阿哌沙班5 mg（或特殊患者2.5 mg），每日两次与华法林（目标INR 2.0 ~ 3.0）在预防非瓣膜性房颤患者卒中方面的疗效和安全性。结果显示阿哌沙班降低卒中或系统性栓塞优于华法林，且阿哌沙班的大出血、颅内出血、所有原因死亡发生率低于华法林。同时该研究也显示阿哌沙班组心肌梗死及胃肠道出血发生率较低。AVERROES试验比较阿哌沙班5 mg（或特殊患者2.5 mg），每日两次与阿司匹林（81 ~ 324 mg/d）预防卒中的疗效及安全性，观察主要终点为卒中（缺血性或出血性）或系统性栓塞发生率。对于不适合或不耐受华法林的房颤患者，阿哌沙班较阿司匹林能明显降低主要终点事件，且大出血发生率无明显增加，该试验提前终止。

六、预防

血栓栓塞的新方法——左心耳封堵术经食管超声发现非瓣膜性房颤90%以上的血栓来源于左心耳，因而左心耳被称为"人类致命的附件"。由于房颤患者服用华法林及新型抗凝药具有一定的出血风险，或存在抗凝药禁忌时，房颤抗栓治疗即面临困境。因而寻找安全有效且能替代口服抗凝药的器械治疗成为发展方向。

近年来发展起来的经皮左心耳封堵术采用特制的封堵器可封堵血栓之源——左心耳，从而达到预防房颤血栓栓塞的目的。常用的PLAATO和WATCHMAN左心耳封堵器结构基本相似，由自膨胀镍钛记忆合金笼状结构支架及支架外面包被的可扩张高分子聚合物膜组成，封堵器通过特殊设计的房间隔穿刺鞘和释放导管释放。镍钛合金支架的杆上有锚钩，可以协助装置固定在心耳中以免脱落。高分子聚合物膜则可封闭左心耳心房入口，隔绝左心耳和左房体部，阻止血流相通。置入封堵器后，聚合物膜表面一段时间后可形成新的内皮细胞。经皮封堵左心耳治疗成功率较高，可明显降低房颤患者脑卒中的发生率。

PROTECK-AF研究显示，在安全性和有效性方面，左心耳封堵与华法林同样有效，随着观察时间的增加，左心耳封堵治疗已经呈现出优于华法林的趋势。左心耳封堵术的严重不良事件主要存在于围术期间。

随着左心耳封堵器械的进步以及经验的积累，左心耳封堵术可作为药物治疗预防房颤栓塞事件的重要补充。左心耳堵闭预防有抗凝禁忌的高危房颤患者卒中已经被欧洲指南推荐应用。

七、房颤节律控制和心率控制的抗心律失常药物

抗心律失常药物用于房颤治疗已有近百年历史，其目的包括降低房颤发生的频率及发作持续时间，及降低房颤相关死亡率及住院率等，但传统抗心律失常药物因有限的抗心律失常作用伴随着致心律失常及非心血管毒性作用使其应用受限。尽管如此，抗心律失常药物在房颤心室率控制、药物复律及维持窦性心律方面仍然占据重要地位。

（一）房颤患者心室率控制

心室率控制在于改善患者症状，急性期心室率控制目标为80 ~ 100次/min。对血流动力学稳定者可口服β受体阻滞剂或非二氢吡啶类钙通道阻滞剂；对症状严重而不能耐受者，通过静脉注射维拉帕米或美托洛尔可迅速减慢房室传导和心室率；伴严重左室功能障碍者可静脉注射胺碘酮。长期心室率控制有严格控制（静息时在60 ~ 80次/min，运动时< 115次/min）和宽松控制（静息时< 110次/min）两种策略，可根据EHRA分级进行。EHRA Ⅰ级或Ⅱ级的患者可选择宽松的心室率控制；EHRA Ⅲ级或Ⅳ级患者采取严格心室率控制。

（二）房颤患者转复窦性心律

当患者症状严重不能耐受，合适的心室率控制后患者仍有症状或患者要求进行节律控制时，可采用药物复律；当快心室率房颤患者伴心肌缺血、症状性高血压、心绞痛或心力衰竭时，房颤伴预激时心室率过快或血流动力学不稳定时可首选电复律。药物转复的策略为：①无器质性心脏病房颤患者可选用氟卡尼或普罗帕酮静脉推注。②器质性心脏病房颤患者，可选用胺碘酮静脉推注。③无明显器质性心脏病房颤患者，可顿服大剂量氟卡尼和普罗帕酮。④器质性心脏病房颤患者，当无低血压和明显心力衰竭时，可选择伊布利特。复律时可选药物的剂量和用法如下：胺碘酮 5 mg/kg，> 1 h 静脉推注；氟卡尼 2 mg/kg，> 10 min 静脉推注或 200 ～ 300 mg 口服；伊布利特 1 mg/kg，> 10 min 静脉推注；普罗帕酮 2 mg/kg，> 10 min 静脉推注或 450 ～ 600 mg 口服；维那卡兰 3 mg/kg，> 10 min 静脉推注。电复律成功定义为房颤终止或复律后可记录到 2 个或 2 个以上的 P 波。

（三）转复后窦性心律维持

ACCF/AHA 及 ESC 房颤相关指南推荐对于无明确器质性心脏病(如心力衰竭、冠心病及严重左室肥厚)的房颤患者维持窦性心律可选择氟卡尼、普罗帕酮、索他洛尔、决奈达隆、胺碘酮；伴有冠心病的房颤患者可使用索他洛尔，胺碘酮、决奈达隆维持窦性心律，而有症状性心力衰竭的房颤患者推荐使用胺碘酮维持窦性心律。伴左室肥厚的房颤患者维持窦性心律的药物选择同不伴器质性心脏病的房颤患者一样，但严重左室肥厚患者在使用钠通道阻滞剂及钾通道阻滞剂时有致心律失常风险。对于伴严重左室肥厚的房颤患者维持窦性心律的药物选择，ESC 指南推荐决奈达隆或胺碘酮，而美国指南仅推荐胺碘酮。

八、房颤导管消融

2011 年 ACCF/AHA/HRS《心房颤动治疗指南》指出：对症状严重、抗心律失常药物治疗无效且左房正常或轻度增大、左室功能正常或轻度减低并且无严重肺疾病的阵发性房颤患者在有经验的中心（每年 > 50 例）行导管消融（Ⅰ类推荐），症状性持续性房颤可行导管消融治疗（Ⅱa 类推荐），伴有显著左房扩大或严重左室功能不全的症状性阵发性房颤行导管消融术（Ⅱb 类推荐）。指南强调，对具体患者而言，是否适宜接受导管消融还应考虑以下情况：心房疾病的程度（房颤类型、左房大小、症状的严重程度等），合并的心血管疾病严重程度，抗心律失常药物或者心室率控制是否满意以及医生的经验、患者的意愿等。

目前阵发性房颤消融策略是针对房颤促发灶行环肺静脉消融并以实现肺静脉电隔离为终点的术式。而慢性房颤除需行环肺静脉消融外，大多数患者同时需对左房基质进行改良。慢性房颤的基质改良包括心房线性消融、心房复杂碎裂电位消融、逐步综合消融等策略。北京安贞医院房颤中心首创的慢性房颤 2C3L 消融策略，即行环肺静脉消融、左房顶部线消融、二尖瓣峡部消融及三尖瓣峡部消融，消融终点为肺静脉电隔离以及所有消融径线均实现完全传导阻滞。该术式不追求术中消融终止房颤，不强调标测慢性房颤消融过程中出现的规律性房速，硬终点是肺静脉电隔离以及消融线的双向传导阻滞。该策略消融术式固定，方法相对简化，避免了左房大面积消融所致的不良后果。

九、房颤上游治疗

上游治疗是指防止心房电及机械重构进展而降低房颤发生率所采取的措施。可能有效的药物包括肾素－血管紧张素阻滞剂、醛固酮受体拮抗剂、多不饱和脂肪酸及他汀类药物。已有研究表明血管紧张素转化酶抑制药及血管紧张素受体拮抗剂可用于房颤的一级和二级预防。血管紧张素受体拮抗剂可降低无明显器质性心脏病的高血压患者新发房颤的发生率。但充血性心力衰竭或伴有多重心血管危险因素的患者使用该治疗的益处却不太可靠。同样，血管紧张素转化酶抑制药及血管紧张素受体拮抗剂用于房颤二级预防未显示获益。目前没有明确证据表明醛固酮受体拮抗剂及多不饱和脂肪酸可用于房颤的一级预防或二级预防。关于他汀类药物用于房颤一级预防或二级预防的研究结论存在争议，且不能有助于其作为抗心律失常治疗的推荐。上游治疗在发展成明显的心房纤维化前更有效。

随着对房颤认识的进一步深入，房颤的治疗取得了较大进展。房颤的治疗不但考虑减轻患者的症状，改善生活质量，更重要的是降低房颤相关并发症发生率，改善患者的远期预后。因而抗凝治疗仍然是目前房颤治疗最重要的方法，新的卒中和栓塞风险评分系统及新的抗凝出血评分系统使抗凝治疗的决策更加科学化。传统的抗凝药华法林由于多方面的局限性有望被新型口服抗凝药取代，然而受经济条件等的制约，华法林在我国未来较长一段时间仍将扮演着重要的角色。新型口服抗凝药的出现将使房颤患者抗凝的疗效更佳，依从性更好。抗心律失常药物仍是房颤治疗的重要措施。选择适宜人群行个体化治疗是抗心律失常药使用有效性和安全性的关键。房颤消融器械的进一步发展，如三维标测系统及导航系统的更新换代、新型消融系统（包括 fronterior 消融系统、冷冻球囊、可视下激光消融系统等）、实时影像学技术以及力感应技术的应用，可使消融过程更加简化，直观及安全，进而提高消融成功率并减少并发症，使导管消融的适应证进一步扩大。

第三节　室上性心动过速

室上性心动过速（室上速，SVT）是最常见的一种心动过速，其电生理机制也是认识得最清楚的。根据电生理分类，SVT 由房室结折返、房室折返和房性心动过速组成。本文主要针对狭义上的室上速，即房室结折返和房室折返性心动过速的电生理机制及射频消融进行简单介绍。

一、房室结折返性心动过速（AVNRT）

AVNRT 的电生理基础是房室结双径路。房室结双径路被认为是房室结传导功能性纵向分离的电生理现象，可能与房室结的复杂结构形成了非均一性的各向异性有关。

1. 房室结双径路的诊断

典型的房室结双径路表现为：在高位右房的 S_1S_2 刺激中，当 S_1S_2 缩短 10 ~ 20 ms，而出现 A_2H_2 突然延长 50 ms 以上，即出现房室传导的跳跃现象。若跳跃值仅 50 ms，诊断应慎重。此时若同时伴有心房回波或诱发 SVT，且能除外隐匿性旁路和房内折返；或连续两个跳跃值都是 50 ms，则可诊断。

当高位右房的 S_1S_2 刺激无跳跃现象，应加做以下检查。当出现下述表现时，亦可诊断：

（1）心房其他部位（如冠状窦）S_1S_2 刺激出现跳跃现象。

（2）RVA 的 S_1S_2 刺激出现 V_2A_2 的跳跃现象。快慢型 AVNRT 患者常有此现象。

（3）给 S_2S3 刺激，或刺激迷走神经，或给予阿托品、异丙肾上腺素、腺苷三磷酸等药物后，出现跳跃现象，或诱发出 AVNRT。

此外，若观察到以下现象，也是诊断房室结双径路的证据。

（1）窦性心律或相似频率心房起搏时，发现长短两种 PR 或 AH 间期，二者相差在 50 ms 以上。

（2）心房或心室期前刺激，偶尔观察到双重反应（1∶2 传导），前者表现为 1 个 A_2 后面有两个 V_2；后者为 1 个 V_2 后有两个 A_2。

（3）心房或心室快速起搏，房室结正传或逆传出现 3∶2 以上的文氏传导时，观察到 AH 或 VA 间期出现跳跃式延长，跳跃值在 50 ms 以上。

2. AVNRT 的类型与电生理特性

虽然房室结双径路是 AVNRT 的电生理基础，但要形成 AVNRT，还需要快径路与慢径路在不应期与传导速度上严格的匹配。这就是为什么临床上没有 SVT 的病例，电生理检查中，25% 可以出现房室结双径路现象的原因。根据快慢径路在 AVNRT 中传导方向的不同，可以分为两型：慢快型和快慢型。

（1）慢快型：又称常见型，占 AVNRT 的 95%。它的电生理特点是正传发生在慢径路，而逆传发生在快径路。由于快速的逆传，使心房的激动发生在心室激动的同时，或稍后，或稍前。因此，心电图上逆行 P 波大多数重叠在 QRS 波中（占 48%）或紧随其后（占 46%），少数构成 QRS 波的起始部（占 2%）。在心内电生理记录可以发现，逆传心房激动呈中心型，最早激动出现在房室交界区［即记录希氏束电图（HBE）的部位］；HBE 的 AH > HA 间期，VA < 70 ms，甚至为负值。

（2）快慢型：又称少见型，仅占 AVNRT 的 5%。它的电生理特点是正传发生在快径路，逆传发生在慢径路，因而逆 P′ 7 波远离 QRS 波，而形成长的 RP′ 间期。心内电生理检查，逆传心房激动也是中心型，但最早激动点是冠状静脉窦（CS）口；HBE 的 AH < HA 间期。此时，需与房性心动过速、慢传导的隐匿性房室旁路参与的房室折返性心动过速（即 PJRT）相鉴别。

3. AVNRT 诊断要点

（1）常见型 AVNRT：

①房性、室性期前刺激，或用引起房室结正向文氏周期的频率进行心房起搏，可诱发和终止。

②心房程序刺激，房室结正向传导出现跳跃现象。

③发作依赖于临界长度的 AH 间期，即慢径路一定程度的正向缓慢传导。

④逆向性心房激动最早点在房室连接区，HBE 的 VA 间期为 –40 ～ +70 ms。

⑤逆行 P′ 波重叠在 QRS 波中，或紧随其后，少数构成 QRS 波的起始波。

⑥心房、希氏束与心室不是折返所必需。兴奋迷走神经可减慢，然后终止 SVT。

（2）少见型 AVNRT：

①房性、室性期前刺激，或用引起房室结逆向文氏周期的频率进行心室起搏，可诱发和终止。

②心室程序刺激，房室结逆向传导出现跳跃现象。

③发作依赖于临界长度的 HA 间期，即慢径路一定程度的逆向缓慢传导。

④逆向性心房激动最早点在 CS 口。

⑤逆行 P′ 7 波的 RP′ 间期长于 P′ R 间期。

⑥心房、希氏束和心室不是折返所必需，兴奋迷走神经可减慢并终止 SVT，且均阻滞于逆向传导的慢径路。

4. AVNRT 的心电图表现

（1）慢快型 AVNRT 的心电图有以下表现

①P 波埋于 QRS 波中。各导联无 P′ 波，但由于 P′ 波的记录与辨认有时非常困难，因而仅凭心电图判断有无 P′ 波常常难以做到。

②SVT 时的心电图与窦性心律时比较。常常可以发现 QRS 波群在 Ⅱ、Ⅲ、aVF 导联多 1 个 S 波（假 S 现象），在 V_2 导联多 1 个 r′ 波（假 r′ 现象），这两种现象虽然出现率不太高，但诊断的可靠性相当高。

③若各导联有 P′ 波，RP < 间期 < 80 ms，与 AVRT 的区别在于后者的 RP1 期 > 80 ms。当 RP′ 间期在 80 ms 左右时，诊断应谨慎，因二者在此范围中有重叠。

（2）快慢型 AVNRT 的心电图表现与房速（AT）和 PJRT 一样，仅凭心电图无法区分。

此外，由于 AVNRT 多见于女性，女∶男约为 7∶3，因而仅凭心电图诊断男性患者为 AVNRT 应谨慎。

5. A7NRT 的鉴别诊断

AVNRT 需要与间隔部位起源的房速（AT）或间隔部旁路参与的房室折返性心动过速（AVRT）以及加速性结性心律失常相鉴别。

（1）心动过速时心房与心室激动的时间关系：V–A 间期 < 65 ms 可排除 AVRT，但不能区别开 AVNRT 和 AT。

（2）室房传导特征：心室程序刺激无递减传导特性，强烈提示有房室旁路，但如有明确递减传导特性，不能排除慢旁路的存在。

（3）希氏束旁刺激：刺激方法是以较高电压（脉宽）刺激希氏束旁同时夺获心室肌和希氏束或右束支（HB–RB），然后逐渐降低电压，使起搏只夺获心室肌，不夺获 HB–RB，观察心房激动顺序，刺激信号至 A 波（SA）以及 H–A 间期变化。如 S–A 间期和心房激动顺序均不变，提示房室旁路逆传；如 S–A 间期延长，H–A 间期不变，而且心房激动顺序也不变，提示无房室旁路，激动经房室结逆传；如心房激动顺序不同提示既有旁路也有房室结逆传。

（4）心动过速时希氏束不应期内心室期前刺激（RS_2 刺激）：希氏束不应期内心室期前刺激影响心房激动（使心房激动提前或推后）或终止心动过速时未夺获心房，均提示房室之间除房室结之外还有其他连接，即房室旁路，但刺激部位远离旁路时会有假阴性。

（5）心室超速起搏可以拖带心动过速，并有 QRS 融合波者提示 AVRT。

以上几个方面的检查有助于 AVNRT 与 AVRT 的鉴别，在排除 AVRT 之后，间隔部起源心动过速的鉴别主要集中在房速与 AVNRT 之间。如心室超速起搏不夺获心房常提示为房速；若能夺获心房，但停止心室起搏后心房激动呈 A–A–V 关系也提示心动过速为房速。非间隔起源房速易于鉴别，心房激动顺序呈偏心性，区别于不同类型的 AVNRT。

6. 典型 AVNRT 的消融

慢径消融治疗 AVNRT 的成功率高，房室传导阻滞发生率低，已成为 AVNRT 的首选治疗方法。不同类型 AVNRT 均可通过慢径消融取得成功，消融可以通过解剖定位或慢径电位指导完成，而目前最常用的方法是将两种方法结合，通过解剖法首先进行初步定位，之后结合心内电图标测，寻找关键的靶点。

解剖定位指导的消融方法：首先将标测消融导管送至心室，慢慢向下并回撤导管至 CS 开口水平，之后回撤并顺时针旋转使消融导管顶端位于 CS 开口和三尖瓣环之间，并稳定贴靠，局部心内电图呈小 A，大 V 波，A/V 在 0.25∶1 ~ 0.7∶1 之间，A 波通常碎裂、多幅。

慢径电位指导的消融方法：心内电图指导下的慢径消融是指将标测导管置于 CS 开口和三尖瓣环之间，标测所谓的慢径电位区域作为消融靶点。Jackman 和 Haissaguerre 分别介绍了两种不同形态的慢径电位。Jackman 等描述的慢径电位是一种尖锐快波，窦性心律时位于小 A 波终末部，通常只能在 CS 口周围 < 5 mm 的直径范围内记录到。Haissaguerre 等描述的慢径电位是一种缓慢、低频、低幅波，在 CS 口前面的后间隔或中间隔区域可以记录到。

消融终点：①房室结前传跳跃现象消失，并且不能诱发 AVNRT。②房室结前传跳跃现象未消失，跳跃后心房回波存在或消失，但在静滴异丙肾上腺素条件下不能诱发心动过速。③消融后新出现的持续性一度或一度以上房室传导阻滞。

消融成功标准：①房室结前传跳跃现象消失，并且不能诱发 AVNRT。②房室结前传跳跃现象未消失，跳跃后心房回波存在或消失，但在静滴异丙肾上腺素条件下不能诱发心动过速。③消融后无一度以上房室传导阻滞。

二、室折返性心动过速（AVRT）

AVRT 的电生理机制是由于房室间存在附加旁路，导致电兴奋在心房、心脏传导系统、心室和房室旁路所组成的大折返环中做环形运动，因此，AVRT 的解剖学基础是房室旁路。房室旁路的产生是由于胚胎发育时，二尖瓣环和三尖瓣环这两个纤维环未能完全闭合，在未闭合处便出现心房肌与心室肌相连，即房室旁路。左前间隔处是主动脉瓣环与二尖瓣环间的纤维连续（亦称心室膜）、二尖瓣环在此处不会发生不闭合。因而，除此处之外，二尖瓣环与三尖瓣环的任何部位都能出现房室旁路。

1. 房室旁路的电生理特性

如前所述，房室旁路的组织学本质是普通心肌，因而它的电生理特性与心房肌和心室肌基本相同，而与心脏传导系统不同。其与房室结传导特性的区别在于，前者表现为全或无传导，而后者是递减传导（亦称温氏传导），即房室旁路的传导时间不随期前刺激的提前而延长，而房室结呈现明显延长。这是鉴别是否存在房室旁路的最根本的电生理依据。

房室旁路的传导方向，可以是双向，也可以是单向。单向中，大多数为仅有逆向传导，少数为仅有正向传导，这可能是由于旁路的心室端电动势大于心房端的缘故。旁路的传导可以持续存在，也可以间断存在。当旁路有双向传导时，患者表现为典型的预激综合征：窦性心律时的心电图有 δ 波（心室预激），且有 SVT 发作。当旁路仅有正向传导时，患者表现为仅有心室预激，而无 SVT（此时临床不应诊断预激综合征，应诊断为心室预激）。当旁路仅有逆向传导时，患者无心室预激，而仅有 SVT（此时临床最好采用隐匿性房室旁路的诊断而不用隐匿性预激综合征的诊断，因为患者没有心室预激）。当旁路存在时，是否发生 SVT，还取决于旁路的不应期、传导速度与房室结是否匹配。一般来说，正传不应期旁路长于房室结，而逆传不应期旁路则短于或等于房室结。这正是 AVRT 中大多数为顺向型，极个别是逆向型的原因。

在间歇性预激中，患者表现为一段时间心电图有 δ 波，一段时间 δ 波消失。这有两种可能：①旁路的正向传导呈间歇性。②旁路的正传实际上始终存在，但由于旁路位于左侧，当房室结传导较快时，δ 波过小而误认为 δ 波消失；当房室结传导较慢时，δ 波加大而显现。另外，δ 波也可表现为与心跳按一定比例出现，多数为 2：1 这是由于旁路的正传不应期过长所致。

所谓隐匿性预激也有两种情况，一种是隐匿性旁路，一种是左侧显性旁路，但由于房室结正传始终较快，δ 波太小而误认为是隐匿性预激，后者在刺激迷走神经或注射腺苷三磷酸后就表现为显性预激。

根据近年电生理的研究，无一人能证实 James 束（即房结束）的存在。心电图中 PR 间期 < 0.12 s 而无 SVT 者，实际上都是房室结传导过快。所谓 L-G-L 综合征（PR 间期 < 0.12 s，且有 SVT 发作），实际上是房室结传导过快伴 AVNRT 或 AVRT。因此，James 束实际上可能并不存在，只是根据心电图无 δ 波的短 PR 间期的一种推论而已。

另一种特殊旁路 Iahaim 束，以往根据心电图有 δ 波，但 PR 间期 > 0.12 s 推论它应该是结室束或束室束。但近年电生理研究和射频消融术已证实，结室束或束室束是极少见的，它大多数是连接于右房与右束支远端之间的房束旁路，但它的传导特性不是全或无的，而具有一定程度的递减传导。它一般只有正传而无逆传，因而多引起逆向型房室折返性心动过速。从电生理特性和组织学考虑，Mahaim 束实际上是异常存在的发育不健全的副房室传导系统。

还有一种特殊的慢传导的隐匿性旁路，其逆传十分缓慢，当冲动经旁路、心房抵达房室结时，房室结不应期已过，又可使冲动下传。因而，这种患者的 SVT 十分容易发作且不易终止，故称为无休止的房室交界区折返性心动过速（PJRT）。虽然发作时心电图类似于房速或 AVNRT，但实质上仍是 AVRT。据近年来电生理研究和射频消融术的结果，PJRT 的旁路大多数位于冠状静脉窦口附近，与房室结双径路的慢径路位置相同，因而还需与快慢型 AVNRT 鉴别。少数也可位于其他部位，如前间隔或游离壁。

总之，就大多数的房室旁路而言，其全或无传导特性明显地有别于房室结的显著递减性传导特性。但对于少数特殊旁路或少数房室结传导能力过强者，这种传导特性的区别变得很不明显，对于这些个别患者在进行心电生理检查和射频消融术时，应特别注意仔细鉴别，以免误判。

2. AVRT 的类型

（1）顺向型 AVRT（O-AVRT）：此型 AVRT 是以房室传导系统为前传支，房室旁路为逆传支的房室间大折返。其发生的条件为：房室旁路的前传不应期长于房室结，而逆传不应期短于房室结，而且房室传导系统（主要是房室结）的前传速度较慢。由于大多数旁路的不应期都有上述特点，而房室结的前传速度与不应期又能受自主神经影响而满足上述条件，因此，95％的 AVRT 者都是顺向型的，由于隐性旁路只能逆传，因而它参与的 AVRT 必然都是顺向型的。

（2）逆向型 AVRT（A-AVRT）：A-AVRT 是少见的房室折返性心动过速，发生于房室旁路有前向传导功能的患者。电生理检查中经心房和心室刺激均能诱发和终止这种房室折返性心动过速。心动过速的前传支为显性房室旁路，由此引起心室激动顺序异常而显示宽大畸形的 QRS 波，结合心腔内各部位电图的特点易与 O-AVRT 合并功能性束支传导阻滞和室性心动过速鉴别。目前电生理研究和射频消融结果均证实 A-AVRT 患者常存在多条房室旁路，而且心动过速的前传支和逆传支由不同部位的房室旁路构成。

（3）持续性交界性心动过速（PJRT）：PJRT 实际上是一种特殊的房室折返性心动过速，具有递减传导性能的房室旁路参与室房传导是心动过速的电生理基础。PJRT 的 P 波或 A 波远离 QRS 波或 V 波，而位于下一个心室激动波之前，与部分房性心动过速和少见型房室结折返性心动过速有某些相似之处，消融前进行鉴别诊断甚为重要。①鉴别室房传导途径：心室多频率或不同 S_1S_2 间期刺激时其室房之间没有 H 波，这一特点说明室房传导不是沿 AVN-HPS 途径传导。因此观察 H 波清楚的 HBE 导联在心室刺激时无逆传 H 波，提示存在房室旁路室房传导。②比较心房顺序：心室刺激或心动过速的心房激动顺序异常无疑可确定心动过速的性质。房室慢旁路仅少数位于左、右游离壁，多数位于间隔区（尤其是冠状静脉窦口附近）。因此应在冠状静脉窦口附近详细标测，寻找到最早心房激动部位有助于诊断。③心动过速与 H 波同步刺激心室是否改变心房激动周期（AA 间期）：房性心动过速或房室结折返性心动过速，与 H 波同步刺激心室因恰逢希氏束不应期而不能逆传至心房，故 AA 间期不受影响。如为房室折返性心动过速，则于希氏束不应期刺激心室仍能逆传至心房，并使 AA 间期改变。由于 PJRT 系房室慢旁路逆向传导，因此心室刺激可使 AA 间期缩短或延长。

（4）多旁路参与的 AVRT：多条房室旁路并不少见，约占预激综合征患者的 10%。电生理检查中，出现下述情况提示存在多条旁路：①前传的 δ 波在窦性心律、房颤或不同心房部位起搏时，出现改变。②逆向心房激动有两个以上最早兴奋点。③顺向型 AVRT 伴间歇性前传融合波。④前传预激的位置与顺向型 AVRT 时逆传心房的最早激动位置不符合。⑤逆向型 AVRT 的前传支为间隔旁路（因为典型的逆向型 AVRT 的前传支都是游离壁旁路）和（或）逆向型 AVRT 的周长明显短于同一患者的顺向型 AVRT 的周长。

在多旁路参与的 AVRT 中，各条旁路所起的作用可能是不同的：可以是两种顺向型 AVRT，以其中一条为主，另一条为辅；也可是仅一种顺向型 AVRT，另一条旁路只是旁观者，当主旁路被阻断后，次旁路才参与形成 AVRT。以上情况是最常见的多旁路情况。有时两条旁路可以是一条作为前传支，另一条作为逆传支，形成不典型的逆向型 AVRT。

遇到多旁路患者应进行详尽的电生理检查。若进行射频消融术，应首先阻断引起 AVRT 或 δ 波明显的旁路；然后，在情况变得比较简单后，再确定另一条旁路的位置并消融。

3. 左侧房室旁路消融术

左侧旁路包括左游离壁（简称左壁）、左后间隔和极少数左中间隔旁路。左壁旁路，特别是左侧壁旁路最常见，而且操作也较其他部位的旁路简单。

大多数左侧旁路消融术采取左室途径，即经股动脉左室二尖瓣环消融，又称为逆主动脉途径。

（1）股动脉置鞘：常选取右侧股动脉穿刺置入鞘管，鞘管内径应比大头导管外径大 1 F。股动脉置入鞘管后应注意抗凝，常规注射肝素 3 000～5 000 IU，手术延长每小时应补充肝素 1 000 IU。

（2）导管跨瓣：大头导管经鞘管进入动脉逆行至主动脉弓处应操纵尾端手柄，使导管尖端弯曲成弧，继续推送导管至主动脉瓣上，顺时针轻旋并推进导管，多数病例中能较容易地跨过主动脉瓣进入左室。

（3）二尖瓣环标测：导管进入左室后，应在右前斜位透视，使导管尖端位于二尖瓣环下并接触瓣环。局部电图记录到清楚的 A 波和高大的 V 波，提示大头导管尖端从心室侧接触瓣环。进一步操作可在右前斜或左前斜透视下标测二尖瓣环的不同部位。

（4）有效消融靶点：放电消融 10 s 内可阻断房室旁路，延长放电 30 s 以上可完全阻断房室旁路的部位为有效消融靶点。

靶电图的识别：靶电图是指大头电极在放电成功部位（即"靶点"）双极记录到的心内电图。从二尖瓣环不同部位的横截面得知，在游离壁部位心房肌紧靠房室环而且与其他组织相比，所占比例较大，而在左后间隔部位，心房肌距房室环较远，所占比例也较少。因此，游离壁部位的靶电图，A 波较大，其与 V 波振幅之比应为 1：4～1：2；而左后间隔部位的靶电图，A 波较小，A：V 为 1：6～1：4，甚至刚能见到 A 波就能成功。对于显性旁路，除了 A 波达到上述标准外，A 波还应与 V 波相连，二者间无等电位线。此外，记录到旁路电位，V 波起始点早于体表心电图的 QRS 波起始点，亦是可供参考的靶电图标准。隐匿性旁路与显性旁路逆传功能的标测，可采用窦－室－窦标测法。前后窦性心律的靶电图，其 A 波大小应达到上述标准；中间心室起搏的靶电图，V 波应与其后的 A 波相连，二者间无等电位线。

（5）放电消融旁路：当靶电图符合上述标准后，即可试消融 10 s。显性旁路在窦性心律下放电，同时注意体表心电图 δ 波是否消失。由于左侧旁路绝大多数为 A 型预激，因而最好选择 V1 导联进行观察。δ 波消失时，原有的以 R 波为主的图形立即变成以 S 波为主的图形，变化十分明显，容易发现。也可以观察冠状静脉窦内电图，当 δ 波消失时，原来相连的 A 波与 V 波立即分开，二者之间出现距离，这种变化也十分明显，容易发现。隐匿性旁路一般采用在心室起搏下放电，起搏周长多用 400 ms，频率过快可能引起大头电极移位。试放电中注意观察冠状静脉窦内电图，VA 逆传但不能保持 1：1，或虽然是 1：1，但 V 波与 A 波间距离突然加大都表明放电成功。试消融成功后，继续加强消融 60 s 以上。

（6）穿间隔左房途径：利用房间隔穿刺术，可建立股静脉至左房途径达到于二尖瓣心房侧消融左游离壁房室旁路的目的。完成心腔内置管和消融前电生理评价后，进行房间隔穿刺术，大头导管再经鞘管进入左房进行消融。

（7）并发症：左侧旁路消融术的并发症发生率为 0.86%～4%，可分为三大类型：①血管穿刺所致并发症，股动脉损伤最常见。②瓣膜损伤和心脏穿孔。③与射频消融直接有关的并发症。

4. 右壁旁路消融术

消融术要点：

（1）由于房室环在透视下无标志，只能依据靶电图来判定大头电极是否在瓣环的心房侧。靶电图的标准为：A 波与 V 波紧密相连，二者振幅之比为 1：3～2：3。显性预激的靶电图在实际观察中，最大的困难是不易确定哪个成分是 A 波，哪个成分是 V 波。正确的方法是同步记录冠状静脉窦内电图，将靶电图与之对照，凡在冠状静脉窦内电图 A 波之前的为靶电图 A 波成分，与 A 波同时发生的为靶电图 V 波成分。

（2）由于大头电极在显性旁路附近记录到的电图区别不大，只有相互比较才能看出。因此，在经验不足时，最好用两根大头导管在旁路附近做交替标测：固定二者之中记录的 V 波较早的导管，移动 V 波较晚的导管，直到找不到 V 波更早的位置。隐匿性旁路应采用前述的窦–室–窦标测法。一旦确定旁路位置，最好在荧光屏上做标记，并保持电极头与患者体位不变。操纵大头导管的方法一般是先将大头电极送至房室环的心室侧，并保持在标记的旁路处，观察着记录的心内电图缓慢后撤，待 A 波振幅够大时停止后撤，然后利用轻微旋转大头导管来控制大头电极位于瓣环房侧，顺钟向旋转可使大头电极略向心室方向移动，逆钟向旋转则向心房方向移动。

（3）由于大头电极在房室环心房侧都难以紧贴心内膜，故输出功率应增大，一般选用 30～35 W，甚至可增至 50 W。若在放电过程中出现 δ 波时隐时现的情况，说明大头电极不稳定，此时术者应用手指稳住导管，同时加大输出功率，延长放电时间。最好能更换新的加硬导管，提高稳定度，使 δ 波在放电的 10 s 内消失，且无时隐时现的情况。

5. 旁路阻断的验证方法与标准

（1）前传阻断：体表心电图 δ 波消失和心内电图的 A 波与 V 波之间距离明显加大。

（2）逆传阻断：相同频率的心室起搏，消融前 1：1 逆传在消融后再不能保持，或虽然保持 1：1 逆传，但 V 波与逆传 A 波间的距离明显加大。判断有困难时，加做心室程序刺激，室房逆传由消融前的全或无传导变为消融后的递减传导。

显性旁路必须同时达到上述（1）（2）两条，隐匿性旁路只需达到第（2）条即可。

微信扫码
◆ 临床科研
◆ 医学前沿
◆ 临床资讯
◆ 临床笔记

第七章

心脏瓣膜病

第一节　主动脉瓣狭窄

一、病因和病理改变

主动脉狭窄（aortic stenosis）的病因主要有三种，即先天性病变，炎症性病变和退行性病变。单纯性主动脉瓣狭窄，极少数为炎症性，多为先天性或退行性，而且多见于男性。

（一）先天性主动脉瓣狭窄

先天性主动脉瓣狭窄，可来源于单叶瓣畸形，双叶瓣畸形，也可来源于三叶瓣畸形。

单叶瓣畸形，可引起严重的先天性主动脉瓣狭窄，是导致婴儿死亡的重要原因之一。

双叶瓣畸形本身不引起狭窄，但先天性瓣膜结构异常致紊流发生，损伤瓣叶，进而纤维化、钙化，瓣膜活动度逐渐减低，最后造成瓣口狭窄。这一过程常需数十年，因此此型狭窄多见于成人。部分双叶瓣畸形患者，也可表现为单纯先天性主动脉瓣关闭不全，或者既有狭窄又有关闭不全。双叶瓣畸形患者，常伴有升主动脉扩张，主动脉根部扩张也可引起主动脉瓣关闭不全。

三叶瓣畸形表现为三个半月瓣大小不等，部分瓣叶交界融合。虽然三叶瓣畸形主动脉瓣的功能可能终身保持正常，但不少患者，由于瓣叶结构异常，紊流发生，导致瓣膜纤维化、钙化，最终也可出现瓣口狭窄。

（二）炎症性主动脉瓣狭窄

引起炎症性主动脉瓣狭窄的病因主要为风湿热，其他少见病因如系统性红斑狼疮、风湿性心脏病等。主动脉瓣受风湿热侵袭后，主动脉瓣交界粘连，融合，瓣叶挛缩，变硬，瓣叶表面可有钙化沉积，主动脉瓣口逐渐缩小。风湿性主动脉瓣狭窄常同时有关闭不全，而且总是与二尖瓣病并存。

（三）退行性主动脉狭窄

与年龄相关的退行性（钙化性）主动脉瓣狭窄现已成为成年人最常见的主动脉瓣狭窄。Otto 等报告，65 岁以上的老年人中退行性钙化性主动脉瓣狭窄的发生率为 2%，主动脉瓣硬化（超声表现为主动脉瓣叶不规则增厚）但无明显狭窄的发生率为 29%。一般认为后者为一种早期病变。退行性病变过程包括有增生性炎症，脂类聚集，血管紧张素转化酶激活，巨噬细胞和 T 淋巴细胞浸润，最后骨化，该过程类似于血管钙化。瓣膜钙化呈进行性发展，起初仅发生于瓣叶与瓣环交界处，继之累及瓣膜，使之僵硬，活动度减低。

退行性钙化性主动脉瓣狭窄，常与二尖瓣环钙化并存，二者具有相同的易患因素，这些易患因素也同时是血管壁粥样硬化的易患因素，包括低密度脂蛋白胆固醇升高、糖尿病、吸烟、高血压等。回顾性研究提示，长期应用他汀类药物，可使退行性钙化主动脉瓣狭窄进展减缓。前瞻性试验研究也证实了这一结论。

二、病理生理

正常主动脉瓣口面积为 $3 \sim 4 \ cm^2$。当瓣口面积缩小至 $1.5 \sim 2.0 \ cm^2$ 为轻度狭窄；$1.0 \sim 1.5 \ cm^2$ 为中度狭窄；$< 1.0 \ cm^2$ 为重度狭窄。主动脉瓣狭窄的基本血流动力学特征是左室前向射血受阻。一般来说，只有当主动脉瓣口面积缩小至正常的 1/3 或更多时，才会对血流产生影响。随着瓣口面积缩小，狭窄程度加重，心肌细胞肥大，左室呈向心性肥厚，左室游离壁和室间隔厚度增加，舒张末期左室腔内径缩小。

由于主动脉瓣狭窄在若干年内呈进行性加重，为维持同样的心排血量，左室腔内收缩压代偿性上升，收缩期跨主动脉瓣压差增大，左室射血时间延长。

主动脉瓣重度狭窄时，反映左室收缩功能的各种指标可能保持在正常范围内，但却有明显的舒张功能异常，表现为左室壁顺应性减低，左室壁松弛速度减慢，左室舒张末期压力升高；左房增大，收缩力增加。

左室肥厚，室壁顺应性降低，舒张末期压力上升。随之而来的是左房压、肺静脉压和肺毛细血管压力升高。反映这种左室舒张功能异常的临床表现是劳力性呼吸困难。病程的早期阶段，即在左室舒张功能减低的时候，收缩功能仍保持正常。随着时间的推移，收缩功能也逐渐下降，反映收缩功能的各项指标如心排血量、射血分数、射血速率相继减低，收缩末期容积稍增加，左室腔轻度增大，左室舒张压和左房压进一步升高。

左室一旦显著肥厚，心房对心室充盈的重要性就更为突出。心房收缩，可使左室舒张末期压提高至 $20 \sim 35 \ mmHg$，即使无左室收缩功能或舒张功能不全时也是如此。但是，左房平均压升高却不甚明显，因而不会引起肺瘀血或劳力性呼吸困难。这类患者，一旦出现心房颤动，说明左室舒张压和左房压显著升高，极易发生急性肺水肿。

左室心内膜下心肌，在正常情况下就易于发生缺血、缺氧，在有显著的心室壁向心性肥厚时，情况更是如此。之所以如此，原因有多种：①左室肥厚，氧耗增加。②血管增长，尤其是毛细血管的增长不能与心肌肥厚同步进行。③从心肌毛细血管到肥大心肌细胞之间的弥散距离增大。④收缩时间延长，一方面使收缩期张力一时间曲线乘积增大，氧耗增加；另一方面使舒张期缩短，冠状动脉灌注减少，供氧减少。⑤左室舒张末期压力升高妨碍心内膜下心肌灌注。⑥心肌内压力升高，也限制了收缩期及舒张期的冠状动脉血流。⑦主动脉腔内压力减低，冠状动脉灌注压下降。因此，某些严重的主动脉瓣狭窄的患者，虽无冠状动脉疾病，也可发生心绞痛或心肌梗死。

还有一种较少见的情况是，主动脉瓣狭窄的患者，由于肥厚的室间隔妨碍了右室向肺动脉射血，肺动脉一右室收缩压差增大，此即所谓 Bemheim 现象。

三、临床表现

生后即发现主动脉瓣区收缩期杂音，以后又持续存在，提示为先天性主动脉瓣狭窄。

生命后期出现杂音，提示获得性主动脉瓣狭窄。晚发心脏杂音患者，又有风湿热病史，提示风湿性主动脉瓣狭窄；单纯主动脉瓣狭窄而又缺乏风湿热病史患者，90%以上为非风湿性主动脉瓣狭窄；70 岁后，出现主动脉瓣区收缩期杂音，提示退行性钙化性病变。

（一）症状

主动脉瓣狭窄患者，无症状期长，有症状期短。无症状期，3%～5%患者可因心律失常猝死。有症状期，突出表现为所谓三联征，即心绞痛、晕厥和心力衰竭。未经手术治疗患者，三联征出现，提示预后不良，有心绞痛者，平均存活 5 年；有晕厥者，3 年；有心力衰竭者，2 年。预期寿限一般不超过 5 年。此期，也有15%～20%发生猝死。

1. 心绞痛

对于重度主动脉瓣狭窄来说，这是一种最早出现又是最常见（50%～70%）的症状。

与典型心绞痛所不同的是，这种患者的心绞痛发生于劳力后的即刻而不是发生在劳力当时；含服硝酸甘油也能迅速缓解疼痛，但易于发生硝酸甘油晕厥。

心绞痛产生的原因有三：①心肌氧耗增加。心肌氧耗决定于左室收缩压和收缩时间的乘积。主动脉瓣狭窄患者，这两项参数皆增高，因而氧耗增高。② 50%主动脉瓣狭窄患者可合并冠状动脉粥样硬化性狭窄。③极少数患者，主动脉瓣上钙化性栓子脱落后引起冠状动脉栓塞。

2. 晕厥

晕厥发生率为15%～30%。多发生于劳力当时，也可发生于静息状态下。晕厥发生前，多有心绞痛病史。

也有部分患者，并无典型晕厥发生，只表现为头晕、眼花或晕倒倾向，此谓之近晕厥（near syncope）。近晕厥与晕厥具有同样的预后意义。

晕厥发生的机制可能为：①劳力期间，全身小动脉发生代偿性扩张，此时心脏不能随之增加心排血量。②劳力期间，并发室性心动过速或心室颤动。③劳力期间，并发房性快速性心律失常或一过性心脏阻滞。

3. 左心衰竭

左心衰竭表现为劳力性呼吸困难、端坐呼吸、阵发性夜间呼吸困难，乃至急性肺水肿。

左心衰竭之所以发生，开始阶段是由于左室舒张功能不全，以后又有左室收缩功能不全的参与。

此外，严重主动脉瓣狭窄的患者，可发生胃肠道出血，部分原因不明，部分可能由于血管发育不良，特别是右半结肠的血管畸形所致，较常见于退行性钙化性主动脉瓣狭窄。主动脉瓣置换术后一般出血可停止。年轻的主动脉瓣畸形患者较易发生感染性心内膜炎；钙化性主动脉瓣狭窄可发生脑栓塞或身体其他部位的栓塞，如视网膜动脉栓塞可引起失明。

疾病晚期可出现各种心排血量降低的临床表现，如疲倦、乏力、周围性发绀等，最后亦可发展至右心衰竭乃至全心衰竭。偶尔，右心衰竭先于左心衰竭，此可能由于Bemheim现象所致。

（二）体征

1. 动脉压主动脉瓣明显狭窄者，脉压一般小于50 mmHg，平均为30～40 mmHg，收缩压极少超过200 mmHg。但是，合并主动脉瓣关闭不全者以及老年患者的收缩压可达180 mmHg，脉压可达60 mmHg。因此不能单凭动脉脉压来预测狭窄的严重程度。

2. 颈动脉搏动

主动脉瓣狭窄患者，颈动脉搏动减弱或消失。如果将触诊颈动脉与听诊心脏结合起来，可以发现颈动脉搏动上升缓慢，搏动高峰紧靠主动脉瓣关闭音（A_2）或与 A_2 同时发生。颈动脉搏动消失或者只有收缩期震颤，提示极严重的主动脉瓣狭窄。主动脉瓣狭窄合并关闭不全，或者合并动脉硬化者，颈动脉搏动可以正常。

3. 主动脉瓣关闭音

主动脉瓣狭窄，A_2 延迟或减低，因此在心底部只听到单一第二心音；也可出现第二心音的反常分裂。

4. 主动脉瓣喷射音

在主动脉瓣狭窄的患者中，年龄越轻，越可能闻及主动脉瓣喷射音；年长患者，多半不能闻及。这种喷射音多发生在心尖部，其存在与否与主动脉瓣关闭音的响度密切相关。A_2 减低，多无喷射音；A_2 正常，多有喷射音。

5. 主动脉瓣狭窄性杂音

这种杂音的特征是：响亮，粗糙，呈递增、递减型，在胸骨右缘1～2肋间或胸骨左缘听诊最清楚，可向颈动脉，尤其是右侧颈动脉传导，10%主动脉瓣狭窄患者，收缩期杂音最响部位在心尖部，特别是老年患者或者合并有肺气肿的患者易于发生这种情况。一般来说，杂音愈响，持续时间愈长，高峰出现愈晚，提示狭窄程度愈重。主动脉瓣狭窄患者，出现左心衰竭时，由于心排血量减少，杂音响度减低，甚至消失，隐匿性主动脉狭窄可能是顽固性心力衰竭的原因，应该注意搜寻。

四、实验室检查

（一）心电图

心电图的序列变化能较准确地反映"狭窄"的病程经过和严重程度：①轻度狭窄，心电图多属正常。②中度狭窄，心电图正常，或者 QRS 波群电压增高伴轻度 ST-T 改变。③重度狭窄，右胸前导联 S 波加深，左胸前导联 R 波增高，在 R 波增高的导联 ST 段压低、T 波深倒置。心电轴多无明显左偏。偶尔，心电图呈"微性梗死"图形，表现为右胸导联 R 波丢失。

心电图变化，还具有一定的预后意义。在主动脉瓣狭窄而发生猝死患者中，70% 患者心电图呈现左室肥厚伴 ST-T 改变，只 9% 的患者心电图正常。如果一系列心电图上，左室肥厚呈进行性加重，提示狭窄性病变在加重。

主动脉瓣狭窄患者，不论病情轻重，一般为窦性心律。如果出现心房颤动，年龄较轻者，提示合并有二尖瓣病变；年龄较长者，说明病程已属晚期。如前所述，这类患者，特别是同时有二尖瓣环钙化者，可出现各种心脏阻滞，其中以一度房室传导阻滞和左束支传导阻滞最常见，三度房室传导阻滞较少见。

（二）X 线检查

主动脉瓣狭窄患者，心影一般不大。但心形略有变化，即左心缘下 1/3 处稍向外膨出。

75% ~ 85% 患者可呈现升主动脉扩张，扩张程度与狭窄的严重性相关性差，显著扩张提示主动脉瓣二瓣畸形或者合并有关闭不全。主动脉结正常或轻度增大。部分患者可见主动脉瓣钙化，35 岁以上的患者，透视未见主动脉瓣明显钙化可排除严重主动脉瓣狭窄。

左房呈轻度增大。如果左房明显扩大，提示二尖瓣病变、肥厚性主动脉瓣狭窄，或者主动脉瓣狭窄程度严重。

（三）超声心动图检查

可显示主动脉瓣开放幅度减小（常小于 15 mm），开放速度减慢，瓣叶增厚，反射光点增大提示瓣膜钙化；主动脉根部扩大，左室后壁及室间隔呈对称性肥厚，左室流出道增宽。二维超声心动图可以发现二叶、三叶主动脉瓣畸形，如有瓣膜严重钙化、瓣膜活动度小、左室肥厚三项同时存在，则提示主动脉瓣狭窄严重。

Doppler 超声可测定心脏及血管内的血流速度，通过测定主动脉瓣口血流速度可计算出最大跨瓣压力阶差，亦可计算出主动脉瓣口面积，此结果与通过心导管测定的数字有良好的相关性。若将 Doppler 超声与放射性核素心血管造影联合检查，则计算出的主动脉瓣口面积的准确度更大。

（四）导管检查

对于 35 岁以上的患者，特别是具有冠心病危险因素的患者，应加做冠状动脉造影，以了解有无冠心病伴存。这类患者，不宜行左室造影。

（五）磁共振显像

可了解左室容量、左室质量、左室功能。也可对主动脉瓣狭窄严重程度做定量评价。

五、治疗

（一）无症状期处理

对于无症状的主动脉瓣狭窄患者，内科治疗包括：①劝告患者避免剧烈的体力活动。②各种小手术（如镶牙术、扁桃体摘除术等）术前，选用适当的抗生素以防止感染性心内膜炎。③风湿性主动脉瓣狭窄可考虑终生应用磺胺类药物或青霉素，预防感染性心内膜炎。④一旦发生心房颤动，应及早行电转复，否则可导致急性左心衰竭。

（二）有症状期

1. 手术治疗

凡出现临床症状者，即应考虑手术治疗。

2. 主动脉瓣球囊成形术（balloon aortic valvuloplasty）

这是20世纪80年代狭窄性瓣膜病治疗的一个进展，其优点在于无须开胸、创伤小、耗资低，近期疗效与直视下瓣膜分离术相仿。经30多年临床实践证明，该治疗方法有许多不足之处，诸如多数患者术后仍有明显的残余狭窄，主动脉瓣口面积增加的幅度极为有限，远期再狭窄发生率及死亡率均很高，因此应用受到限制。具体内容见心脏瓣膜病介入治疗章节。

第二节　主动脉瓣关闭不全

一、病因和病理变化

主动脉瓣关闭不全（aortic regurgitation）可因主动脉瓣本身的病变（原发性主动脉瓣关闭不全）和升主动脉的病变或主动脉瓣环扩张（继发性主动脉瓣关闭不全）所引起，根据发病情况又分为急性和慢性两种，临床上以慢性主动脉瓣关闭不全较多见，也是本节的重点。其病因分类详见表7-1。

表7-1　主动脉瓣关闭不全的病因分类

病损	慢性	急性或亚急性
瓣膜病变（原发性）	风湿性 退行性钙化性 先天性 　主动脉二叶瓣 　室间隔缺损伴主动脉瓣受累 　主动脉瓣窗孔 瓣膜脱垂综合征 结缔组织疾病 　系统性红斑狼疮 　类风湿关节炎 　强直性脊柱炎	感染性心内膜炎 外伤性 自发性脱垂或穿孔
升主动脉病变（继发性）	年龄相关的退行性变 主动脉囊性中层坏死 二叶主动脉瓣 主动脉夹层	急性主动脉夹层 急性主动脉炎

主动脉瓣本身病变引起主动脉瓣关闭不全的常见病因有：风湿性心脏病、先天性畸形及感染性心内膜炎等。

风湿性心脏病所致的主动脉瓣关闭不全，系由风湿性主动脉瓣炎后瓣叶缩短、变形所引起，常伴有程度不等的主动脉瓣狭窄和二尖瓣病变，以男性多见。老年退行性钙化性主动脉瓣狭窄中75%合并有关闭不全（一般为轻度）。先天性主动脉瓣关闭不全，常见于二叶式主动脉瓣；偶尔，瓣膜呈筛网状发育不全，可引起单纯关闭不全。虽然先天性主动脉瓣叶窗孔是一种常见畸形，但因它发生在主动脉瓣关闭线上方，因而罕有显著的主动脉瓣反流。此外，高位室间隔缺损亦可使主动脉瓣受累。

因单纯性主动脉瓣关闭不全而行主动脉瓣置换术的患者中，50%以上为继发于主动脉显著扩张的主动脉瓣关闭不全。升主动脉扩张的病因为主动脉根部病变，后者包括与年龄相关的退行性主动脉扩张、主动脉囊性中层坏死（单纯性或与Marfan综合征并存）、二叶主动脉瓣相关性主动脉扩张、主动脉夹层、成骨不全、梅毒性主动脉炎、Behcet综合征和体循环高血压等。

二、病理生理

正常时，主动脉与左室在舒张期的压力相差悬殊，如存在主动脉瓣关闭不全，则在舒张期即可有大量血液反流入左室，致使左室舒张期容量逐渐增大，左室肌纤维被动牵张。如左室扩张与容量扩大相适应，则左室舒张末期容量（LVEDV）虽增加，而左室舒张末期压（LVEDP）不增高，扩张程度在Starling曲线上升段，可以增强心肌收缩力。加之，由于血液反流，主动脉内阻抗下降，更有利于维持左室泵血功能，故能增加左室搏出量。随后，左室发生肥厚，室壁厚度与左室腔半径的比例和正常相仿，因此得以维持正常室壁张力。由于 LVEDP 不增加，左房和肺静脉压也得以保持正常，故多年不发生肺循环障碍。随着病情的进展，反流量必然越来越大，甚至达心搏出量的 80%，左室进一步扩张、心壁肥厚，心脏重量可增加至 1 000 g 以上，心脏之大（"牛心"），为其他心脏病所少见。此时，患者在运动时通过心率增快、舒张期缩短和外周血管扩张，尚可起到部分代偿作用。但长期的容量负荷过重，必然导致心肌收缩力减弱，继之心搏出量减少，左室收缩末期容量和舒张末期容量均增大，LVEDP 升高，当后者逆传至左房、肺静脉时，就可引起肺瘀血或发生急性肺水肿。此外，主动脉瓣关闭不全达一定程度时，主动脉舒张压即会下降，致冠状动脉灌注减少；左室扩大，室壁增厚，心肌氧耗量增加。两者共同促成心肌缺血加重。左心功能不全，最后亦可发展至右心功能不全。

三、临床表现

（一）症状

慢性主动脉瓣关闭不全患者，可能耐受很长时间而无症状。轻症者一般可维持 20 年以上。

1. 呼吸困难

最早出现的症状是劳力性呼吸困难，表示心脏储备功能已经降低，随着病情的进展，可出现端坐呼吸和阵发性夜间呼吸困难。

2. 胸痛

患者常诉胸痛，可能是由于左室射血时引起升主动脉过分牵张或心脏明显增大所致。心绞痛比主动脉瓣狭窄少见。夜间心绞痛的发作，可能是由于休息时心率减慢，舒张压进一步下降，使冠状动脉血流减少之故；亦有诉腹痛者，推测可能与内脏缺血有关。

3. 心悸

左室明显增大者，由于心脏搏动增强，可致心悸，尤以左侧卧位或俯卧位时明显，室性期前收缩伴完全性代偿间歇后的一次收缩可使心悸感更为明显。情绪激动或体力活动引起心动过速时，也可感心悸。由于脉压显著增大，患者常感身体各部位有强烈的动脉搏动感，尤以头颈部为甚。

4. 晕厥

罕见出现晕厥，但当快速改变体位时，可出现头晕或眩晕。

（二）体征

颜面较苍白，头随心搏摆动。心尖搏动向左下移位，范围较广。心界向左下扩大。心底部、胸骨柄切迹、颈动脉可触到收缩期震颤，颈动脉搏动明显增强。

主动脉瓣关闭不全的主要体征为：主动脉瓣区舒张期杂音，为一高音调递减型哈气样杂音，最佳听诊区取决于有无显著的升主动脉扩张。原发性者在胸骨左缘第 3～4 肋间最响，可沿胸骨左缘下传至心尖区；继发性者，由于升主动脉或主动脉瓣环可有高度扩张，故杂音在胸骨右缘最响。轻度关闭不全者，此杂音柔和、高调，仅出现于舒张早期，只在患者取坐位前倾、呼气末才能听到；较重关闭不全时，杂音可为全舒张期且粗糙；在重度或急性主动脉瓣关闭不全时，由于左室舒张末期压高至几乎与主动脉舒张压相等，故杂音持续时间反而缩短。有时由于大量急速反流可致二尖瓣提前关闭，而出现中、晚期开瓣音。如杂音带音乐性质，常提示瓣膜的一部分翻转、撕裂或穿孔。主动脉夹层分离有时也出现这种音乐性杂音，可能是由于舒张期近端主动脉内膜通过主动脉瓣向心室脱垂或中层主动脉管腔内血液流动之故。

严重主动脉瓣关闭不全时，在主动脉瓣区常有收缩中期杂音，向颈部及胸骨上凹传导，为极大量心搏量通过畸形的主动脉瓣膜所致，并非由器质性主动脉瓣狭窄所引起。反流明显者，在心尖区可听到一低调柔和的舒张期隆隆性杂音，称为 Austin-Flint 杂音，其产生机制为：①从主动脉瓣反流入左室的血液冲击二尖瓣前叶，使其震动并被推起，以致当左房血流入左室时产生障碍，出现杂音。②主动脉瓣反流血与由左房流入的血液发生冲击、混合，产生涡流，引起杂音，因为在置换了 Star-Edwards 球瓣患者并无可开合的瓣叶，也可听到此杂音。听到此杂音时，应注意与器质性二尖瓣狭窄所引起的舒张期杂音相鉴别。吸入亚硝酸异戊酯后，因反流减少，此杂音即减弱。左室明显增大者，由于乳头肌向外侧移位，在心尖区可闻及全收缩期杂音。主动脉瓣关闭不全，心尖区 S_1 正常或减低；A_2 可正常或增强（继发性），也可减低或缺失（原发性）。可在胸骨左缘闻及收缩早期喷射音，此与大量左室血流喷入主动脉，主动脉突然扩张而振动有关。若在心尖区听到第三心音奔马律，提示左室功能减退。

重度主动脉瓣关闭不全可致主动脉舒张压下降，根据直接测压，主动脉瓣关闭不全的舒张压最低可至 30 ~ 40 mmHg。如舒张压 < 50 mmHg，提示为严重主动脉瓣关闭不全。收缩压正常或升高，脉压增大。可出现周围血管征，如水冲脉（water-hammer）、"枪击音"（pistol shot sound）、毛细血管搏动及股动脉收缩期与舒张期双重杂音（Duroziez 征），有的患者其头部随心搏摆动（De-Musset 征）。

（三）辅助检查

1. X 线检查

左室增大，升主动脉扩张，呈"主动脉型"心脏。透视下见主动脉搏动明显增强，与左室搏动配合呈"摇椅样"搏动。病情严重者，左房亦显示扩大。如为继发性主动脉瓣关闭不全，可见升主动脉高度扩大或呈瘤样突出。在 Valsalva 动作下做逆行性升主动脉根部造影，大致可以估计关闭不全的程度，如造影剂呈喷射样反流仅见于瓣膜下，提示为轻度；如左室造影剂密度大于主动脉者，提示为重度；如造影剂已充填整个左室但密度低于主动脉，提示为中度关闭不全。荧光增强透视，有时可见主动脉瓣及升主动脉钙化。

2. 心电图检查

常示左室肥厚劳损伴电轴左偏；左室舒张期容量负荷过重可显示为：Ⅰ、aVL、$V_{3 ~ 6}$ 等导联 Q 波加深以及 V_1 出现小 r 波，左胸导联 T 波可高大直立，也可倒置。晚期左房也可肥大。如有心肌损害，可出现室内传导阻滞及左束支传导阻滞等改变。

3. 超声心动图检查

对主动脉瓣关闭不全有肯定的诊断价值，不但可以观测房室大小及主动脉的宽度，而且也可提示主动脉瓣的改变。慢性主动脉瓣关闭不全可见左室腔及其流出道与升主动脉根部内径增大，如左室代偿良好，尚可见室间隔、左室后壁及主动脉搏动增强；二尖瓣前叶舒张期可有快速振动。二维超声心动图可见主动脉关闭时不能合拢，有时也可出现扑动。Doppler 超声可见主动脉瓣下方舒张期涡流，其判断反流程度与心血管造影术有高度相关性。

超声心动图检查可帮助判断病因，如可显示二叶式主动脉瓣、瓣膜脱垂、破裂及升主动脉夹层等病变，还可显示瓣膜上的赘生物。

4. 放射性核素心血管造影

结合运动试验可以测定左室收缩功能，判断反流程度，和心导管检查时心血管造影术比较，有良好的相关性，此法用于随访有很大的实用价值。

四、预后

Bonow 等报告一组患者，患有严重主动脉瓣关闭不全，但无症状，左室射血分数正常。经 10 年随访，45% 以上患者仍保持无症状且有正常左室功能。美国 ACC/AHA 曾在关于瓣膜性心脏病处理指南中指出：①无症状主动脉瓣关闭不全患者，若左室收缩功能正常，那么每年症状性左室功能不全发生率不足 60%，无症状左室功能不全发生率不足 3.5%，猝死发生率不足 0.2%。②无症状主动脉瓣关闭不全患者，若左室收缩功能减低，每年将有 25% 患者出现心力衰竭症状。③有症状主动脉瓣关闭不全，年死亡率超过 10%。

一般来说，与主动脉瓣狭窄患者一样，一旦出现症状，病情常急转直下。心绞痛发生后，一般可存活 4 年；心力衰竭发生后，一般可存活 2 年。Dujardin 等对未经手术治疗的主动脉瓣关闭不全患者长期随访证明，心功能 Ⅲ ~ Ⅳ 级组 4 年存活率约 30%。

五、治疗

1. 随访

轻中度主动脉瓣关闭不全，每1～2年随访一次；重度主动脉瓣关闭不全，若无症状且左室功能正常，每半年随访一次。随访内容包括临床症状，超声检查左室大小和左室射血分数。

2. 活动

轻中度主动脉瓣关闭不全患者，或重度主动脉瓣关闭不全但无症状且左室射血分数正常患者，可从事一般体力活动；若有左室功能减低证据的患者，应避免剧烈体力活动。

3. 预防感染性心内膜炎

只要有主动脉瓣关闭不全，不论严重程度如何，均有指征应用抗生素类药物以预防感染性心内膜炎。

4. 血管扩张剂

慢性主动脉瓣关闭不全伴有左室扩大但收缩功能正常者，可以应用血管扩张剂，如口服肼屈嗪、尼群地平、非洛地平和血管紧张素转化酶抑制剂等。已有不少的随机性、前瞻性研究证明，上述药物具有良好的血流动力学效应。但是，有症状的慢性主动脉瓣关闭不全者，应首选主动脉瓣置换术，若患者不宜或不愿行手术治疗，也可应用血管扩张剂。

六、急性主动脉瓣关闭不全

急性主动脉瓣关闭不全最常见的病因是感染性心内膜炎、急性主动脉夹层、心脏外伤。其特征是心跳加快，左室舒张压增高。急性主动脉瓣关闭不全通常发生于左室大小正常的患者，后者对于突然增加的容量负荷不能适应。收缩期，左室难于将左房回血和主动脉反流充分排空，前向搏出量下降；舒张期，左室充盈突然增加，而室壁顺应性不能随之增加，因此舒张压快速上升（少数可与主动脉舒张压相等），在舒张早期即可超过左房压致使二尖瓣提前关闭。二尖瓣提前关闭，一方面，避免升高的左室舒张压向左房—肺静脉逆向传递；另一方面，左房排空受限，左房—肺静脉瘀血，房壁和静脉壁顺应性又不能随之增加，因而左房压、肺静脉压、肺毛细血管压很快升高，肺瘀血、肺水肿接踵而至。心跳加快，虽可代偿左室前向搏出量减少，使左室收缩压和主动脉收缩压不致发生明显变化，但在急性主动脉瓣关闭不全患者，血压常明显下降，甚至发生心源性休克。

（一）症状

突然发作呼吸困难，不能平卧，全身大汗，频繁咳嗽，咳白色泡沫痰或粉红色泡沫痰。严重者，烦躁不安，神志模糊，乃至昏迷。

（二）体征

面色灰暗，唇甲发绀，脉搏细数，血压下降，甚至呈休克状。

心尖搏动位置正常。第一心音减低，肺动脉瓣关闭音可增强，常可闻及病理性第三心音和第四心音。

急性主动脉瓣关闭不全也可在胸骨右缘第2肋间或胸骨左缘3、4肋间闻及舒张期杂音，与慢性主动脉瓣关闭不全杂音不同的是，该杂音仅限于舒张早期，调低而短促。其原因是随着左室舒张压上升，主动脉—左室压差迅速下降，反流减少或消失。常可在上述听诊部位闻及收缩期杂音，后者与舒张期杂音一起，组成来回性（to and fro）杂音。另外，可在心尖区闻及短促的Austin-Flint杂音。

听诊肺部，可闻及哮鸣音，或在肺底闻及细小水泡音，严重者满肺均有水泡音。

（三）辅助检查

1. 心电图

常见非特异性ST段和T波改变；病程稍长者，可出现左室肥厚图形。

2. X线检查

常见肺瘀血、肺水肿表现；心影大小多属正常，但左房可略显扩大。若为继发性急性主动脉瓣关闭不全，可见升主动脉扩张。

3. 超声检查

超声检查可见二尖瓣开放延迟，幅度减低，关闭提前。左室舒张末期内径正常。偶尔，随着主动脉和左室舒张压变化，可见主动脉瓣提前关闭。

（四）处理

急性主动脉瓣关闭不全的危险性比慢性主动脉瓣关闭不全高得多。常可因急性左室衰竭致死，因此应及早考虑外科手术。内科治疗只能作为外科手术术前准备的一部分。内科治疗包括吸氧，镇静，静脉应用多巴胺，或多巴酚丁胺，或硝普钠，或呋塞米。药物的选择和用量大小依血压水平确定。对于这类患者，禁止使用 β 受体阻滞剂，后者减慢心率，延长舒张期，增加主动脉瓣反流，使病情进一步恶化。主动脉内球囊反搏术也禁忌使用，该术可增加舒张期周围血管阻力，增加反流量，使病情加重。

第三节　三尖瓣狭窄

一、病因和病理

三尖瓣狭窄（tricuspid stenosis）几乎均由风湿病所致，少见的病因有先天性三尖瓣闭锁、右房肿瘤及类癌综合征。右房肿瘤的临床特征为症状进展迅速，类癌综合征更常伴有三尖瓣反流。偶尔，右室流入道梗阻可由心内膜心肌纤维化、三尖瓣赘生物、起搏电极及心外肿瘤引起。

风湿性三尖瓣狭窄几乎均同时伴有二尖瓣病变，在多数患者中主动脉瓣亦可受累。尸检资料提示，风湿性心脏病患者中大约15%有三尖瓣狭窄，但临床能诊断者大约仅5%。

风湿性三尖瓣狭窄的病理变化与二尖瓣狭窄相似，腱索有融合和缩短，瓣缘融合，形成一隔膜样孔隙，瓣叶钙化少见。

三尖瓣狭窄也较多见于女性，可合并三尖瓣关闭不全或与其他任何瓣膜的损害同时存在。右房明显扩大，心房壁增厚，也可出现肝脾大等严重内脏瘀血的征象。

二、病理生理

当运动或吸气使三尖瓣血流量增加时，右房和右室的舒张期压力阶差即增大。若平均舒张期压力阶差超过 5 mmHg 时，即足以使平均右房压升高而引起体静脉瘀血，表现为颈静脉充盈、肝大、腹水和水肿等体征。

三尖瓣狭窄时，静息心排血量往往降低，运动时也难以随之增加，这就是为什么即使存在二尖瓣病，左房压、肺动脉压、右室收缩压正常或仅轻度升高的原因。

三、临床表现

（一）症状

三尖瓣狭窄致低心排血量引起疲乏，体静脉瘀血可引起消化道症状及全身不适感，由于颈静脉搏动的巨大"a"波，使患者感到颈部有搏动感。虽然患者常同时合并有二尖瓣狭窄，但二尖瓣狭窄的临床症状如咯血、阵发性夜间呼吸困难和急性肺水肿却很少见。若患者有明显的二尖瓣狭窄的体征而无肺瘀血的临床表现时，应考虑可能同时合并有三尖瓣狭窄。

（二）体征

主要体征为胸骨左下缘低调隆隆样舒张中晚期杂音，可伴舒张期震颤，可有开瓣拍击音。增加体静脉回流方法可使之更明显，呼气及 Valsalva 动作屏气期使之减弱。风湿性者常伴二尖瓣狭窄，后者常掩盖本病体征。

三尖瓣狭窄常有明显体静脉瘀血体征，如颈静脉充盈、有明显"a"波，吸气时增强，晚期病例可有肝大、腹水及水肿。

（三）辅助检查

1. X 线检查

主要表现为右房明显扩大，下腔静脉和奇静脉扩张，但无肺动脉扩张。

2. 心电图检查

心电图检查示 P_{II}、V_1 电压增高（ > 0.25 mV）；由于多数三尖瓣狭窄患者同时合并有二尖瓣狭窄，故心电图亦常示双房肥大。

3. 超声心动图检查

其变化与二尖瓣狭窄时观察到的相似，M 型超声心动图常显示瓣叶增厚，前叶的射血分数斜率减慢，舒张期与隔瓣呈矛盾运动，三尖瓣钙化和增厚；二维超声心动图对诊断三尖瓣狭窄较有帮助，其特征为舒张期瓣叶呈圆顶状，增厚、瓣叶活动减低、开放受限。

四、诊断及鉴别诊断

根据典型杂音、右房扩大及体循环瘀血的症状和体征，一般即可做出诊断。对诊断有困难者，可行右心导管检查，若三尖瓣平均跨瓣舒张压差大于 2 mmHg，即可诊断为三尖瓣狭窄。应注意与右房黏液瘤、缩窄性心包炎等疾病相鉴别。

五、治疗

限制钠盐摄入及应用利尿剂，可改善体循环瘀血的症状和体征。严重三尖瓣狭窄（舒张期跨三尖瓣压差 > 5 mmHg，瓣口面积 < 2.0 cm^2），应考虑手术治疗。由于几乎总合并有二尖瓣病，两个瓣膜病变应同期进行矫治。

第四节　三尖瓣关闭不全

一、病因和病理

三尖瓣关闭不全（tricuspid regurgitation）罕见于瓣叶本身受累，而多由肺动脉高压致右室扩大、三尖瓣环扩张引起，常见于二尖瓣狭窄及慢性肺心病。一般来说，当肺动脉收缩压超过 55 mmHg，即可引起功能性三尖瓣关闭不全。少见者如风湿性三尖瓣炎后瓣膜缩短变形，常合并三尖瓣狭窄；先天性如艾伯斯坦畸形；亦可见于感染性心内膜炎所致的瓣膜毁损，三尖瓣黏液性退变致脱垂，此类患者多伴有二尖瓣脱垂，常见于 Mafan 综合征；亦可见于右房黏液瘤、右室心肌梗死及胸部外伤后。

后天性单纯性三尖瓣关闭不全可发生于类癌综合征，因类癌斑块常沉着于三尖瓣的心室面，并使瓣尖与右室壁粘连，从而引起三尖瓣关闭不全，此类患者多同时有肺动脉瓣病变。三尖瓣关闭不全时常有右房、右室明显扩大。

二、病理生理

三尖瓣关闭不全引起的病理生理变化与二尖瓣关闭不全相似，但代偿期较长；病情若逐渐进展，最终可导致右室右房扩大，右室衰竭。肺动脉高压显著者，病情发展较快。

三、临床表现

（一）症状

三尖瓣关闭不全合并肺动脉高压时，方才出现心排血量减少和体循环瘀血的症状。

三尖瓣关闭不全合并二尖瓣疾患者，肺瘀血的症状可由于三尖瓣关闭不全的发展而减轻，但乏力和其他心排血量减少的症状可更为加重。三尖瓣关闭不全若不伴肺动脉高压，患者可长期无症状。

（二）体征

主要体征为胸骨左下缘全收缩期吹风性杂音，吸气及压迫肝脏后可增强；如不伴肺动脉高压，杂音见于收缩早期，有时难以闻及。当反流量很大时，有第三心音及三尖瓣区低调舒张中期杂音。颈静脉脉波图 V 波增大，可扪及肝脏搏动。瓣膜脱垂时，在三尖瓣区可闻及非喷射性喀喇音。其体循环瘀血体征与右心衰竭相同。

四、辅助检查

1. X 线检查

X 线检查可见右室、右房增大。右房压升高者，可见奇静脉扩张和胸腔积液；有腹水者，横膈上抬。透视时可看到右房收缩期搏动。

2. 心电图检查

无特征性改变，可示右室肥厚劳损，右房肥大；并常有右束支传导阻滞。

3. 超声心动图检查

超声心动图检查可见右室、右房、三尖瓣环扩大；上下腔静脉增宽及搏动；二维超声心动图声学造影可证实反流，多普勒可判断反流程度。

4. 右心导管检查

当超声检查尚难得出明确结论性意见，或临床判断与超声检查有矛盾时可考虑行右心导管检查。做该检查时，无论三尖瓣关闭不全病因如何，均可发现右房压和右室舒张末压升高；右房压力曲线可见明显 V 波或 C–V 波，而无 X 谷。若无上述发现，可排除中重度三尖瓣关闭不全。随着三尖瓣关闭不全程度加重，右房压力波形愈来愈类似于右室压力波形。令患者深吸气，右房压力不像正常人那样下降，而是升高或者变化不大，是三尖瓣关闭不全的特征性表现。若肺动脉或者右室收缩压高于 55 mmHg，提示三尖瓣关闭不全为继发性（或功能性）；若肺动脉或右室收缩压低于 40 mmHg，说明三尖瓣关闭不全为原发性，即三尖瓣本身或其支持结构病变。

五、诊断及鉴别诊断

根据典型杂音，右室右房增大及体循环瘀血的症状和体征，一般不难做出诊断。但应与二尖瓣关闭不全、低位室间隔缺损相鉴别。超声心动图声学造影及多普勒可确诊，并可帮助做出病因诊断。

六、治疗

三尖瓣关闭不全若不伴肺动脉高压，一般无症状，无须手术治疗；若伴肺动脉高压，可行三尖瓣环成形术，后者为目前广泛应用的术式，实践证明疗效良好。

某些严重的原发性三尖瓣关闭不全可能需行人工瓣膜置换术。鉴于三尖瓣位人工机械瓣发生血栓栓塞的风险大，因此多采用生物瓣，生物瓣的优势是无须长期抗凝治疗，而且耐久性也不错（可达 10年以上）。

第五节 肺动脉瓣疾病

一、病因和病理

原发性肺动脉狭窄，最常见的是先天性肺动脉瓣狭窄，可合并房间隔缺损或主动脉骑跨；可继发或伴发漏斗部狭窄。风湿性心脏病多累及多个瓣膜，其他少见的病因有右心感染性心内膜炎后粘连、类癌综合征、Marfan 综合征等。

肺动脉瓣关闭不全，多由肺动脉高压引起的肺动脉干根部扩张所致，常见于二尖瓣狭窄，亦可见于房间隔缺损等左至右分流先天性心脏病。罕见的病因有风湿性单纯肺动脉瓣炎、Marfan 综合征、先天性肺动脉瓣缺如或发育不良，感染性心内膜炎引起瓣膜毁损、瓣膜分离术后或右心导管术损伤致肺动脉瓣关闭不全。

二、病理生理

肺动脉瓣狭窄时，右室收缩压升高，右室肥大；肺动脉压正常或偏低，收缩期肺动脉瓣两侧出现压力阶差。在严重狭窄时，其跨瓣压力阶差可高达 240 mmHg。狭窄愈重，右心衰竭的临床表现出现愈早。如合并先天性房间隔缺损等左至右分流先天性心脏病，则右至左分流出现较早。

肺动脉瓣关闭不全不伴肺动脉高压者，由于反流发生在低压低阻力的小循环，故血流动力学改变通常不严重。若瓣口反流量增大可致右室容量负荷增加，引起右室扩大、肥厚，最后导致右心衰竭。伴发肺动脉高压、出现急性反流或反流程度重者，病情发展较快。

三、临床表现

轻中度肺动脉瓣狭窄，一般无明显症状，其平均寿命与常人相近；重度狭窄者，运动耐力差，可有胸痛、头晕、晕厥、发绀。主要体征是肺动脉瓣区响亮、粗糙、吹风样收缩期杂音，肺动脉瓣区第二心音（P_2）减弱伴分裂，吸气后更明显。肺动脉瓣区喷射音表明瓣膜无重度钙化，活动度尚可。先天性重度狭窄者，早年即有右室肥厚，可致心前区隆起伴胸骨旁抬举性搏动。持久发绀者，可伴发杵状指（趾），但较少见。

不伴肺动脉高压的单纯肺动脉瓣关闭不全，右室前负荷虽有所增加，但患者耐受良好，可多年无症状。伴肺动脉高压的肺动脉瓣关闭不全，其临床症状多为原发疾病所掩盖，这种继发性肺动脉瓣关闭不全通常伴有右室功能不全发生，前者可使后者进一步加重。主要体征为肺动脉瓣区舒张早期递减型哈气样杂音，可下传至第 4 肋间。伴肺动脉高压时，肺动脉瓣区第二心音亢进、分裂。反流量大时，三尖瓣区可闻及收缩期前低调杂音（右侧 Austin-Flint 杂音）。如瓣膜活动度好，可听到肺动脉喷射音。

四、辅助检查

（一）X 线检查

肺动脉瓣疾病者示右室肥厚、增大。单纯狭窄者，肺动脉干呈狭窄后扩张，肺血管影稀疏；肺动脉瓣关闭不全伴肺动脉高压时，可见肺动脉段及肺门阴影尤其是右下肺动脉影增大。

（二）心电图检查

示右室肥厚劳损、右房增大，肺动脉瓣狭窄者，常有右束支传导阻滞。

（三）超声检查

肺动脉瓣狭窄，超声心动图检查可发现右房、右室内径增大，右室壁肥厚，室间隔与左室后壁呈同向运动；肺动脉干增宽；肺动脉瓣增厚，反光增强，开放受限，瓣口开放面积缩小；采用多普勒技术可测量跨肺动脉瓣的压力阶差。

肺动脉瓣关闭不全，若有肺动脉高压，超声检查除可发现原发病表现外，还可发现肺动脉增宽，右室肥厚，扩大；若无肺动脉高压，右室改变相对较轻。采用多普勒技术可伴定量测定肺动脉瓣口反流量。

五、诊断及鉴别诊断

根据肺动脉瓣区典型收缩期杂音、震颤及肺动脉瓣区第二心音减弱可做出肺动脉瓣狭窄的诊断。借助二维超声心动图及右室 X 线造影，可帮助鉴别肺动脉瓣狭窄、漏斗部狭窄及瓣上狭窄。

根据肺动脉瓣区舒张早期杂音，吸气时增强，可做出肺动脉瓣关闭不全的诊断。多普勒图像可帮助与主动脉瓣关闭不全的鉴别。

六、治疗

肺动脉瓣狭窄者，当静息跨瓣压力阶差达 40 mmHg 以上时，可做直视下瓣膜分离术或切开术，或行经皮球囊瓣膜成形术，但以后者为首选。

无肺动脉高压的肺动脉瓣关闭不全，患者通常无症状，无须治疗。有肺动脉高压的肺动脉瓣关闭不全，治疗包括：①酌情治疗原发病（如二尖瓣狭窄、房间隔缺损、室间隔缺损）。②治疗肺动脉高压，可使用血管扩张剂（包括血管紧张素转化酶抑制剂）。③治疗右室衰竭。

微信扫码
◆ 临床科研
◆ 医学前沿
◆ 临床资讯
◆ 临床笔记

第八章

继发性心肌病

继发性心肌病也称为特异性心肌病，是指伴有特异性系统性疾病的心肌疾病，包含疾病类别较多，心肌病仅是全身系统性疾病中的一部分表现。诊断主要根据足以引起心肌病的全身性系统性疾病的确切证据，即确诊为全身性系统性疾病，同时心肌病与其显著相关。治疗主要是针对原发病。

继发性心肌病病因：①内分泌性疾病：毒性甲状腺肿、甲状腺功能减退症、肾上腺皮质功能不全、嗜铬细胞瘤、肢端肥大症、糖尿病等。②代谢性疾病：家族性累积性或浸润性疾病，如血色病、糖原累积症、Hruler 综合征、Refsum 综合征、Niemann-Pick 病、Hand-Schuller-Christian 病、Fabry-Anderson 病、Morquio-Ullrich 病等；营养异常或营养物资缺乏，如贫血、脚气病、Kwashiorkor 病、钾代谢异常、相关酶缺乏、硒缺乏等；淀粉样变，包括原发性、继发性、家族性、遗传性心肌淀粉样变；家族性地中海热。③结缔组织疾病：系统性红斑狼疮、类风湿性关节炎、多发性肌炎 / 皮肌炎、系统性硬化病、结节性多动脉炎等。④肌萎缩：包括 Duchenne、Becker 型和强直性肌萎缩。⑤神经肌肉性疾病：包括 Friedreich 共济失调、Noonan 综合征和着色斑病。⑥过敏性或中毒性反应：包括对乙醇、儿茶酚胺、蒽环类、辐射或其他损害的反应。酒精性心肌病可有长期大量的饮酒史，目前对乙醇的作用是直接致病因素还是条件致病因素尚不明确。⑦围生期心肌病：是指首次发病在围生期的心肌病。⑧克山病：因在黑龙江省克山县发现而得名，为原因不明的地方性心肌病，以心脏扩大和进行性心力衰竭为特点，是可防可控的流行病。

第一节　缺血性心肌病

一、缺血性心肌病的概述

缺血性心肌病（ischemic cardiomyopathy）为冠状动脉病变特别是粥样硬化病变引起心肌供氧和需氧不平衡而导致的心肌细胞变性、坏死、心肌纤维化以及心肌瘢痕形成，出现心脏僵硬、心脏扩大，逐步发展为以心力衰竭和心律失常为主要表现的临床综合征。

缺血性心肌病主要由冠状动脉粥样硬化性狭窄、闭塞、痉挛和毛细血管的病变引起。

1. 主要发病机制

（1）慢性缺氧、缺血导致心肌细胞逐渐凋亡，心肌细胞数量减少，存活心肌细胞代偿性肥大。

（2）冠状动脉急性闭塞导致心肌细胞坏死、室壁运动异常。

（3）心肌发生纤维化、纤维瘢痕形成。

（4）心肌细胞之间基质异常，特别是胶原沉积。

2. 病理变化的结果

（1）室壁张力异常和僵硬度增高，影响心肌舒张功能，主要为左心室舒张功能不全。

（2）病情进一步发展，心脏逐渐扩大，出现收缩功能不全。

（3）可伴发多种心律失常，容易发生心源性晕厥，甚至猝死。患者的心功能状态和临床症状受多种因素的影响，包括冠状动脉病变的程度、心肌缺血的范围、心肌的存活性、心肌梗死后左心室重构的程度以及其他重要的临床因素。

有随机对照研究显示，缺血性心力衰竭患者的药物保守治疗并不劣于冠状动脉血运重建治疗，但更多的研究证据仍支持有存活心肌临床证据的左心室功能受损患者能够从血运重建中获益，可显著改善近期和远期病死率。对于无冬眠心肌的患者，血运重建治疗并不能改善生存率。临床研究还证实，伴有急性冠状动脉综合征的心力衰竭患者，无论有无 ST 段抬高，均可通过早期的血运重建治疗使预后得到改善。对于有存活心肌的缺血性心肌病患者，冠状动脉血运重建治疗可提高 LVEF，改善左心室收缩末和舒张末容积甚至心肌的几何状态，改善预后。

二、缺血性心肌病的临床特点及其诊断

1. 临床特点

（1）心脏扩大：患者常伴有高血压，多数有心绞痛、心肌梗死病史；心脏扩大呈进行性，以左心室为主，因病程进展引起肺动脉高压升高，右心室后负荷过重，最终出现右心室扩大，心脏呈普大型，类似于扩张型心肌病。

（2）心力衰竭：多逐渐发生，常先出现左心衰竭。初期心肌肥厚与纤维化导致心脏顺应性下降，表现为左心室舒张功能不全，随着病情发展而逐渐出现左心室收缩功能不全，最后发展为全心功能不全。由于病情加重，心功能不全的不同阶段，有相应的临床症状和体征。

（3）心律失常：各种类型的心律失常均可发生，并且一旦出现常持续存在。常见的有室性或房性期前收缩、心房颤动、病窦综合征、AVB 和束支传导阻滞。

2. 临床诊断

（1）具有冠状动脉粥样硬化的客观证据。

（2）具有心脏扩大、心力衰竭和心律失常为主的临床表现。

（3）排除具有类似临床表现的其他器质性心脏病。冠状动脉粥样硬化的客观证据主要是指影像学检查，包括超声心动图、核素心肌灌注现象、CT 冠状动脉造影、经导管冠状动脉造影和冠状动脉内超声，而并非仅有心电图的缺血性改变。

3. 鉴别诊断

主要与扩张型心肌病、心肌炎、高血压性心脏病以及内分泌性心脏病鉴别。

三、缺血性心肌病心肌的存活性及相关检查

1. 心肌的存活性（viability）

广义上是指活着的心肌，狭义上是指缺血导致功能障碍的心肌具有可恢复性（存活心肌），通常是指顿抑心肌和冬眠心肌。应用心肌存活性的概念，主要是与不可恢复的坏死心肌或纤维瘢痕相区别，以评价是否实施血运重建治疗。有可逆性心肌缺血的心力衰竭患者，血运重建治疗有明显的生存受益、症状减轻及心功能改善。

2. 心肌冬眠（hibernation）

心肌慢性低灌注状态引起心肌代谢功能下降，但仍能进行最基本的生理代谢，属于心肌的自我保护机制。一旦低灌注状态恢复正常，心肌功能逐渐恢复。病理生理上表现为冠状动脉血流储备下降，严重病例可出现冠状动脉静息血流量的下降。严重慢性心肌缺血可导致心肌处于冬眠状态，但冬眠心肌也可是心肌反复顿抑的结果。

3. 心肌顿抑（stunned）

急性心肌缺血发作在冠状动脉血流恢复后，仍然存在左心室功能障碍的状态，此时心肌代谢严重障碍但依然存活。顿抑心肌可能出现于运动过程中短暂冠状动脉缺血发作后数分钟至数小时，也可出现冠

状动脉闭塞再灌注后数天到数周内。顿抑心肌恢复正常的时间长短，取决于缺血的持续时间、严重程度以及面积大小。

4. 心肌存活性与负荷超声心动图：运动或药物负荷超声心动图对评价心肌缺血和心肌存活性具有重要的临床价值。多巴酚丁胺负荷超声心动图在缺血性心肌病的患者中常表现为"双期反应"，即给予小剂量多巴酚丁胺 5 ~ 10 μg/(kg·min) 时存活心肌节段收缩与舒张功能得到改善，而大剂量 20 ~ 40 μg/(kg·min) 时存活心肌节段收缩和舒张功能恶化。对于非缺血性心肌病的患者，其存活心肌随多巴酚丁胺剂量的增加而收缩和舒张功能恢复，并出现持续改善。极少数患者可能对多巴酚丁胺负荷试验无反应或出现恶化。有证据表明，出现"双期反应"的患者对血运重建治疗效果良好，而无反应甚至恶化的患者难以从血运重建中获益或获益很小。多巴酚丁胺负荷超声心动图试验特异性高而敏感性低。临床研究证实，采用多巴酚丁胺负荷超声心动图检查区分存活心肌并接受血运重建治疗的患者，其临床预后优于常规药物治疗。

5. 心肌存活性与核素心肌灌注显像

核素心肌灌注显像是最广泛用于评价心力衰竭患者存活心肌的无创影像学方法，在评估心肌的存活性方面敏感性高，对于缺血性心肌病患者的血运重建治疗具有重要的指导价值。

（1）^{201}T1-SPECT 显像：注射示踪剂如 ^{201}T1 后存活心肌摄取出现 ^{201}T1 增强显像。早期（5 min 内）心肌 ^{201}T1 摄取与冠状动脉血流有关，之后迅速从静脉清除，因此后期心肌 ^{201}T1 的分布主要与血液和心肌细胞内 ^{201}T1 浓度梯度有关。^{201}T1 显像增强提示存活心肌，但无再分布增强显像并不能完全排除有存活心肌。负荷 – 静息再分布 – 再注射显像和延迟静脉再分布显像是评价存活心肌最常用的方法。^{201}T1 静息再分布显像是在注射示踪剂后早期采集图像，再注射 3 ~ 4 h 后再次采集图像，而延迟再分布显像是在负荷后 24 ~ 48 h 注射 ^{201}T1 再分布后得到的图像。心肌血运重建治疗后收缩与舒张功能减退的节段或区域能否恢复其功能与示踪剂吸收量直接有关。血运重建后左心室功能的恢复程度主要取决于存活心肌的数量和范围。约 70% 的心力衰竭患者经 SPECT 证实有冬眠心肌和（或）负荷诱发的心肌缺血，但仅少数患者有心绞痛。无论是再分布 – 再注射显像还是延迟静息显像 – 再分布显像，示踪剂的摄取必须 > 50% 才能确定为存活心肌。

（2）^{99}Tc-SPECT：与 ^{201}T1 相似，负荷诱发的 ^{99}Tc 灌注缺损和静息时心肌摄取达 > 50% 可预测存活心肌，硝酸酯类药物负荷后进行 Sestamibi SPECT 检查可提高特异性和敏感性。SPECT 与 PET 敏感性较超声心动图高，但特异性较低。SPECT 与 PET 相比可低估存活心肌。

（3）^{18}FDG-PET：以 ^{18}FDG 为示踪剂，探测病灶区域心肌的糖代谢活动，是检测心肌存活性最敏感的方法。如果在心肌灌注较低的情况下糖代谢活动存在或较正常增强，表示病灶区心肌存活，糖代谢活动消失则为心肌坏死或瘢痕组织。前瞻性 PET 和再血管化治疗后恢复研究（the prospective PET and recovery following revascularization trial，PARR-2）表明，在左心室收缩功能严重减退的患者，使用 ^{18}FDG-PET 检测是否存在存活心肌并指导血运重建治疗，随访 1 年后血运重建治疗患者的预后优于常规治疗组。

综合目前的研究证据，核素心肌灌注显像 SPECT 检查灵敏度为 70% ~ 75%，PET 灵敏度为 85% ~ 90%，PET 检查优于 SPET；与符合超声心动图比较，SPECT 和 PET 的阴性预测值明显高于多巴酚丁胺负荷超声心动图，但阳性预测值低于超声心动图。利用多巴酚丁胺负荷超声心动图试验、SPECT 或 PET 心肌灌注显像等多种无创影像技术而形成的影像杂交技术，在评价缺血和非缺血心肌、识别心肌的存活性方面可显著提高准确性，弥补不同影像学检查的不足，对血运重建的治疗决策具有重要指导价值，有助于提高血运重建治疗的效果和准确评价血运重建治疗后心肌功能的恢复状态。

6. 心肌的存活性与心脏核磁共振成像

既往研究表明，静息 MRI 舒张末期左心室厚度 < 5 ~ 6 mm 是透壁性心肌梗死的标志，可排除存活心肌的可能；舒张末期左心室室壁厚度正常（≥6 mm）且左心室收缩功能减退的患者，给予多巴酚丁胺后左心室收缩功能恢复，表明存在存活心肌。心脏 MRI 检测心肌厚度有助于缺血诱发的慢性收缩功能不全患者的治疗决策，特异性较高。临床上可选用 Gd 对比剂进行延迟增强显像以评价存活心肌，早期 Gd 增强显像提示有存活心肌，延迟 Gd 增强显像常提示瘢痕组织，对于 AMI 或陈旧性心肌梗死存活心肌

或坏死心肌的判定较为准确。目前对于图像可靠且左心室功能减退的患者文献资料有限，随着心脏 MRI 技术改进，其在评估心肌存活性方面将具有更大优势。心脏 MRI 的预测准确度与多巴酚丁胺负荷超声心动图相似。其最大特点是空间分辨率高，可描绘瘢痕组织的透壁强度。但慎用或禁用于肾衰竭患者，体内有置入盒属物和金属装置的患者禁用。

将心脏 MRI 与多巴酚丁胺负荷显像相结合的影像杂交技术，有助于鉴别缺血性和非缺血性心肌，对血运重建治疗后心肌功能的恢复具有较好的预测价值。

四、缺血性心肌病的防治与预后

1. 预防措施

预防缺血性心肌病的关键是预防心肌缺血的发作和心肌梗死的发生。

（1）控制动脉粥样硬化可逆性的危险因素。

（2）稳定斑块和保护血管内皮，合理使用他汀类药物和 ACEI。

（3）预防和治疗心肌缺血发作，合理选用硝酸酯类药物、钙离子拮抗剂，以及 β 受体阻滞剂。

（4）抗血小板治疗，降低心肌梗死发生率。

（5）适时进行血管重建治疗，改善心肌缺血，避免心肌细胞损伤和坏死。

2. 治疗原则

（1）改善心肌供血和预防心肌缺血发作的药物治疗。

（2）对有存活心肌证据的患者特别是有重度左心室功能障碍的患者，血运重建与预后具有很强的相关性，主张尽早实施血运重建治疗，尽管血运重建治疗具有较高的风险。

（3）根据心功能分期（ABCD），心功能（NYHA）分级和 LVEF 实施标准化的抗心力衰竭药物治疗。

（4）既往有血栓栓塞史、心脏明显扩大、心房颤动或超声心动图证实有心室附壁血栓者，给予抗凝治疗。

（5）评估和治疗心律失常，符合指征者尽早安置心脏起搏器或 ICD。

（6）合理选择心脏再同步化、左心室辅助装置治疗。

（7）自体骨髓细胞移植、血管内皮生长因子（VEGE）基因治疗为缺血性心肌病提供了新的治疗手段。

3. 预后

缺血性心肌病预后不良，病死率高，5 年病死率为 50% ~ 84%。预后不良的主要预测因素包括心脏显著扩大（特别是进行性扩大）、严重心律失常和 LVEF 显著降低。主要死亡原因为进行性心力衰竭、心肌梗死和严重心律失常。对有存活心肌证据的患者实施血运重建可显著改善预后。

第二节 心律失常性心肌病

一、心律失常性心肌病的研究发展史

早在 20 世纪初，有人提出快速心律失常持续发作未经控制可诱发左心功能不全，在心室率控制之后心功能可部分或完全恢复。当时对快速心律失常与心功能不全之间的因果关系尚不清楚，直到 80 年代末，应用导管射频消融术根治快速性心律失常后心功能恢复正常，并结合动物实验前瞻性研究，其因果关系才得以明确肯定。

1990 年由 Gruz 等报道室上性心动过速频繁发作可导致心功能下降甚至发展成为心肌病，并且证实根治室上性心动过速后 1 个月心功能恢复，半年内心脏扩大可恢复正常，证实心律失常性心肌病是可逆转的。1992 年 Chien 等，用导管射频消融前后对比方法研究了一组非阵发性持续性心动过速，其 LVEF 明显降低，术后 2 个月 LVEF 明显改善，长期随访发现恢复正常。1993 ~ 1994 年 Redfield 和 Ohno 等，用动物模型的方法在心房或心室快速起搏，在快速起搏 24 h 后出现血流动力学改变，心功能开始损害且呈进行性加重，持续 3 ~ 5 周后达心力衰竭终末期，与人类心力衰竭血流动力学和神经内分泌的变化相似。

1993 年由 van Gelder 等对快速心室率的心房颤动患者进行了电复律前后的系列研究，内容包括心房、心室收缩功能与运动代谢试验，结果显示在 1 d ~ 1 周内 LVEF 和峰值氧耗量在 1 个月内无正相关性，提示晚期的心功能改善可能与心房颤动快心室率所致的心肌病逆转有关，而与心房功能恢复无关。1995 年先后由 Gaita、Menafoglio、Plumb 等报道了快速心律失常诱发心肌病，经导管射频消融治疗后心肌病形态学逆转及心功能恢复。此后又有不少研究涉及快速性心律失常性心肌病。

研究表明，快速性心律失常性心肌病心脏形态学上的主要改变为所有腔室显著扩大，以左心室舒张期增大最明显，左、右心室壁变薄或保持正常厚度，心脏重量无变化。在细胞水平上可见心肌细胞和细胞外基质结构、细胞外基质结构和心肌细胞基底膜 - 肌纤维膜界面均发生分离。细胞外基质的紊乱改变了心肌细胞的排列、压力耦联和传输以及毛细血管的开通功能。

二、心律失常型心肌病的定义及归类

心律失常性心肌病（arrhythmia induced cardiomyopathy，AIC）是指长期心动过速导致心脏扩大并最终引发心力衰竭的临床综合征，当心率或节律得到控制后，心功能可以部分或者全部恢复。1995 年 WHO 及国际心脏病学会（WHO/ISFC）工作组以病理生理和病因学为基础，更新了心肌病的定义和分类，而快速心律失常性心肌病虽未纳入分类，但已引起重视。其特点是长期心动过速可引起类似扩张型心肌病的表现即心脏扩大和心功能不全，一旦心动过速得以控制，原来扩大的心脏和心功能不全可部分或完全恢复正常。心动过速心肌病多见于室上性心动过速、房性心动过速、心房扑动、心房颤动、AVNRT 或 AVRT，其最大特点是具有可逆性。因此识别和根治这一类型心肌病的诱因即心律失常，对该型心肌病具有极大的临床诊断价值。2006 年 AHA 发表了"现代心肌病定义和分类"，将 TIC 与围生期心肌病、酒精性心肌病一同包含在获得性心肌病范畴中。2008 年 ESC 发表的"心肌病分类共识"，将 AIC 归类为扩张型、非家族性和非基因型心肌病。

AIC 并非仅仅由规律地室上性心动过速或室性心动过速诱发，实际上一些不规律的心律失常，如心房颤动、心房扑动、频发的室性期前收缩等也是 AIC 的常见原因。一些长期显著的缓慢性心律失常如果得不到有效和及时的治疗，也会出现心脏扩大和心力衰竭的临床表现。心动过速性心肌病（tachycardia induced cardiomyopathy，TIC）是 AIC 最常见的类型。TIC 表现谱很广，根据患者有无基础心脏病而分为单纯型和不纯型。单纯型即在心脏扩大、心功能不全发展过程中，快速性心律失常是心肌损害的唯一因素，患者发病前无基础心脏病；不纯型，即患者存在器质性心脏病，在心功能不全的发展中，基础心脏病和快速性心律失常这两种因素均起作用。

三、心动过速性心肌病的发病机制及病理变化

1. 发病机制

（1）快速心律失常持续发作可导致心肌能量耗竭，以及能量利用过程障碍等引起的损害。

（2）持续性心动过速可导致每克心肌组织血流量下降 50% 和心内膜与心外膜血流比值下降，但冠状动脉结构无异常，被视为心肌血流储备功能下降。

（3）心肌收缩储备功能下降，包括心肌对各种正性肌力作用的因素和对容量负荷反应能力减弱，对心脏交感神经反应能力降低，主要是由心肌细胞上 β 受体密度下降、腺苷酸环化酶及钙调节异常，导致肌纤维膜上 Na^+-K^+-ATP 酶活性下降。

（4）心肌细胞和细胞外基质重构。

2. 病理变化

持续性心动过速可严重损害心脏收缩功能和舒张功能。心动过速的频率和持续时间是决定 TIC 发生发展和可逆的主要因素。

（1）血流动力学改变：心动过速能够引起严重的收缩和舒张功能不全，表现为左、右心室每搏量的显著下降，左、右心房压的显著升高，肺毛细血管楔压、肺动脉压等均有轻度升高。随着时间的延长，心功能持续恶化，最终发展为终末期心力衰竭。终止心动过速后，LVEF 增加，左心室收缩末容积显著

下降，临床症状也得到改善。

（2）心肌机械重构：心肌机械重构是由一系列复杂的分子和细胞机制导致的心肌结构、功能和表型的变化。神经内分泌活性增强，主要引起体内多种神经内分泌因子活性改变，表现为血浆心钠肽、内皮素 –1 水平逐渐升高，并与心力衰竭严重程度明显相关，肾素、肾上腺素、去甲肾上腺素及血浆醛固酮水平也有不同程度升高；心肌能量代谢异常，表现为心肌能量损耗和能量利用障碍；心肌缺血及心肌血流再分布，表现为心肌内膜下与心肌外膜血流比值异常和冠状动脉血流储备能力的减弱；心肌收缩储备能力下降，表现为心肌对各种正性肌力作用的因素和对容量负荷反应能力下降；细胞外基质重构，如缝隙连接蛋白水平显著下降，与结缔组织重构密切相关的金属蛋白酶 –2 水平升高，金属蛋白酶组织抑制剂 –2 水平下降；心肌细胞凋亡增多，心房及心室超微结构显示心肌细胞肥大、不同程度的纤维化、肌溶解以及细胞凋亡。

（3）心肌电重构：如反映心室复极特性的 QTc 间期明显延长，外膜下、中层及内膜下心肌钾通道（I_{k1} 和 I_{to}）强度明显降低，提示心室复极异常并伴有相应离子流变化。可逆性是 TIC 的重要特征，但不是所有患者都能完全恢复，甚至部分患者心功能不能逆转。实际上，早期 LVEF 的恢复可能只是左心室心肌细胞代偿性肥大、左室壁压力降低等代偿性改变的结果，而并非心肌显微结构和心肌细胞收缩功能的真正恢复。

四、快速心律失常性心肌病的临床特点

各种快速性心律失常均可导致 TIC，包括心房颤动、心房扑动、紊乱性房性心律失常、阵发性室上性心动过速、无休止性交界区心动过速、特发性室性心动过速、束支折返性心动过速、频发期前收缩以及永久性起搏器的心室起搏等。导致 TIC 的心动过速大多为持续性，但也有部分患者为频繁发作的阵发性心动过速，临床最常见的导致 TIC 的心律失常类型为快心室率的心房颤动。此外，甲状腺功能亢进症和嗜铬细胞瘤也可导致 TIC。

TIC 可发生于任何年龄，研究中入选的 TIC 患者多为成年人，年龄多为 50 ~ 60 岁。其发生率是否存在性别差异尚未清楚，但研究入选的患者中男性约占 2/3。有在妊娠 24 ~ 33 周的胎儿发生持续性室上性心动过速并给予官腔内复律的报道。

TIC 发生的时间跨度大，单纯型和不纯型 TIC 患者发生心肌病的时间不同，可从发现心动过速后的数周至 20 年不等。这与患者对心动过速耐受性的个体差异有关。单纯型 TIC 患者对慢性心动过速的耐受性较好，可有较长的无症状期；不纯型 TIC 患者容易产生症状。

TIC 的发生高度依赖于过快的心室率与有无基础心脏病，心率越快心肌病的症状出现越早，单纯型 TIC 患者对长期心动过速耐受性较好可无症状，相反不纯型 TIC 患者易产生症状，求医较早。心动过速的心室率常 > 100 次 /min，心律失常持续的时间越长，TIC 的可能性越大。同样，每日心动过速持续的时间越长，也越容易导致心肌功能改变。动物研究显示，心动过速每日持续时间较长或反复发作，可诱发心力衰竭。

TIC 患者的心力衰竭临床表现与其他心脏病相似，如胸闷、气促、咳嗽、乏力、倦怠、体力下降、食欲减退、下肢水肿等，严重时出现不能平卧、夜间阵发性呼吸困难等。TIC 患者的心力衰竭多为轻中度。除心力衰竭症状外，TIC 患者常伴有明显的心悸，其心悸多早于气促出现，也有部分患者出现黑蒙、晕厥等心动过速相关症状。

快速心律失常控制或终止后心脏形态和功能恢复程度亦不同，可以是完全性、部分性恢复或完全不能恢复。心动过速持续时间长短不同，心肌损害程度也不一样，并且与基础心脏情况密切相关。临床研究发现，快速心律失常性心肌病的心脏形态与功能恢复，通常在心动过速完全终止 1 个月开始，6 ~ 8 个月达到最大恢复，其恢复过程缓慢。心功能及心脏形态恢复时间不一致，可能与心肌高能磷酸盐耗竭时间的不同有关。另外，原发病的自然进程和治疗情况也会影响心脏形态和功能的恢复。

五、快速心律失常性心肌病的诊断与鉴别诊断

至今尚无统一的且特异的指标确诊 TIC，TIC 的诊断绝大多数是回顾性的。目前，临床诊断 TIC 主要依靠病史及临床表现，是一种排除性、回顾性诊断。可依据发生心动过速、心脏扩大、心功能不全的时间顺序，结合心脏 X 线正位片、超声心动图、心电图、冠状动脉造影等，以及心动过速终止后心功能恢复情况来诊断。当患者心脏扩大或心力衰竭和快速心律失常同时存在，或心律失常反复发作时，应考虑 TIC。快速心律失常每天发作超过总时间的 10% ~ 15%，可诱发心肌病。典型病例见于 PJRT、心房扑动、预激综合征伴心房颤动等。在有基础心脏病的患者伴有快速性心律失常时，亦应考虑本病。不应只认为心律失常继发于心脏病，心功能不全和心律失常之间常存在恶性循环。快速心律失常性心肌病的心脏形态学和功能学研究证实，心脏输出量降低，LVEF 下降，收缩末和舒张末容量增大，舒张末压和肺动脉压升高，但周围血管和肺血管阻力正常，终止心动过速后可使症状和运动耐量改善，LVEF 增高，左心室收缩末和舒张末容积减小。

1. TIC 的诊断线索

（1）心动过速发生前心功能正常。

（2）频繁或持续的心动过速发作后心功能呈进展性损害，并排除其他导致心功能减退的因素。

（3）心动过速或心率控制后，心功能改善和恢复。绝大部分的 TIC 患者心功能在心动过速控制后可显著改善，但即使心功能无改善也不能完全排除 TIC，因为 TIC 晚期心功能损害可能为不可逆的。

2. TIC 的诊断标准

（1）符合扩张型心肌病的诊断标准。

（2）慢性心动过速发作时间超过每天总时间的 12% ~ 15% 以上，包括 SART、房性心动过速、PJRT、心房扑动、心房颤动和持续性室性心动过速等。

（3）心室率常 ≥ 160 次 /min，少数只有 110 ~ 120 次 /min。

3. TIC 的鉴别标准

临床上 TIC 患者很容易被误诊为特发性扩张型心肌病。目前，临床诊断为扩张型心肌病的患者中有部分其实是 TIC 患者。TIC 与扩张型心肌病的临床表现和超声心动图检查很相似，患者初次就诊时很难明确鉴别两者。左心室收缩末 / 舒张末内径（67 mm/115 mm）可能是诊断 TIC 的最佳预测指标。其他导致心力衰竭的心脏病也需要排除，尤其是老年患者首发表现为缺血性心肌病，冠状动脉造影可明确诊断。

六、快速心律失常性心肌病的治疗

快速心律失常性心肌病的治疗目的是控制心室率，纠正该病诱发的心脏扩大或心功能不全的状态，同时对合并基础心脏病患者加强原有心脏器质性病变的治疗。控制心室率的方法有药物治疗和射频消融术两种方法，治疗的关键和终点是纠正心律失常诱发的心脏扩大和心功能不全，如能恢复窦性心律则更理想。治疗越早，治愈的可能性越大。

1. 药物治疗

（1）婴幼儿或儿童，如药物疗效好，无明显不良反应，可考虑先行药物治疗，避免因年龄太小接受介入治疗可能发生的并发症。

（2）射频消融术前辅助治疗。

（3）用于某些不愿或不能实施射频消融术的患者。药物的选择应遵循个体化原则。有报道显示，胺碘酮治疗慢性房性心动过速所致的 TIC 有效；β 受体阻断药能有效控制心室率，改善和延缓心室重构，对代偿性儿茶酚胺增多的慢性心功能不全者疗效尤为显著。除抗心律失常药物外，常需要联用利尿药、正性肌力药物和血管扩张剂等。除针对心律失常治疗之外，有研究提示也可针对已发生的心肌细胞改变或神经内分泌激活进行干预。心动过速终止后早期应用 ACEI 有可能加快心肌细胞的恢复，这对于心律失常不能根治的患者可能更重要。

2. 射频消融术

能有效根治快速性心律失常，是目前治疗快速性心律失常最理想的方法，也是TIC最主要的治疗方法。我国现行的《射频消融术治疗快速性心律失常指南（修订版）》指出：射频消融术对折返性心动过速如AVNRT或AVRT根治成功率达97.8%，特发性室性心动过速可达97.2%，心房颤（扑）动的成功率为50%~90%。该指南建议将AVRT、PJRT、房性心动过速、心房扑动、特发性室性心动过速、不适当窦性心动过速等反复发作或合并TIC者，作为射频消融术治疗的明确适应证。指南还指出，慢性心房颤动伴快速心室率药物控制不良且出现TIC者，是实施房室交界区射频消融治疗的明确适应证。

第三节　糖尿病心肌病

一、发病机制

糖尿病心肌病（diabetic cardiomyopathy）：1972年由Rubler首先提出。在35~64岁人群的Framingham队列研究中，即使校正了血压、年龄、胆固醇、体重和冠心病后，糖尿病男性充血性心力衰竭的危险性增加4倍，糖尿病女性发病率增加8倍。糖尿病心肌病发病机制复杂，包括细胞和分子干扰、代谢异常等，胰岛素可能在糖尿病心肌病的细胞和分子机制中发挥着中心作用。不同的糖尿病动物模型研究提示：心肌细胞内Ca^{2+}浓度降低，钙平衡失调；肌纤维蛋白存在着异常，包括肌钙蛋白I和肌球蛋白轻链磷酸化的改变，可能对收缩功能的损伤起作用；进一步的糖基化引起异常胶原交联，可能出现心肌顺应性下降。病变特征与其他非缺血性心肌病相似，包括心肌细胞肥大、间质纤维化和PASC过碘酸（雪夫染色）阳性物质浸润，冠状小动脉基膜增厚，心肌内可见微血管改变。

二、临床特点

多见于中、重度糖尿病患者，糖尿病的病程常≥5年，女性多于男性。早期表现为舒张功能障碍，继而出现收缩功能障碍，逐渐出现明显的心力衰竭表现。初期可无临床症状和体征，病情发展可出现心悸、气短、颈静脉怒张、水肿、肝肿大等心力衰竭表现。心电图可正常，也可出现P波宽大或双峰，T波低平或双向改变，并可出现多种心律失常。超声心动图显示左心房增大，左心室舒张功能障碍，心肌局限性回声增强、增粗并呈斑点状反射，左心室壁增厚，运动幅度降低，左心室扩张，等容收缩期（isovolumic contraction time，IVST）延长和左心室射血时间（left ventricular ejection time，LVET）缩短，IVST/LVET增大。心室舒张和收缩功能同时受损是中后期表现。多普勒组织成像技术能够发现早期轻微的心室功能障碍，主要表现为室间隔后部和侧壁心肌收缩期峰值速度及舒张早期速度降低，左心室不同节段收缩不同步，E波减速时间缩短，A波无明显变化，E/A < 1，等容舒张时间延长。心肌背向散射积分能较敏感地反映早期糖尿病心肌超微结构的改变和收缩功能受损，主要表现为室间隔和左心室后壁标化背向散射积分值及标化背向散射积分值跨壁梯度明显升高，背向散射积分周期变异幅度降低，主要与弥散性心肌纤维化有关。糖尿病心肌病患者通常冠状动脉造影正常，但糖尿病常合并冠心病，需要与缺血性心肌病鉴别。

三、临床诊断

（1）临床前心肌病变（preclinical cardiomyopathy）：糖尿病的病程≥5年，临床上无明显症状，心电图检查正常，超声心动图检查显示舒张功能障碍、IVST/LVET增大、左心室肥大、室间隔增厚等。

（2）糖尿病心肌病：临床上有早期心肌病的表现，劳力时出现呼吸困难，伴有心律失常、心脏扩大，超声心动图检查相应异常。

（3）排除相关疾病：冠状动脉造影正常，并除外其他器质性心脏病。

四、治疗

目前尚无特异的治疗方法。治疗主要以改善生活方式，控制血糖、血压、血脂为主。糖尿病常合并冠心病，心肌缺血可明显加快糖尿病心肌病的进展，心肌缺血的早期发现和治疗有助于延缓糖尿病心肌病的发展。发生心力衰竭时应常规抗心力衰竭治疗。

第四节　酒精性心肌病

一、酒精性心肌病概述

酒精性心肌病（alcoholic cardiomyopathy，ACM），是指长期大量的摄入乙醇引起的心肌病变，以心脏扩大、心律失常和充血性心力衰竭为特征，属于继发性心肌病中的中毒反应所致的心肌病。Pate 和 Hemerv 等的研究显示，长期大量饮酒可使心脏扩大，心肌纤维结构紊乱，心肌收缩功能减退，射血分数降低，明显增加脑卒中和高血压的危险性，且与心源性猝死明显相关。目前国内对 ACM 的研究较少，近年来其发病率呈上升趋势。在西方国家，ACM 占所有非缺血性 ACM 的 21%～36%；在美国，ACM 约占所有心肌病的 3.8%。ACM 以男性居多，女性患者仅占 14%。欧美经济发达国家的 ACM 发病率高于世界其他国家。

二、酒精性心肌病发病机制与病理变化

1. 病因与发病机制

ACM 病因明确，系乙醇及其代谢产物乙醛毒性效应所致的心肌病，但其发病机制尚不完全清楚。乙醇及其代谢产物乙醛损伤心肌的机制可能为：①通过其脂溶性的生物学特性，损害心肌细胞膜的完整性。②影响细胞器功能，以致心肌能源供应减少，参与三羧酸循环的酶从细胞中逸出，导致细胞能量代谢异常。③影响细胞膜的离子通透性，使 K^+、磷酸盐或 Mg^{2+} 丢失，而细胞内 Ca^{2+} 超载，导致心肌收缩力下降，同时 K^+、Mg^{2+} 从细胞内移出增多，引起除极和复极不均一，传导减慢，成为折返和自律性电生理异常的基础。④乙醛可增强儿茶酚胺释放，心肌长期受高浓度儿茶酚胺刺激可致心肌肥厚和心律失常。⑤兴奋交感神经，刺激冠状动脉上的 α 肾上腺素能受体，引起冠状动脉痉挛，造成心肌缺血。⑥乙醛可与许多蛋白结合，使一些蛋白丧失正常生理功能，原有的抗原结构变化触发免疫反应，从而损伤心肌。⑦长期饮酒可致营养障碍、B 族维生素及叶酸不足，造成维生素 B_1 缺乏。⑧酒类的某些添加剂中含有钴、铅等有毒物质，长期饮用可引起中毒或心肌损伤。

2. 病理变化

ACM 病理改变无特异性，类似于扩张型心肌病。肉眼可见心脏体积增大，质量增加，各心腔均可有扩大（以左心室扩大为主），心肌苍白松弛，心内膜可见纤维瘢痕形成及斑片样增厚。光镜下可见心肌细胞肥大，脂肪堆积，心肌纤维排列紊乱和溶解坏死，细胞内大空泡形成及程度不等的间质纤维化。冠状动脉小分支内膜增生、水肿。电镜常显示心肌细胞肿胀，心肌脂肪小滴及糖原过多，肌质网排列紊乱和线粒体异常等。

三、酒精性心肌病临床表现

有研究报道，每日饮酒 > 90 g、1 周最少饮酒 4 d 并持续 > 5 年的人，有可能发展成无症状 ACM。达到一定剂量的乙醇摄入水平时，ACM 病情的严重程度主要与饮用乙醇的持续时间相关，但是饮酒量和 ACM 的发生发展也存在明显的个体差异。1997 年国内周欣等报道，心肌肥厚程度与乙醇摄入总量呈正相关。ACM 起病隐匿，多发生在 30～55 岁的男性，有长期大量饮酒史，临床主要表现为心功能不全和心律失常，与扩张型心肌病相似。

1. 临床症状

（1）以心悸、胸闷多见，常于饮酒后发作，少数患者伴非特异性胸痛和晕厥。

（2）通常出现全心衰竭，但常以进行性左心衰竭为主要表现。

（3）长期大量饮酒可同时累及神经系统、肝脏、骨骼肌等靶器官，出现相应的症状。

2. 临床体征

心脏扩大呈普大型，左心扩大尤为显著，常伴有房室瓣关闭不全的杂音以及相应瓣膜心音的改变，可出现各种类型的心律失常，以房性心律失常和室性期前收缩多见，可见束支传导阻滞尤其是 RBBB，少见 AVB。

四、酒精性心肌病诊断与治疗原则

1. 诊断标准

（1）符合扩张型心肌病的诊断标准。

（2）长期饮酒史并达到 WHO 规定标准（女性 > 40 g/d，男性 > 80 g/d，饮酒史 > 5 年）。

（3）既往无其他心脏病史。

（4）早期发现在患者戒酒 6 个月后 DCM 临床状态得到缓解。

2. 鉴别诊断

由于以心脏显著扩大和心力衰竭为主要临床表现，因此应当与导致心脏显著扩大的相关疾病相鉴别，包括扩张型心肌病、缺血性心肌病、高血压性心脏病、肥厚型梗阻性心肌病、联合瓣膜病、法洛四联症等。大量长期的饮酒史是重要的鉴别诊断线索，停止饮酒后 6 个月内心功能明显恢复是主要的鉴别点。

3. 治疗原则

饮酒导致 ACM，饮酒加重 ACM 的心功能不全，戒酒是恢复心功能和防止心力衰竭继续发展的首要因素。对于有心脏扩大和心力衰竭症状的患者，可使用利尿剂、ACEI 或 ARB、β 受体阻滞剂、醛固酮受体拮抗剂治疗。心肌细胞营养剂如维生素 C、肌苷、ATP、环磷腺苷、1，6 二磷酸果糖、极化液等可适当使用。长期饮酒常引起 B 族维生素缺乏，应当补充 B 族维生素尤其是维生素 B_1。如果出现心律失常，根据心律失常的类型选择抗心律失常药物，但要注意抗心律失常药物的负性肌力作用，避免加重心力衰竭。由于戒酒后心功能多有不同程度的恢复，因此 ACM 患者预后多良好。

第五节　围生期心肌病

1. 定义

1980 年 WHO/WHO/ISFC（国际心脏病协会联合会）巴黎会议定名为围生期心肌病（peripartum cardiomyopathy，PPCM）。PPCM 是指妊娠前无器质性心脏病史，在妊娠末 1 个月至产后 5 个月内发生的以左室功能障碍为主要临床表现的心肌病。

2. 发病情况

该病在不同国家和种族发病率有明显的差异，好发于热带和亚热带地区。美国发病率为 1：15 000，海地 1：400，南非 1：1 000，我国较少见。多见于 30 岁以上的经产妇、双胎、妊娠高血压综合征和产后高血压的患者。预后不良，病死率较高，为 25% ~ 60%，而且新生儿的病死率也明显升高。

3. 发病机制

目前尚不清楚。病变主要在心肌组织，可能与病毒感染、遗传因素、自身免疫、营养不良、内分泌失调等因素有关。类似扩张型心肌病的病理解剖与病理生理表现，多数于分娩后心脏的大小和功能逐渐恢复。高龄妊娠、多次妊娠是其危险因素。

4. 临床特点

多数表现为心力衰竭，少数表现为心律失常和血栓栓塞。发病距分娩时间越近，病情越重。临床轻重程度差异很大，轻者仅有乏力、运动耐量下降、劳累后呼吸困难等，重者出现呼吸困难、咯血、肝肿大、水肿等，部分表现为急性心力衰竭。可出现体循环和肺循环栓塞。心电图检查无特异性表现，常为左心室肥厚、ST-T 段异常及各种心律失常。X 线检查显示心脏扩大、肺瘀血。超声心动图表现类似于扩张型心肌病的征象。

5. 诊断标准

（1）既往无器质性心脏病或其他引起心力衰竭的明确病因。

（2）妊娠末 1 个月至产后 5 个月内无任何原因突然或逐渐发生心悸、呼吸困难、端坐呼吸或左心衰竭的表现。

（3）超声心动图检查显示左心室腔扩大、室壁运动减弱等类似于扩张型心肌病的改变。

6. 治疗

（1）一般治疗：休息、吸氧、低盐饮食、加强营养等。

（2）抗心力衰竭治疗：发生心力衰竭时，给予利尿剂、洋地黄或减轻心脏负荷的药物。β 受体阻滞剂于妊娠 3 个月后可以使用，已有研究表明卡维地洛可降低扩张型心肌病孕妇妊娠期的病死率，但对围生期心肌病孕妇的作用缺乏研究资料。ACEI 与 ARB 妊娠期禁用，分娩后却是治疗的主要药物。由于 ACEI 与 ARB 可通过乳汁分泌，应该停止哺乳。使用洋地黄类药物效果不良时，可选用非洋地黄类正性肌力药物。

（3）糖皮质激素：经积极抗心力衰竭治疗后，若病情无明显改善，可考虑使用糖皮质激素治疗，常选用地塞米松或泼尼松。

（4）免疫球蛋白：静脉使用免疫球蛋白可能有益。

（5）抗栓治疗：因栓塞发生率高，而且病死率高，抗凝治疗非常重要。若伴有深静脉血栓形成或发生血栓栓塞并发症者，应当使用抗凝剂。

（6）终止妊娠：适用于严重心力衰竭和难治性心力衰竭。发生于妊娠晚期的围生期心肌病，如有血流动力学变化，应考虑在有创血流动力学监测下实施剖宫产术。

7. 预后

早期诊断和治疗能够明显降低病死率，多数患者经治疗后心脏可完全恢复，发病 > 6 个月心脏仍不能恢复正常者，提示预后不良。必须强调的是，凡遗留心脏扩大者，应当避免再次妊娠，因再次妊娠时复发率、病残率和病死率均较高。美国 PPCM 的病死率为 25% ~ 50%，其中血栓栓塞引起的死亡占 30%。有 50% ~ 60% 患者产后 6 个月内临床状态和心功能完全或近乎完全恢复正常，其余患者出现持续性心力衰竭，甚至需要心室辅助装置或心脏移植，部分因心力衰竭持续加重而死亡。预后不良的主要因素包括高龄妊娠、多次妊娠、严重左心室扩大、分娩后延迟出现症状、肺动脉高压，以及心电图检查出现传导障碍。

微信扫码
◆ 临床科研
◆ 医学前沿
◆ 临床资讯
◆ 临床笔记

第九章

先天性心脏病

第一节　房间隔缺损

根据房间隔缺损（atrial septal defect，ASD）胚胎学发病机制和解剖学特点可将 ASD 分为继发孔型和原发孔型。前者常见，占 ASD 的 60% ~ 70%，是介入治疗的主要类型；后者占 ASD 的 15% ~ 20%，缺损位于房间隔的下部，因原发房间隔发育不良或者心内膜垫发育异常导致，其上缘为原发房间隔形成的弧形边缘，下缘为二尖瓣、三尖瓣的共同瓣环，需要手术矫正。

继发孔型 ASD 的总体自然闭合率可达 87%。3 月龄以前婴儿 3 mm 以下的 ASD 在 1.5 岁内 100% 可自然闭合；缺损 3 ~ 8 mm 在 1.5 岁内有 > 80% 可自然闭合；缺损 > 8 mm 者很少能够自然闭合。ASD的自然愈合年龄为 7 个月至 6 岁，中位数为 1.6 岁。右心室增大者的自愈率为 9.5%，右心室正常的自愈率为 63.6%。大多数 ASD 儿童一般无症状，亦不影响活动，多数患者到了青春期后才出现症状。大、中型 ASD 在 20 ~ 30 岁将发生充血性心力衰竭和肺动脉高压，特别是 35 岁后病情发展迅速。如果不采取干预措施，患者可因肺动脉高压而使右心室容量和压力负荷均增加，进而出现右心衰竭，而且无论是否手术治疗，均可在术后出现房性心律失常（心房扑动或心房颤动）。此外，部分患者可因反常血栓而引起脑血管栓塞。对于手术干预的预后，据 Murphy 报道，术前无肺动脉高压、心力衰竭及心房颤动的患者，早期施行关闭手术，生存率与正常人相同。随访发现，24 岁前实施手术者，长期生存率与正常同龄同性别的对照组相同。40 岁后手术者，心房颤动的发生率明显升高。因此，对于成人 ASD 患者，只要超声心动图检查有右心室容量负荷的证据，均应尽早关闭缺损。另外，尽管传统上认为 < 10 mm 的小型 ASD无心脏扩大和症状，可不做外科手术治疗，但考虑到小型 ASD 可能并发反常血栓和脑脓肿，而且这两种并发症好发于成年人，尤其是 60 岁后，因此成年人小型 ASD 也主张选择介入治疗。

一、房间隔缺损的病理变化

ASD 是指胚胎发育过程中，房间隔的发生、吸收和融合出现异常，导致左、右心房之间残留未闭的缺损，左、右心房之间的血流形成持续的异常沟通。ASD 约占所有先心病的 10%，占成人先心病的20% ~ 30%，女性较多见，男女发病比例为 1 :（1.5 ~ 3）。

1. 解剖分型

根据不同的解剖类型分为：①第一孔（原发孔）未闭：位于房间隔下部，一般缺口较大，缺损下缘缺乏房间隔组织，而由室间隔上部和二尖瓣、三尖瓣所形成，常伴有二尖瓣前瓣叶裂缺，少数有三尖瓣隔瓣叶裂缺。②第二孔（继发孔）未闭：约占 ASD 的 80%。位于房间隔中部卵圆窝处，直径较大，常为 1 ~ 3 cm。部分患者缺损位置较低，缺损下缘延伸入下腔静脉入口处，为低位缺损。有报道，继发孔

ASD 总体自然闭合率可达 87%，但缺损 ≥ 8 mm 者很少能够自然闭合。③高位缺损：位于房间隔上部，缺损上缘连接上腔静脉开口处，一般缺口较小。冠状静脉窦缺损则位于正常冠状静脉窦开口处。④房间隔完全缺失：形成单心房，如室间隔无缺损，心脏则形成一房两室的畸形，极为少见。⑤ASD 可合并其他先天性畸形，如肺静脉畸形引流入右心房，左侧上腔静脉永存、二尖瓣狭窄、肺动脉口狭窄、三尖瓣闭锁或三尖瓣下移畸形等。ACC/AHA 将 ASD 分为继发孔缺损（约 75%）、原发孔缺损（约 15%）、静脉窦型缺损（5% ~ 10%）以及冠状静脉窦缺损（< 1%）。

2. 病理生理变化

房间隔缺损→左向右分流→右心室负荷过重（上、下腔静脉回流 + 左向右分流）→右心室排血量增大 + 右心室扩大→肺循环血流量常增加 2 ~ 4 倍→肺动脉高压逐渐形成→左心房负荷增大→左心房扩大→左向右分流→体循环血流一般保持正常。分流量大小主要取决于缺损大小、左右心房压差、肺循环阻力高低以及右心室的顺应性。原发孔型未闭伴有二尖瓣关闭不全时可出现左心室增大。ASD 合并后天性二尖瓣狭窄时形成 Lutembacher 综合征，右心室、右心房和肺动脉主干扩大明显，左心室排血量显著减少。合并显著的肺动脉高压、肺动脉口狭窄、三尖瓣闭锁或下移畸形或严重右心衰竭时，右心房压 > 左心房压，发生右向左的分流。

二、房间隔缺损的临床表现及辅助检查

1. 临床症状

①症状轻重不一，从无症状到有心力衰竭症状。小儿可能有进食困难、频发呼吸道感染症状。发紫仅见于严重左向右分流时，偶见声音嘶哑（肺动脉扩大并压迫喉返神经）。②常合并房性心律失常，并发感染性心内膜炎少见。

2. 主要体征

①根据缺损大小可有或无明显体征。缺损明显者发育差，体格瘦小，左胸隆起甚至脊柱后突。②胸骨左缘处有抬举样搏动，心浊音界增大。③胸骨左缘第 2 肋间闻及收缩期吹风样杂音，呈喷射性，为肺循环血流量增加引起肺动脉瓣相对性关闭不全所致。④P_2 增强并分裂，为固定分裂（不受呼吸周期与 Valsalva 动作的影响）。⑤肺动脉瓣区在杂音前和 S_1 后闻及短促而高亢的收缩期喷射音，较少闻及肺动脉瓣区舒张期杂音（肺动脉压显著升高致肺动脉瓣关闭不全）。⑥极少数闻及三尖瓣相对性狭窄的隆隆样杂音。⑦原发孔未闭伴二尖瓣关闭不全时在心尖区可闻及收缩期吹风样杂音。

3. 辅助检查

①心电图：P 波幅度升高，间期延长，心电轴右偏，RBBB 多见，右心室肥大少见。②X 线检查：肺总动脉干突出，肺动脉增粗，肺门血管影增粗且搏动明显（肺门舞蹈征），肺野充血，右心房和右心室扩大，主动脉弓缩小。③超声心动图检查：二维超声显示房间隔回声中断，多普勒超声具体显示其分流部位。④MRI 检查：可在不同切面显示 ASD。⑤多排螺旋 CT 检查：通过多个切面扫描显示房间隔的形态特征。⑥心导管检查：通过血氧含量变化推断有无分流，发现肺动脉口狭窄，评估肺动脉压等。

三、房间隔缺损的诊断与鉴别诊断

1. 临床诊断

根据典型体征与辅助检查不难诊断，但要注意 ASD 常合并瓣膜病变与其他先天性心脏畸形，临床诊断过程中避免漏诊。

2. 鉴别诊断

①正常生理情况：正常儿童也可闻及 ASD 的类似杂音和 S_2 的改变，应当行影像学检查特别是超声心动图检查加以鉴别。②室间隔缺损：室间隔缺损左向右分流量大时，X 线、心电图检查类似于 ASD 表现，但其杂音位置较低且响亮，多伴有震颤，左心室常扩大，必要时行超声心动图等检查以明确诊断。③原发性肺动脉高压：体征、心电图及 X 线检查可有类似 ASD 表现，但肺野无充血表现，甚至更清晰，

超声心动图检查显示肺动脉压升高而无左向右分流的证据。④瓣膜型单纯肺动脉口狭窄：因许多临床表现与 ASD 相似，有时鉴别较困难。鉴别点在于其杂音较响，常伴震颤，P_2 减轻或不能闻及；X 线显示肺野清晰，肺纹理稀疏；超声心动图检查可见肺动脉瓣异常。⑤部分性肺静脉畸形引流：因引流于右心房及其附近的静脉，在右心房部位产生左向右的分流，所引起的血流动力学改变、临床表现与 ASD 极其相似，鉴别诊断有时非常困难。但临床上常见的是右侧肺静脉异常引流入右心房并与 ASD 合并存在，肺部 X 线断层摄片可见畸形肺静脉阴影，右心导管可经右心房而直接进入肺静脉，有助于确诊。

四、房间隔缺损干预前后的临床评估

1. 干预前的评估

①评估症状：包括呼吸困难、疲劳、运动耐量、心悸、晕厥。②评估分流量：超声心动图检查提示右心室负荷增加，胸片提示肺充血表现。③评估缺损的大小与位置：如原发孔、继发孔、静脉窦和冠状窦。④评估相关病变：包括二尖瓣病变、肺动脉瓣狭窄、肺静脉异常、永存左位上腔静脉、冠状动脉相关疾病。⑤评估肺动脉压：通过超声心动图测定三尖瓣口的反流量可估测肺动脉压。⑥评估心律失常：如心房颤动、心房扑动、阵发性房性心动过速、病态窦房结综合征、心脏传导阻滞。⑦评估反常栓塞：包括静脉瘀血、无滤过装置的静脉通路、留置导管等。需强调的是：影像学检查已明确无并发症的年轻 ASD 患者，无须进行心导管检查；具有肺动脉高压时，最大运动负荷试验仅适用于临床症状与检查结果不符，或血氧饱和度易发生轻中度变化的轻、中度肺动脉高压患者，禁用于重度肺动脉高压患者；对于具有危险因素并怀疑冠状动脉疾病的患者可行冠状动脉造影检查。

2. 干预后的评估

包括术后 24 h 评估，1、3、6 个月至 1 年随访评估，特殊情况下的每年评估。导管介入治疗后评估的项目包括：封堵器的位置、封堵器血栓形成、封堵器磨损心房壁或主动脉、封堵器邻近结构、房室瓣、冠状静脉窦、上腔静脉、肺静脉、主动脉、术后 6 个月内发生心内膜炎或残余分流。外科手术后评估的项目包括：心包积液或缩窄、残余分流、右心室舒张和收缩功能障碍、肺动脉压、二尖瓣反流、肺静脉狭窄以及腔静脉狭窄、心律失常、三尖瓣反流。如果发生或持续存在肺动脉高压、房性心律失常、右心室或左心室功能障碍、合并瓣膜或其他心脏病变时，应当每年评估。

五、房间隔缺损的介入治疗

1. 单纯房间隔缺损的介入治疗

（1）适应证：①通常年龄 ≥ 3 岁。②继发孔型 ASD 直径 ≥ 5 mm，伴右心容量负荷增加，≤ 36 mm 的左向右分流 ASD。③缺损边缘至冠状静脉窦，上、下腔静脉及肺静脉的距离 ≥ 5 mm，至房室瓣 ≥ 7 mm。④房间隔的直径大于所选用封堵伞左心房侧的直径。⑤必须外科手术的其他心脏畸形。

（2）相对适应证：随着 ASD 介入技术的提高和经验的积累，国内专家提出了相对适应证。具体包括：①年龄 < 3 岁，但伴有右心室负荷。② ASD 前缘残端缺如或不足，但其他边缘良好。③缺损周围部分残端不足 5 mm。④特殊类型 ASD 如多孔型或筛孔型 ASD。⑤伴有肺动脉高压，但 QP/QS ≥ 1.5，动脉血氧饱和度 ≥ 92%，可试行封堵。

（3）禁忌证：①原发孔型 ASD 及静脉窦型 ASD。②感染性心内膜炎及出血性疾患。③封堵器安置处有血栓存在，导管插入处有静脉血栓形成。④严重肺动脉高压导致右向左分流。⑤伴有与 ASD 无关的严重心肌疾患或瓣膜疾病。⑥近 1 个月内患感染性疾病，或感染性疾病未能控制者。⑦患有出血性疾病，未治愈的胃、十二指肠溃疡。⑧左心房或左心耳血栓，部分或全部肺静脉异位引流，左心房内隔膜，左心房或左心室发育不良。

（4）介入器材选择：目前，国际上有 Amplatzer、Cardioseal、Gore Helix、StarFLEX 等多种 ASD 封堵器，但在我国仅有 Amplatzer 双盘型封堵器广泛用于临床。由美国 AGA 公司生产 Amplatzer 房间隔封堵器，具有自膨胀性的双盘及连接双盘的腰部三部分组成。双盘及腰部均系镍 – 钛记忆合金编织成的密集网状结构，双盘内充填高分子聚合材料。根据 Amplatzer 封堵器腰部直径决定型号大小，4 ~ 40 mm，且每一型号相差 2 mm，封堵器左心房侧的边缘比腰部直径大 12 ～ 14 mm，右心房侧伞面比腰部直径大 10 ～ 12 mm。此种房间隔封堵器具有自膨胀性能，可多次回收再重新放置，输送鞘管细小，适合于小儿 ASD 的封堵。自 2002 年起，经国家食品药品管理局批准了注册国产 ASD 封堵器并应用于临床，价格仅为进口同类产品的 1/3 左右。

（5）术前准备：①常规辅助检查和实验室检查：心脏 X 线片，心电图，超声心动图，血常规，肝、肾功能和血电解质，出、凝血时间和传染病检查指标等。检查目的为全面评价患者的心脏和其他脏器的功能，必要时根据病情增加相关检查项目。②经胸超声心动图检查（TTE）：通常在以下 3 个切面监测，并测量 ASD 大小。大动脉短轴切面，观察主动脉前后壁及其对侧有无房间隔残端组织，心房顶部房间隔残端的长度及厚度；四腔心切面，观察 ASD 与左、右房室的距离，测量房室环部位残端组织的长度和厚度；剑突下两房心切面，观察上腔静脉和下腔静脉部位 ASD 边缘的长度和厚度。③经食管超声心动图检查（TEE）：通常选择心房两腔、大动脉短轴、四腔心等切面，主要有助于观察 TTE 不能清楚显示的房间隔及周围组织边缘的图像，尤其是心房两腔切面可以充分观察上、下腔静脉端 ASD 残端的长度及厚度。④签署知情同意书：常规签署书面同意书，与患者及其家属或监护人交代介入治疗中可能发生的并发症，取得同意后方可进行手术。

（6）操作方法：①麻醉：婴幼儿采用全身麻醉，术前 5 ～ 6 h 禁食、禁水，同时给予一定比例添加钾、镁等渗盐水和足够热量的葡萄糖静脉补液。成人和配合操作的大龄儿童可用局部麻醉。②穿刺：常规穿刺股静脉，送入动脉鞘管，静脉推注普通肝素 100 IU/kg，此后每隔 1 h 追加负荷剂量的 1/4 ～ 1/3。③心导管检查：常规实施右心导管检查，测量上、下腔静脉至肺动脉水平的压力，并留取血标本进行血气分析。④交换导丝：将右心导管经 ASD 处进入左心房和左上肺静脉，交换加硬导丝置于左上肺静脉内。⑤选用球囊导管：测量 ASD 大小沿加硬导丝送入测量球囊，用稀释造影剂（1：4）充盈球囊，在 X 线透视和彩色超声心动图观察下见球囊嵌于 ASD 缺口处可见腰征出现，记录推入对比剂剂量，回抽对比剂并将球囊退出体外，将等量对比剂再次充盈球囊，用卡尺测量球囊腰部直径，同时与 X 线和超声心动图测得的缺损大小比较，根据测量结果选择封堵器。此方法直观、准确，早期均用于判断 ASD 的伸展直径，缺点是有时会撕裂缺损边缘，使 ASD 增大而导致介入治疗失败或使选择的封堵器型号增大。随着对 ASD 介入治疗经验的积累和超声仪图像清晰度的增加，目前已基本不再使用球囊测量 ASD 伸展直径。偶尔在超声图像欠清晰或多孔 ASD 难易准确判断时，可考虑应用球囊导管测量。⑥封堵器选择：对于使用球囊导管测量的 ASD，选择的封堵器直径应比球囊测量的缺损伸展直径大 1 ～ 2 mm。目前，多数医院可根据按经胸超声心动图测量的 ASD 最大缺损直径，成人加 4 ～ 6 mm，小儿增加 2 ～ 4 mm 选择封堵器，同时测量房间隔总长度，以便判断封堵器是否能充分展开。大型 ASD 时封堵器可能增加至 8 ～ 10 mm。将所选择的封堵器用生理盐水冲洗收入传送短鞘内。⑦送入输送鞘：根据封堵器大小，选择不同的输送鞘管，在加硬导丝导引下置于左心房内或左肺上静脉开口处。⑧封堵器置入：在 X 线和超声心动图监测下沿鞘管送入封堵器至左心房，打开左心房侧伞，回撤至房间隔的左心房侧，然后固定输送杆，继续回撤鞘管，打开封堵器的右心房侧伞。在左前斜位 45° ～ 60° 加头向成角 20° ～ 30°，X 线下见封堵器呈"工"字形展开，少许用力反复推拉输送杆，封堵器固定不变。超声心动图四腔心切面上，封堵器夹在房间隔两侧；主动脉缘无残端者，大动脉短轴切面上见封堵器与主动脉形成"Y"形；剑突下两房心切面上，封堵器夹在 ASD 的残缘上，无残余分流；对周边结构包括二尖瓣、三尖瓣和冠状静脉窦等无不良影响；心电图监测无 AVB。如果达到上述条件，可释放封堵器，撤出鞘管，局部加压包扎。

（7）术后处理及随访：①术后局部压迫沙袋 4 ～ 6 h，卧床 20 h；静脉给予 3 d 抗生素防治感染。②术后肝素抗凝 48 h。普通肝素 100 IU/（kg·d），分 4 次静脉注入，低分子肝素每次 100 IU/kg，皮下注射，每日 2 次。③阿司匹林在小儿和成人均按 3 ～ 5 mg/（kg·d）剂量服用，共 6 个月；成人封堵器直径 ≥ 30 mm 者可酌情加服氯吡格雷 75 mg/d，有心房颤动者应该长期服用华法林。④术后 24 h，1、3、6 个月至 1 年复查心电图、超声心动图，必要时复查心脏 X 线片。

2. 房间隔缺损合并左心房室瓣狭窄的介入治疗

ASD 合并左房室瓣狭窄又称鲁登巴赫综合征（Lutembaeher's syndrome），是临床少见的心脏复合畸形。左房室瓣狭窄多数为风湿热后遗留的风湿性左房室瓣狭窄。经皮穿刺左房室瓣球囊成形术（percutaneousballoon mitral valvuloplasty，PBMV）及 ASD 封堵技术均已成熟，而由于 ASD 的存在使PBMV 操作更加简便，实施同期介入治疗已有不少成功的病例报道。

（1）病理生理改变与临床特点：鲁登巴赫综合征患者由于左房室瓣狭窄，使左心房血液流入左心室受阻，导致左心房压力升高，促使大量血液经 ASD 分流至右心房，使右心室负荷加重，肺血流量显著增多，可较早出现肺动脉高压。体检发现 ASD 与左房室瓣狭窄的体征共存，S_1 亢进，可闻及开瓣音及舒张期隆隆样杂音；P_2 较单纯左房室瓣狭窄时响亮，并伴有固定性分裂。

（2）介入治疗的适应证：ASD 具有介入治疗指征。左房室瓣狭窄有 PBMV 治疗指征：①单纯左房室瓣狭窄，左房室瓣口面积 ≤ 1.5 cm²。②左房室瓣叶较柔软、无明显钙化。③NYHA 心功能为 Ⅱ ~ Ⅲ级。④年龄 < 50 岁。

（3）介入治疗的相对适应证：①中、重度左房室瓣狭窄伴轻度左房室瓣关闭不全。②中、重度左房室瓣狭窄伴轻度主动脉瓣关闭不全。③重度左房室瓣狭窄伴轻度左房室瓣关闭不全和轻度主动脉瓣关闭不全。④不合并必须进行外科手术治疗的其他心脏畸形。

（4）介入治疗的禁忌证：ASD 具有任何一项介入治疗禁忌证者。同时左房室瓣狭窄伴下列任何一项者也属于禁忌：①中、重度左房室瓣关闭不全。②中、重度主动脉瓣关闭不全。③NYHA 心功能Ⅳ级。④有风湿活动者。⑤先天性左房室瓣狭窄且瓣膜发育不良。⑥超声心动图检查发现左心房有附壁血栓或6 个月内有体循环栓塞史。⑦左房室瓣瓣下结构病变严重者。⑧左房室瓣明显钙化。⑨术前 3 个月内患有严重感染或合并感染性心内膜炎。

（5）介入治疗的注意事项：①先行超声心动图检查及左心导管检查，以判断有无介入治疗适应证。②当确定 ASD 及左房室瓣狭窄均有介入治疗适应证时，方可进行介入治疗。③先行 PBMV 后再行 ASD封堵术。若 PBMV 效果不佳或并发左房室瓣关闭不全时，应放弃介入治疗。严禁只封堵 ASD 而不行PBMV 治疗，以免导致左心房压力突然增高，使症状加重或诱发急性肺水肿。④对于小型 ASD 合并左房室瓣狭窄者，可先行 PBMV 治疗，暂不封堵 ASD。⑤对于伴重度肺动脉高压的 ASD 合并左房室瓣狭窄者，可先行 PBMV 治疗，待临床症状和血流动力学改善后，再考虑行 ASD 封堵术或外科手术治疗。

（6）PBMV 球囊导管的选择：目前常用的 PBMV 球囊导管主要有两种，日本进口的 Inoue 球囊导管和国产 PBMV 球囊导管。球囊导管选择根据超声心动图测定结果选择，瓣膜条件好者，球囊直径 = 瓣环直径 – 2 mm；瓣膜条件差者，球囊直径 = 瓣环直径 – 4 mm。也可根据身高选择，身高 > 180 cm，球囊直径26 ~ 30 mm；身高 160 ~ 180 cm，球囊直径 24 ~ 28 mm；身高 147 ~ 160 cm，球囊直径 22 ~ 26 mm；身高 ≤ 147 cm，球囊直径 20 ~ 24 mm。

（7）PBMV 的操作步骤：①房间隔穿刺因同时合并 ASD，一般不需实施房间隔穿刺术，若通过 ASD难以进入左心室者仍需穿刺房间隔。②球囊导管入左心房先将右心导管经 ASD 放入左心房，后经导管放入"二圈半"左心房导丝，再沿左心房导丝将球囊导管放入左心房。③球囊导管入左心室退出"二圈半"左心房导丝，更换"弯头"导向探条，操纵球囊导管使之进入左心室（此时可出现室性期前收缩）。④将用生理盐水稀释后的对比剂（对比剂与生理盐水的比例为 1：3）注入球囊并使远端球囊扩张，后轻轻回拉至左房室瓣口处，并由助手迅速注入剩余对比剂快速充盈近端球囊，使球囊充盈呈哑铃状；然后迅速回抽对比剂排空球囊，并将球囊导管退至左心房。⑤复查左心房压力，若效果不满意，可重复上述操作。

（8）PBMV 的成功标准：左房室瓣区舒张期杂音消失或近于消失；左心房压降至正常范围或 < 11 mmHg。左房室瓣跨瓣压差 < 8 mmHg；左房室瓣口面积 ≥ 2.0 cm² 或较术前增加 1 倍以上；完全充盈的球囊自动从左心室滑至左心房。

（9）PBMV 的并发症及其防治：①室性心律失常：球囊导管进入左心室触发室性心律失常的发生率约为 90%。对室性期前收缩可不予以处理：如发生室性心动过速应迅速将球囊导管退至左心房，以防心室颤动的发生。②脑栓塞：可因左心房内血栓脱落或手术操作过程中抗凝不充分或气栓引起，发生率为

0.39%~2.2%。预防措施包括：术前仔细检查超声心动图，以除外左心房血栓；对合并心房颤动患者，用华法林抗凝4~6周，而后再进行PBMV治疗；PBMV操作时尽量使球囊远离左心耳；术中充分抗凝和排尽气体。③急性心包压塞：多由于穿刺房间隔或球囊操作过程中刺破左心房房壁所致，国内报道发生率为0.25%~1.71%。鲁登巴赫综合征患者因ASD的存在而不需穿刺房间隔，故不易发生此并发症。④左房室瓣关闭不全：PBMV后重度左房室瓣关闭不全国内报道发生率为0.37%~1.21%，国外报道3.3%。一旦发生重度左房室瓣关闭不全，应当尽早实施心脏瓣膜置换术。

（10）术后处理与疗效判定：术后卧床时间、压迫包扎时间、心电监护时间及抗凝治疗均按ASD封堵术后常规处理；PI3 mV及ASD封堵术的疗效判定均依靠超声心动图检查，术后应加强随访观察。

3. 房间隔缺损合并重度肺动脉高压的介入治疗

多数患者病情较重，心功能较差，多伴有房性心律失常。根据外科手术治疗的经验，肺动脉压力和阻力重度增高，静息时Qp/Qs≤1.5，肺血管阻力超过体循环阻力75%，有双向分流或右向左分流者应禁忌手术。Steele等分析了25年治疗的10例肺血管阻力明显升高者，发现肺血管阻力指数高于15 U·m²，外科手术不再有任何益处。对这类患者判断肺动脉高压是因分流量引起的动力型还是由于肺血管病变引起的阻力型甚为重要，明确肺动脉高压性质后可采用相应的治疗方法。对于伴有明显三尖瓣反流、心房水平双向分流以左向右为主者，如果肺动脉压力与主动脉压力比≤0.8，封堵ASD后，测量肺动脉压力下降20%以上，而主动脉压力不降或下降不明显，血氧饱和度升高>94%和右房室瓣反流减轻，可以进行介入治疗。Lezo等对29例（平均年龄56±14岁）ASD伴肺动脉收缩压>40 mmHg［平均（65±23）mmHg］，Qp/Qs平均值（1.8±0.5）者行ASD封堵治疗后，平均随访（21±14）个月，超声心动图检查显示肺动脉压持续降低（31±11）mmHg，证实部分ASD并肺动脉高压者行介入治疗是安全和有效的。伴有肺血管阻力增加的ASD，肺小血管造影显示肺动脉发育尚可的患者，同时Qp/Qs≥1.3，可以试行封堵术。如果封堵后肺动脉压力下降不明显，可以使用带孔ASD封堵器进行封堵，以减少心房水平左向右的分流量，降低肺循环压力。术后必须给予降肺动脉压药物如内皮素受体拮抗剂、前列环素类和磷酸二酯酶抑制剂等治疗，远期疗效有待进一步观察。

操作过程中必须严密监测肺动脉和主动脉压力及SaO₂的变化。如果封堵后肺动脉压力和肺血管阻力明显下降，而体循环压力和SaO₂不下降或者升高，则可以考虑释放封堵器，否则应立即收回封堵器。可采用降肺动脉压力药物治疗3~6个月后，待肺动脉高压改善后再行ASD封堵术。目前，尚无足够的临床证据确定可以安全进行介入治疗的肺动脉高压界限，而且术后长期效果也有待于进一步研究。因此，ASD伴有肺动脉高压者实施封堵术具有较大的风险，是否可以安全释放封堵器需要足够的临床经验判断。对于临床经验不足的医务人员，不提倡将ASD合并肺动脉高压封堵术的适应证随意扩大。

4. 其他特殊情况下房间隔缺损的介入治疗

（1）多发性房间隔缺损：术前必须仔细做经胸超声心动图检查以判断ASD的大小、数目和缺损之间距离，必要时行TEE确定。对于存在2个ASD，但缺损间距≤7 mm，选择1枚封堵器闭合；多个缺损的间距>7 mm，无法采用1枚封堵器实施介入治疗，需要选择2~3枚封堵器分别闭合；如果缺损数目过多，缺损过大，缺损间距过大，用2~3个闭合器仍不完善，则外科手术是最佳选择。

（2）合并房间隔膨出瘤：房间隔膨出瘤临床少见，其发生率仅为0.2%~1.1%，常合并继发孔型ASD。可引起房性心律失常、脑栓塞、肺栓塞及冠状动脉栓塞等并发症，建议采取干预措施。ASD合并房间隔膨出瘤时，因房间隔膨出瘤处组织发育薄弱，正确判定缺损的最大直径有一定困难。建议术中采用球囊测量最大缺损口的伸展直径，通过测量球囊对周围房间隔的挤压，薄弱的间隔多能被撑开，并将小缺损孔的血流一起阻断，然后超声心动图进一步检测有无房间隔的分流及分流量大小。由于房间隔膨出瘤内血流淤滞，容易形成血栓，而房间隔膨出瘤的摆动使形成的血栓更易于脱落引起栓塞。因此，有栓塞病史者建议术前行TEE检查除外心房附壁血栓，并且术中要仔细观察所有缺损是否完全关闭或完全覆盖膨出瘤。否则，建议外科手术处理。

（3）边缘较短的房间隔缺损：在ASD介入治疗中，超声准确测量缺损残端是选择适应证的关键。在所有存在残端不足的ASD中，最为常见的是缺损前缘残端缺乏或不足。存在残端不足时，介入治疗应注意以下几点：①缺损前缘残端不足而后缘残端足够时可以行介入治疗；缺损前缘残端不足或缺乏时，若缺损后缘、下腔静脉缘及后上缘残端 > 5 mm，可以尝试介入治疗，但应选择偏大的封堵器。②主动脉缘缺损残端不足的 ASD 进行介入治疗时，释放封堵器前要仔细进行超声心动图检查，若见封堵器呈"Y"形夹持在主动脉的后壁上，则封堵器一般稳定牢靠。③下腔静脉缘残端不足的缺损实施封堵术时，容易出现封堵器脱落。

（4）老年患者房间隔缺损：老年 ASD 特点是病程长，常合并不同程度的心功能损害、肺动脉高压及房性心律失常。介入治疗难度较大，易出现并发症，应更加充分做好术前准备，围术期需仔细观察病情变化。①对年龄 > 50 岁的患者，介入治疗前建议常规进行冠状动脉造影以除外冠状动脉病变。②有心房颤动病史患者术前应进行 TEE 检查，以确定左心房和左心耳是否有血栓形成。③老年 ASD 长期右心系统负荷过重，导致左心功能不全。当左心室舒张末内径 ≤ 35 mm 时，封堵 ASD 后左心负荷骤然增加，容易加重左心功能不全并诱发心律失常，因此术后应严密观察患者心功能和心律变化，一旦出现应立即给予药物处理。④部分老年人血小板数量偏低，术后需用华法林抗凝，而不使用抗血小板药物。

5. 房间隔缺损介入治疗的并发症及处理

我国 ASD 封堵术已经全面推广，经验趋于成熟，对于条件和大小合适的 ASD，成功率可达 100%。目前，主要影响技术成功率的因素是适应证的选择、操作者的经验和手术操作熟练程度 3 个方面。许多病例介入治疗失败的重要原因，是随意扩大介入治疗的适应证。据原沈阳军区总医院总结全军多所治疗中心 2 000 余例 ASD 封堵术的结果显示，总体成功率可达 98.04%，并发症发生率仅为 1.89% 左右。

（1）残余分流：根据多普勒超声心动图左向右分流信号判定，无左向右分流信号为效果佳，早期可出现经封堵器的星点状分流，但不应出现呈束状的穿隔血流。左向右分流束直径 < 1 mm 为微量残余分流，1 ~ 2 mm 为少量残余分流。由于 Amplatzer 封堵器具有良好生物相容性，置入人体后，封堵器内血栓形成和金属表面内皮化使其有很高的闭合率。即刻残余分流发生率为 6% ~ 40%，术后 72 h 为 4% ~ 12%，而 3 个月后残余分流发生率仅为 0.1%。临床发生残余分流多见于缺损不规则，所选封堵器偏小，展开封堵器后在封堵器边缘出现残余分流；或者缺损为多发或者筛孔状，在未行闭合术时，大部分血流经过最大的缺损进入右心房，超声心动图检查无法发现小型缺损而误以为是单孔型缺损。一旦闭合大缺损后，小型缺损的血流随即显现出来，形成残余分流假象。处理方法包括：①术后出现通过封堵器的微量分流，一般无须处理，随着时间的推移，可自行闭合。②因缺损不规则导致所选封堵器偏小，应考虑更换更大的封堵器。③封堵器覆盖以外部分发现束状的分流，且缺损直径 ≥ 5 mm 应考虑再置入另 1 枚封堵器，保证完全封堵；如缺损直径 < 5 mm，可不做处理。

（2）血栓栓塞：左心房的封堵器表面形成血栓，可引起全身的血栓栓塞，如外周动脉栓塞、视网膜动脉栓塞等。国内报道血栓栓塞并发症的发生率较低，术中和术后应用肝素及抗血小板药物抗凝，可减少血栓栓塞并发症。对直径较大的 ASD，封堵术后 6 个月内应加强超声心动图的随访，以便及时发现封堵器表面血栓。一旦发现血栓，应加强抗凝治疗，如果血栓移动度较大，有发生脱落危险者，应考虑外科手术治疗。

（3）气体栓塞：主要是术中未能排尽封堵器和输送鞘内的气体所致。临床表现为突发胸痛、胸闷，心率减慢；心电图检查显示 ST 段明显抬高，或因栓塞脑血管而出现意识障碍和肢体运动障碍等症状。对症处理后通常在 20 ~ 30 min 病情可缓解，但也有致残的报道。预防气体栓塞的主要措施是严格操作程序，充分排空输送鞘和封堵器中的气体。当输送鞘置入左心房后，嘱患者平静呼吸并堵住输送鞘体外开口，避免因负压导致气体进入左心房。一旦出现上述症状，应立即吸氧，心率减慢者给予阿托品维持心率，同时给予硝酸甘油防止血管痉挛加重病情，必要时立即穿刺股动脉，将导管置入栓塞处并用生理盐水冲洗。

（4）头痛或偏头痛：发生率约为 7%，疼痛的部位、性质、程度及持续时间因人而异，最长时间持续为 6 个月，有的伴恶心、呕吐、肢体麻木、耳鸣、听力下降。主要由于封堵器选择过大使表面不能达到完整的内皮化，或为术后抗血小板治疗不够或存在阿司匹林抵抗，导致微小血栓形成脱落阻塞脑血管所致。因此，ASD 介入治疗术后抗血小板治疗 > 6 个月，如果有头痛史可延长至 1 年，并根据具体情况确定是否加用氯吡格雷或改用华法林治疗。

（5）穿刺部位血肿和股动静脉瘘：因静脉压力低，静脉穿刺很少引起血肿。发生血肿可能系同时穿刺了动脉，且术后压迫止血不当所致。小型血肿无须特殊处理，少量的瘀血能自行吸收；偏大的血肿应立即压迫穿刺处，防止继续出血导致血肿增大，同时挤出瘀血。股动静脉瘘多因穿刺时下肢外展不够，使动、静脉血管不能充分展开，或血管畸形引起。形成股动静脉瘘后，腹股沟处可见包块，伴有疼痛，穿刺区域或包块处可闻及连续性血管杂音，并可伴有震颤。出现股动静脉瘘后应积极处理，瘘口小者可经手压迫或超声引导下按压治疗，瘘口大且经压迫法无法治愈时需及时实施外科手术修补。

（6）心包压塞：与操作者经验不足，对心脏解剖结构不熟悉有关，在推送导管和多次释放与回收封堵器过程中引起心壁穿孔所致，多发生于左心耳处，发生率约 0.12%。发生心包压塞后，轻者可无明显症状，重者即可出现胸闷、胸痛、心悸、血压下降甚至呼吸困难等。预防方法主要是操作者在推送导管、导引导丝和输送鞘过程中动作应轻柔，切忌粗暴，一旦出现阻力，立即停止前送并回撤。出现心脏穿孔后，必须立即停止操作，严密监视心率、血压和心包积液容量变化。如果心脏壁破口较小，超声心动图观察心包积液量增加不明显，可给予鱼精蛋白中和肝素，避免患者深呼吸和体位变化，多可自愈；如果破口较大，心包积液量迅速增加时应立即行心包穿刺，留置猪尾导管于心包内，抽出心包内积血并从股静脉鞘管中回输至患者体内，直至心包积液量不再增加后撤出留置的导管，再择期介入治疗；经心包穿刺抽液后症状无改善者需尽快实施外科手术。

（7）封堵器移位或脱落：发生率为 0.24% ~ 1.44%，术中封堵器脱落常在封堵器推出输送鞘时发生，可能与推送时发生旋转、封堵器螺丝过松等因素有关；术后脱落多与所选封堵器偏小或 ASD 边缘薄软、短小有关。封堵器可脱落至左心房或右心房，多脱落入右心房，并可进入左心室或右心室，甚至脱入肺动脉或主动脉。封堵器脱落后患者可出现心悸、胸闷等症状，重新闻及已经消失的血管杂音；同时出现心律失常。心律失常的性质因封堵器脱落的部位而不同，心电监测可见房性或室性期前收缩，甚至心动过速。术前和术中超声心动图的判断极为重要，若经胸超声不能清楚显示缺损边缘或缺损较大者，应采用经食管超声检查进一步明确诊断，以避免封堵器脱落。预防封堵器移位或脱落的关键点在于规范化治疗，选择适当的封堵器，尤其是下腔静脉缘残端薄而短者，释放封堵器前需要反复推拉封堵器并观察其形态和位置是否有异常。封堵器脱落后如未发生心室颤动，可经导管取出，国内外均有成功取出的报道。若封堵器较大或者难以取出时，应实施急诊外科手术。

（8）心律失常：由于 ASD 患者传导系统的先天性发育异常，加上血流动力学变化对心脏组织电生理特性产生不良影响，ASD 患者在病程进展及治疗过程中可出现各种心律失常。窦性心动过速、窦性心动过缓、室上性心动过速、频发房性期前收缩、AVB 和心房颤动等均可在术中和术后出现。过大封堵器置入易损伤窦房结及其邻近区域，或者使窦房结动脉供血受阻均可导致窦房结功能暂时性障碍，而封堵器对房室结的挤压，或对房室结及其周围组织摩擦造成暂时性水肿，则可导致房室结功能障碍或减退。多数患者的心律失常可迅速消失，个别患者可持续数小时，甚至更长时间。因此，ASD 介入治疗后 2 个月内应注意避免剧烈咳嗽和活动，减少封堵器对周围组织的刺激。出现心律失常后药物对症处理多可缓解，若出现传导阻滞必要时可置入起搏器治疗，部分患者取出封堵器后心律失常消失。

（9）主动脉至右心房和左心房瘘：为 ASD 封堵术的严重并发症，发生率约为 0.06%。患者主要表现为持续性胸痛。出现这种并发症可能因缺损位置较偏、残端较短、封堵器偏大，置入封堵器后其伞片损伤主动脉而引起。建议严格掌握适应证，对缺损较大、位置较偏、残端较短者，必须仔细观察封堵器置入后的状况，是否会对主动脉造成不良影响。一旦出现此种并发症，通常需要外科手术治疗，国外有 1 例介入治疗成功的报道。

（10）溶血：ASD 封堵后溶血罕见，考虑系血细胞在较大网状双盘结构中流动所致。此时可停用阿司匹林等抗血小板药物，促进封堵器表面血栓形成，另外可给予大剂量糖皮质激素稳定细胞膜，减少红细胞碎裂。

（11）其他少见并发症：已有 ASD 封堵后患感染性心内膜炎而需要开胸手术治疗的报道，因此，术后预防感染十分重要。

第二节　室间隔缺损

一、室间隔缺损的病理变化

室间隔缺损（ventricular septal defect，VSD）的发生率占成活新生儿的 0.3%，占先天性心血管疾病的 25% ~ 30%。由于 VSD 有比较高的自然闭合率，约占成人先天性心血管疾病的 10%。在上海早年文献报道的 1 085 例先心病患者中，VSD 占 15.5%，女性稍多于男性。

1. 病理解剖变化

VSD 通常是指单纯的 VSD。目前临床分型包括：①传统分型：肌肉部缺损与隔膜部缺损（也常累及附近肌肉）。②沿用 Kirklin 分型：室上嵴上方缺损（Ⅰ型）、室上嵴下方缺损（Ⅱ型）、隔膜后缺损（Ⅲ型）、肌部缺损（Ⅳ型）、室间隔完全缺如（Ⅴ型）。③国外指南分型：流出道缺损、流入道缺损、肌部缺损、膜部缺损。④根据缺损面积分型：大缺损，是指缺损面积≥主动脉口面积，患者的右心室压或肺动脉收缩压≥主动脉收缩压的水平；小缺损，为缺损面积＜主动脉口面积，患者的右心室压或肺动脉收缩压正常或略升高。缺损直径大小不等，多为 0.2 ~ 3.0 cm，巨大 VSD 或缺失则形成单心室，在房间隔完整时形成一室两房。VSD 可并存其他心脏畸形如房间隔缺损、动脉导管未闭、大血管错位、主动脉瓣关闭不全、肺动脉口狭窄等。

2. 病理生理变化

室间隔缺损的病理生理变化与房间隔缺损相似，不同的是左心房负荷一般正常，而左心室负荷过重导致左心室肥大。分流量取决于缺损大小与肺循环阻力。缺损小者肺循环血流量略高于体循环，缺损大者肺循环血流量可增加 3 ~ 5 倍，左心室血流明显增多，分流更为显著，更易产生肺动脉高压。当肺动脉压大于体循环压时，出现右向左分流或双向分流（艾森曼格综合征）。左心室 - 右心房沟通属于 VSD 的特殊类型，少见。由于三尖瓣位置低于二尖瓣，当 VSD 发生在最上部时，则发生左心室 - 右心房沟通，常伴有三尖瓣隔叶裂缺，此时左心室血液分流入右心房，病理生理和临床表现类似于房间隔缺损。但与房间隔缺损不同的是：杂音位置较低（第 2 ~ 4 肋间），杂音较响（3 ~ 4 级），呈吹风样全收缩期杂音，伴有震颤，P_2 亢进伴有 S_2 分裂；心电图和胸部 X 线检查有房间隔缺损的表现，又有左心室肥大表现；超声心动图检查显示收缩期左心室到右心房的分流，心导管检查显示右心房水平由左向右的分流，但左心房与右心房的压差可表明并无左心房 - 右心房的直接分流。

二、室间隔缺损的临床表现与辅助检查

1. 临床症状

取决于缺损大小以及分流量，从无症状或轻微症状到症状显著，缺损大者有发育不良，劳累后心悸、气喘、咳嗽、乏力等症状，晚期出现心力衰竭表现。

2. 典型体征

①心脏增大，心尖搏动增强，胸骨左缘触及震颤。②胸骨左缘第 3 ~ 4 肋间闻及响亮而粗糙的全收缩期吹风样杂音，响度可达 4 ~ 5 级，心前区传导广泛，合并显著肺动脉高压时杂音减轻。③ P_2 亢进并有 S_2 分裂。④心尖区闻及舒张期隆隆样杂音（相对性二尖瓣关闭不全）。⑤肺动脉瓣区闻及舒张期吹风样杂音（相对性肺动脉瓣关闭不全）。⑥发生右向左分流时出现发绀和杵状指。

3. 并发症

易反复发生肺部感染，也易并发感染性心内膜炎。

4. 辅助检查

①心电图：缺损大者出现左、右心室肥大以及 RBBB 等表现。② X 线检查：缺损大者有肺总动脉干突出、肺血管影增粗、肺充血表现，伴有左、右心室肥大。③超声心动图检查：室间隔的连续性回声中断，同时左心室扩大，可伴有左心房增大、右心室流出道和肺动脉增宽，彩色多普勒超声对缺损的大小以及

缺损的定位具有确诊价值，尤其对于小缺损。④心脏 MRI 检查：横面显像可显示室间隔肌肉部到膜部，能够确定缺损位置及其大小。⑤心导管检查：右心导管通过各部的血氧含量变化判定分流是否存在（对缺损小者不敏感），同时可测定右心房、右心室和肺动脉压。下列情况必须进行心导管检查：评估外科手术的可行性，或者无创检查结果不确定而需要更多的临床信息，包括需要进一步了解 VSD 的解剖情况，评价肺动脉高压的详细情况，判定心脏瓣膜病或其他畸形，确定是否合并冠状动脉疾病等。

三、室间隔缺损的临床诊断与鉴别诊断

1. 临床诊断

根据 VSD 典型杂音，可考虑 ASD 的诊断。超声心动图检查具有确诊价值。

2. 鉴别诊断

①房间隔缺损：杂音位置较高，多不伴震颤，右心房扩大而无左心室扩大。超声心动图检查显示室间隔缺损与分流。②肥厚型梗阻性心肌病：其杂音位置、性质与 VSD 类似。但此杂音下蹲时减轻，半数伴有心尖部收缩期杂音，X 线检查无肺充血表现，超声心动图可发现室间隔肥厚，并且二尖瓣前半叶收缩期前移（SAM），未见左向右的分流。③主动脉口狭窄：瓣下型主动脉口狭窄的杂音位置与 VSD 相似，且都不向颈部传导，两者容易混淆。但瓣下型主动脉口狭窄无 VSD 时肺充血的表现，也无 S_2 亢进以及分裂。超声心动图检查具有鉴别价值。④漏斗型肺动脉口狭窄：与 VSD 引起的杂音位置相近，但无肺充血，肺纹理稀少，无左向右分流现象，右心室扩大而左心室不扩大。需要注意的是两者可合并存在，且可发紫。⑤动脉导管未闭或主动脉 – 肺动脉间隔缺损：为连续性杂音，位置较高，有别于 VSD 伴主动脉瓣关闭不全的双期杂音，超声心动图、右心导管检查可进一步确诊。

四、室间隔缺损的干预措施及干预后的评估

1. 经皮导管封堵术

国内于 2001 年研制出对称型镍钛合金膜周部 VSD 封堵器，在国内治疗膜周部 VSD 的病例数达 20 000 余例，并发症的发生率低于进口封堵器，主要并发症的发生率也低于外科手术。VSD 封堵治疗是目前首选的治疗方法。

2. 外科手术

可选择直视缝合术和直视修补术，对于缺损小，分流量极小，经过较长时间观察 X 线和心电图检查无异常的患者，可不予手术治疗，也可行心内直视下直接缝合术。对于缺损较大而无右向左分流者，应当行心内直视下修补术，即使肺动脉高压显著也应考虑此项手术。对于特殊类型的左心室 – 右心房沟通，主要是在学龄前实施心内直视下修补术，并对畸形的三尖瓣同时实施修补术。

3. 干预后随访

①术后 1、3、6、12 个月随访，复查心电图和超声心动图检查。合并有心力衰竭、分流、肺动脉高压、主动脉瓣反流、左心室或右心室流出道梗阻的成人 VSD 患者，术后应每年一次到医院专科接受检查。②VSD 术后残余漏且不合并其他病变的成人患者，应每 3 ~ 5 年到医院专科接受检查。③使用封堵器装置的成人患者，应根据 VSD 的位置及其他因素，每 1 ~ 2 年到专科接受检查。

五、室间隔缺损的治疗

VSD 传统的治疗方法是外科手术，但是外科治疗创伤大，并发症发生率高，占用医疗资源多，术后对患者有一定不良的心理影响。因此，外科治疗不是理想的治疗选择。1988 年 Lock 等首次应用双面伞关闭 VSD 以来，已有多种装置应用于经导管 VSD 的介入治疗，如 CardioSEAL 双面伞、Sideris 纽扣式补片和弹簧圈等，但由于操作难度大，并发症多，残余分流发生率高，均未能在临床推广应用。1998 年，Amplatzer 发明的肌部 VSD 封堵器成功治疗了肌部 VSD，但是由于肌部 VSD 仅占 VSD 的 1% ~ 5%，临床应用数量有限。2002 年，Amplatzer 在房间隔缺损封堵器和动脉导管未闭封堵器研制的基础上，研制出膜周部偏心型 VSD 封堵器并成功应用于临床。国内于 2001 年，研制出对称型镍钛合金膜周部 VSD 封堵器，同年 12 月应用于

临床。随着治疗病例的增多和对 VSD 解剖学认识的提高，对封堵器进行了改进，先后研制出非对称性、零边、细腰大边等封堵器，使适应证范围进一步扩大，成功率提高，AVB 和三尖瓣反流并发症的发生率降低。与此相反，进口封堵器在应用中发现需要安置人工心脏起搏器的 AVB 发生率高达 3.8%，并且有一些患者在术后 1 年发生 AVB，分析其原因可能是封堵器的结构缺陷。因此，进口封堵器的临床应用受到极大的关注，同时也影响其在临床的推广应用，国外仅在一些大的中心临床应用，累计例数不足 2 000 例。而国产 VSD 封堵器在国内治疗膜周部 VSD 的病例数达 20 000 余例，并发症的发生率低于进口封堵器，主要并发症的发生率也低于外科手术。伦敦 Great Ormond Streer Hospital 总结 1976 ~ 2001 年 2 079 例 VSD 患者外科术后完全性 AVB 的发生率，单纯性 VSD 的患者 996 例中发生 7 例（0.7%），主要为膜周部 VSD。单纯 VSD 术后院内总病死率为 1.5%，1997 ~ 2001 年病死率为 0.7%。目前，严重并发症的发生率显著降低。

1. VSD 介入治疗的指征

（1）明确适应证：①膜周部 VSD：通常年龄 ≥ 3 岁，体重 > 10 kg，有血流动力学异常的单纯性 VSD，直径 > 3 mm 并且 < 14 mm；VSD 上缘距主动脉右冠瓣 ≥ 2 mm，无主动脉右冠瓣脱入 VSD 及主动脉瓣反流；超声心动图检查显示缺损在大血管短轴五腔心切面 9 ~ 12 点位置。②肌部 VSD > 3 mm。③外科手术后残余分流。④心肌梗死或外伤后室间隔穿孔。

（2）相对适应证：①直径 ≤ 3 mm，无明显血流动力学异常的小 VSD。临床上有因存在小 VSD 而并发感染性心内膜炎的病例，因此，封堵治疗的目的是避免或减少患者因小 VSD 并发感染性心内膜炎。②嵴内型 VSD，缺损靠近主动脉瓣，成人患者常合并主动脉瓣脱垂，超声心动图和左心室造影多低估 VSD 的大小。尽管此型 VSD 靠近主动脉瓣，根据目前介入治疗的经验，如缺损距离肺动脉瓣 2 mm 以上，直径 ≤ 5 mm，大多数患者可成功封堵，但其长期疗效尚需随访观察。③感染性心内膜炎治愈后 3 个月，心腔内无赘生物。④VSD 上缘距主动脉右冠瓣 ≤ 2 mm，无主动脉右冠窦脱垂，不合并或合并轻度主动脉瓣反流。⑤VSD 合并 Ⅰ 度 AVB 或 Ⅱ 度 Ⅰ 型 AVB。⑥VSD 合并动脉导管未闭（patent ductus arteriosus，PDA），PDA 有介入治疗的适应证。⑦伴有膨出瘤的多孔型 VSD，缺损上缘距离主动脉瓣 2 mm 以上，出口相对集中，封堵器的左心室面可完全覆盖全部入口。

（3）禁忌证：①感染性心内膜炎、心内有赘生物，或存在其他感染性疾病。②封堵器安置处有血栓存在，导管插入路径中有静脉血栓形成。③巨大 VSD、缺损解剖位置不良，封堵器放置后可能影响主动脉瓣或房室瓣功能。④重度肺动脉高压伴双向分流。⑤合并出血性疾病和血小板减少。⑥合并明显的肝肾功能异常。⑦心功能不全，不能耐受操作。

2. VSD 介入治疗的术前准备

①术前检查：术前体检、心电图、X 线胸片。超声心动图检查：经胸超声（TTE）评估 VSD 的位置、大小、数目与瓣膜的关系，膜部 VSD 需测量缺损边缘距主动脉瓣距离。VSD 伴有室间隔膜部瘤者，需检测基底部缺损直径、出口数目及大小等。术前筛选必须观察的切面有心尖或胸骨旁五腔心切面、心底短轴切面和左心室长轴切面。在心尖或胸骨旁五腔心切面上重点观察 VSD 距离主动脉瓣的距离和缺损的大小。在心底短轴切面上观察缺损的位置和大小。左心室长轴切面观察缺损与主动脉瓣的关系，以及是否合并主动脉瓣脱垂。确定右心房室瓣与 VSD 关系通常可选择主动脉短轴切面、心尖或胸骨旁五腔心切面等。在 TTE 显示不清时可行经食管超声（TEE）检查。近心尖部肌部 VSD，还需检查周围解剖结构，有助于封堵器及介入途径的选择。②血常规、出凝血时间、肝肾功能、电解质、肝炎病毒标志物。③术前用药：术前 1 d 口服阿司匹林，小儿 3 ~ 5 mg/（kg·d），成人 3 mg/（kg·d）共 6 个月。④器械准备：心导管检查器材：DSA 影像设备、心电、血压、血氧饱和度监护仪、穿刺针、各种鞘管、各种类型直头及弯头导引钢丝、猪尾导管等。封堵器材：封堵器或弹簧圈及其附件、圈套器、血管钳 2 把。急救器材及药品：必备的器械包括除颤仪、临时心脏起搏器、心包穿刺设备、简易呼吸器、气管插管器具等。常用的药品包括地塞米松、肾上腺素、阿托品、多巴胺、利多卡因、硝酸甘油、吗啡、鱼精蛋白、呋塞米等。

3. VSD 介入治疗的操作步骤与方法

（1）常规诊断性导管术：术前常规进行左、右心导管检查和心血管造影检查。年龄 < 10 岁的儿童选择全麻，年龄 ≥ 10 岁的儿童和成人在局麻下穿刺股静脉，常规给予普通肝素 100 IU/kg。先施行右心

导管检查，抽取各腔室血氧标本和测量压力，如合并肺动脉高压，应计算肺血管阻力和 Qp/Qs。左心室造影取左前斜 45° ~ 60° + 头位 20° ~ 25°，必要时施行右前斜位造影，以清晰显示缺损的形态和大小。同时应施行升主动脉造影，观察有无主动脉窦脱垂及反流。

（2）膜周部 VSD 封堵法：①建立动、静脉轨道：通常应用右冠状动脉造影导管或剪切的猪尾导管作为过隔导管。经主动脉逆行至左心室，在导引导丝帮助下，导管头端经 VSD 入右心室，将泥鳅导丝或软头交换导丝经导管插入右心室并推送至肺动脉或上腔静脉，再由股静脉经端孔导管插入圈套导管和圈套器，套住位于肺动脉或上腔静脉的导丝，由股静脉拉出体外，建立股静脉 – 右心房 – 右心室 –VSD– 左心室 – 主动脉 – 股动脉轨道。当上述方法建立的轨道不通畅时，有可能缠绕腱索，需将导引导丝送至右心室，重新操作导丝经右房室瓣至右心房进入上腔或下腔静脉。在上腔或下腔静脉内圈套导丝，建立轨道可避免导丝缠绕腱索。②设立输送长鞘：由股静脉端沿轨道插入合适的输送长鞘至右心房与过室间隔的导管相接（对吻），钳夹导引导丝两端，牵拉右冠造影导管，同时推送输送长鞘及扩张管至主动脉弓部，缓慢后撤输送长鞘和内扩张管至主动脉瓣上方。从动脉侧推送导丝及过室间隔导管达左心室心尖，此时缓慢回撤长鞘至主动脉瓣下，沿导引导丝顺势指向心尖，撤去导引导丝和扩张管。③封堵器的选择：所选封堵器的直径应较造影测量直径大 1 ~ 2 mm。缺损距主动脉窦 2 mm 以上者，选用对称型封堵器；不足 2 mm 者，选用偏心型封堵器；囊袋型多出口且拟放置封堵器的缺损孔距离主动脉窦 4 mm 以上者选用细腰型封堵器。④封堵器放置：将封堵器与输送杆连接。经输送短鞘插入输送系统，将封堵器送达输送长鞘末端，在经胸或经食管超声心动图（TTE/TEE）导引下结合 X 线透视，使左盘释放，回撤输送长鞘，使左盘与室间隔相贴，确定位置良好后，封堵器腰部嵌入缺损处，后撤输送长鞘，释放右盘。在 TTE/TEE 监视下观察封堵器位置、有无分流和瓣膜反流，随后重复左心室造影，确认封堵器位置是否恰当及分流情况，并进行升主动脉造影，观察有无主动脉瓣反流。对缺损较大、建立轨道相对困难者，可选用偏大输送长鞘，保留导引导丝，待封堵器放置满意后撤出导丝。⑤释放封堵器：在超声心动图检查效果满意后即可释放封堵器，撤去输送长鞘及导管后压迫止血。

（3）肌部 VSD 封堵法：由于肌部 VSD 可位于室间隔中部或接近心尖，在技术上与膜部 VSD 封堵术不尽相同。通常建立左股动脉 – 主动脉 – 左心室 – 右心室 – 右颈内静脉（或右股静脉）轨道。输送长鞘经颈内静脉或股静脉插入右心室，经缺损处达左心室，封堵器的直径应较造影直径大 2 ~ 3 mm，按常规放置封堵器。

（4）弹簧圈封堵法：经静脉前向法是建立股静脉 – 右心室 –VSD– 左心室 – 股动脉轨道，选 4 ~ 5 F 输送导管，沿轨道将输送导管通过 VSD 送入左心室。选择弹簧圈的大小为弹簧圈中间直径至少比右心室面 VSD 直径大 1 ~ 2 mm，而远端直径等于或略大于左心室面直径。再依左心室 –VSD– 右心室顺序释放弹簧圈。首先推送远端所有弹簧圈入左心室面盘绕 2 ~ 3 圈，然后略后撤，释放弹簧圈受阻于缺损处，弹簧圈部分骑跨在 VSD 上。随后后撤输送导管，使弹簧圈的其余部分释放于 VSD 内及右心室面。如 VSD 呈囊袋型，宜大部分弹簧圈放在瘤体内。经动脉逆向法是先将长导引导丝从左心室通过 VSD 进入右心室，交换 4 ~ 5 F 输送导管入右心室，按右心室 –VSD– 左心室顺序释放弹簧圈。

（5）特殊情况下 VSD 的处理：直径 < 5 mmVSD、无症状且年龄 > 3 岁是否需手术治疗，尚存争议。但缺损可引起感染性心内膜炎，某些特殊部位如肺动脉瓣下缺损等可能会因长期的血液冲击造成主动脉等病变。另外，患者终身存在这种生理缺陷，可能会有心理负担，加上存在的社会因素如升学、就业等。因此，建议根据患者的具体情况选择介入治疗。VSD 合并重度肺动脉高压时，缺损一般较大，分流量大，当发生重度肺动脉高压时，常常伴有比较严重的心功能不全，能否封堵主要根据缺损是否适合和肺动脉压力升高的程度及性质，如 VSD 适合封堵，并且是动力型肺动脉高压，可选择介入治疗。

4. 室间隔缺损封堵效果的判定及术后处理

（1）封堵效果判定：封堵器安置后在经胸或经食管超声心动图及左心室造影下观察，确定封堵器放置位置恰当，无明显主动脉瓣及房室瓣反流或新出现的主动脉瓣和房室瓣反流，为封堵治疗成功。如术中并发Ⅲ度 AVB，应放弃封堵治疗。符合适应证条件的膜周部 VSD 基本上可全部获得成功，相对适应证的患者成功率低一点，总体成功率 > 95%。

（2）术后处理：①术后安置入病房监护，心电监测，24 h 内复查超声心动图。②手术后 24 h 肝素化，静脉应用 3 ～ 5 d。③术后口服阿司匹林小儿 3 ～ 5 mg/（kg·d），成人 3 mg/（kg·d），共 6 个月。④术后观察 5 ～ 7 d，情况良好后，出院随访。

（3）术后随访：术后 1、3、6、12 个月随访，复查心电图和超声心动图。

5. 嵴内型室间隔缺损的处理

嵴内型 VSD 位于室上嵴内，缺损四周均为肌肉组织，从左心室分流的血液往往直接进入右心室流出道，其上缘距主动脉瓣较近，有些缺损上缘即为主动脉右冠窦，容易使右冠瓣失去支撑造成瓣膜脱垂。如超声心动图检查在心底短轴切面上，缺损位于 11：30 ～ 1：00 位置，距离肺动脉瓣 > 2 mm、直径 < 5 mm 者有可能介入治疗成功。与膜部缺损不同，嵴内型 VSD 常规角度造影往往不能显示缺损分流口，需要左前斜到左侧位 65° ～ 90° 造影，加头向成角造影，也可取右前斜位造影，以显示缺损大小。封堵时必须保证封堵器左心室侧的零边朝向主动脉瓣。在放置过程中可先将封堵器的左盘面在左心室内推出鞘管，观察封堵器的指向标志是否指向心尖部；如方向不对，可将封堵器全部放在左心室内推出鞘管，顺钟向旋转推送杆，多方向观察封堵器指向标志指向心尖部后，回拉封堵器的右心室盘和腰部至鞘管内。或拉出体外，通过将封堵器的指向标志指向 6：00 位置推送入输送鞘管内，保证推出鞘管后封堵器的指向标志指向心尖，如位置和方向不合适，可反复调整直至位置正确。由于嵴内型缺损边缘全为肌肉组织，封堵器放置后不会发生移位。嵴内型 VSD 与希氏束相距较远，封堵后一般不引起 AVB。术后出现交界区心动过速和室性加速性自主心律较多，一般不需要特殊处理，心律失常多在 1 周内自行消失。

6. 膜部瘤型室间隔缺损的处理

膜部瘤型 VSD 左心室面入口通常较大，右心室面出口较小，其形态复杂，其大小、出入口的位置、出入口间的长度、囊壁厚薄均有较大差异。根据造影结果大致可分为漏斗型、漏斗管型、喷头型、囊袋型 4 种，其中以漏斗型最常见。

（1）漏斗型：如漏斗型膜部瘤左心室面入口直径在 12 mm 内，出口上缘距离主动脉瓣膜 2 mm 以上，一般选择对称型或偏心型封堵器封堵缺损左心室面即可达到完全封堵，方法与不合并膜部瘤的缺损相同。术中将左心室盘完全覆盖膜部瘤左心室基底部，右心室盘从膜部瘤右心室面破口拉出后打开，使封堵器腰部卡在出口处，右心室盘将整个瘤体夹住移向室间隔左心室面。如缺损上缘距主动脉右窦 4 mm 以上，应选择细腰型封堵器，这样能保证完全封堵入口，同时封堵器的右心室面相对较小，放置后可以平整的盘片显示，对右房室瓣的影响较小，且不影响右心室流出道，封堵器的腰部直径应比出口直径大 1 ～ 2 mm 或相等。如缺损上缘距主动脉右冠窦 2 mm 以上，可选择对称型封堵器，腰部直径应比出口直径大 1 ～ 3 mm。如果缺损上缘距主动脉窦 < 2 mm 且 > 1 mm，可选择与缺损左心室面破口大小相同的零边偏心封堵器，将封堵器的零边准确放置在主动脉瓣下。

（2）漏斗管型：一般缺损直径较小，入口与出口间的距离较长，放置封堵器后封堵器的左心室面可张开，而右心室面不能充分张开，呈现丁字形外观，此种类型 VSD 选择弹簧圈封堵可能更合适。对直径较大的漏斗管型缺损，可应用对称型或偏心型封堵器，封堵器腰部直径比出口直径大 1 ～ 2 mm。

（3）莲蓬型：此型缺损出口多，出口方向不一致，出口间距离不一。在选择封堵器时需要考虑封堵器能否完全覆盖入口，是否影响主动脉瓣、右房室瓣的启闭，以及对右心室流出道的影响。一般主张完全封堵左心室面入口，这样左心室基底部被完全覆盖后右心室面多发破口的血流就自然被堵闭。如果选择封堵右心室面出口，应选择大孔送入鞘管，以保证封堵器腰部能充分展开。通常选择细腰封堵器可以达到封堵左心室的入口，且不影响三尖瓣和流出道。其他种类的封堵器也可选择，但是必须完全封堵入口，且封堵器应能较好展开。

（4）囊袋型：一般左心室基底部直径较大，> 10 mm，瘤体也大，入口与出口均 > 10 mm，缺损上缘距主动脉窦应 > 3 mm，可选择对称型封堵器，封堵器腰部直径应比缺损直径大 3 ～ 4 mm；如出口小，可选择细腰型封堵器，封堵器腰部直径比缺损直径大 1 ～ 3 mm。总之，由于 VSD 膜部瘤的大小、位置、形态、破口多种多样，应根据具体情况，灵活选择封堵的部位及封堵器型号，总的原则是在不影响主动脉瓣、右房室瓣功能的基础上，达到完全阻止过隔血流的目的，并能减少并发症的发生。

7. 室间隔缺损合并房间隔缺损的介入治疗

VSD 合并 ASD 是常见的先天性心脏复合畸形。随着先心病介入治疗技术的不断完善，大部分 VSD 合并 ASD 患者可以通过介入治疗方法得到治愈，从而使 VSD 合并 ASD 患者具有同期进行介入治疗并获得根治的可能性。

（1）病理生理改变与临床特点：VSD 和 ASD 均属于左向右分流的先心病，两者合并存在时患者心房及心室水平均出现左向右分流，其分流血量及肺循环血流量均较 VSD 或 ASD 单独存在时明显增多，对心脏形态结构及心功能的影响也相对出现较早。但临床症状与单一型左向右分流的先心病比较无特异性，体征改变以 VSD 的心脏杂音为主，肺动脉高压的体征可能较为明显，但 P_2 固定性分裂的特征则相对不明显。

（2）介入治疗的指征：适应证为 VSD 及 ASD 均分别具有介入治疗指征；不合并必须施行外科手术治疗的其他心脏畸形。禁忌证包括 VSD 及 ASD 具有任何一项介入治疗禁忌证者；合并需外科手术治疗的其他心脏畸形者；合并感染性心内膜炎及出血性疾病者。

（3）介入治疗的原则与注意事项：①先进行超声心动图、右心导管及左心室造影检查，以除外可能合并的其他心血管畸形。②当确定 VSD 和 ASD 均有介入治疗适应证时方可施行介入治疗。③先封堵 VSD，再行 ASD 封堵治疗；若 VSD 封堵不成功，则放弃介入治疗。④对于 ASD 巨大或边缘不好、介入治疗成功把握不大者，可同时穿刺左、右股静脉，分别放入 2 支输送鞘管，并按"先难后易"的原则，先封堵 ASD，再行 VSD 封堵治疗。若 ASD 封堵不成功，则放弃介入治疗；若 ASD 封堵成功后，可暂不释放封堵器，以免后续操作致封堵器移位，待确定 VSD 同时封堵成功后再逐一释放，以确保手术安全。⑤对于巨大型 VSD 合并小型 ASD 并伴重度肺动脉高压者，可先行 VSD 封堵治疗，暂不封堵 ASD，同时密切观察病情变化，并择期实施 ASD 封堵治疗。

（4）术后处理与疗效判定：①术后卧床时间、压迫包扎时间及心电监护时间按 VSD 介入治疗术后常规处理。②术后抗凝治疗按 ASD 介入治疗术后处理原则进行。③疗效判定应结合左心室造影、升主动脉造影及超声心动图检查结果综合分析，并加强术后随访与观察。

8. 室间隔缺损封堵治疗的并发症与处理

根据国内"第四届先天性心脏病介入治疗沙龙学术研讨会"资料显示，目前我国 VSD 封堵术总体成功率可达 96.45%，严重并发症发生率为 2.61%，病死率为 0.05%。迟发的严重并发症包括Ⅲ度 AVB、左心室进行性增大及右房室瓣反流等。少数迟发并发症的发生机制尚不十分明确，有待今后进一步探讨。

（1）心导管术并发症：局部出血、感染、血管夹层、动静脉瘘、穿孔等。

（2）心律失常：术中可有室性期前收缩、室性心动过速、束支传导阻滞及 AVB，多在改变导丝、导管和输送鞘位置和方向后消失，不需要特殊处理。加速性室性自主心律多见于嵴内型 VSD，或膜周部 VSD 向肌部延伸的患者，与封堵器刺激心室肌有关。如心室率 < 100 次 /min，无须药物治疗。心室颤动较少见，可见于导管或导引导丝刺激心室肌时。术前应避免发生低血钾，一旦发生应立即实施电复律。Ⅲ度 AVB 和交界性逸搏心律与封堵器的大小、缺损部位和术中操作损伤有关。交界性逸搏心律可见于合并Ⅲ度 AVB 时，若心率 ≥ 55 次 /min，心电图 QRS 波时程 < 0.12 s，可静脉注射地塞米松 10 mg/d，用 3 ~ 7 d。心室率过慢或出现阿 – 斯综合征时，需安置临时心脏起搏器。3 周后如仍未见恢复，需安置永久性起搏器。Ⅲ度 AVB 多发生于术后早期，近年来也有在晚期发生Ⅲ度 AVB 的报道，因此，术后应长期随访观察研究。近年的临床观察显示，术后 AVB 的发生主要与封堵器的结构与性能有关。进口封堵器出现的晚期 AVB，与封堵器在形变过程中产生的持续张力有关。国产封堵器 2004 年曾出现多例 AVB，经改进封堵器的结构和性能后，AVB 的发生率明显降低；提示封堵器大小的选择、结构与性能的调整是预防和减少 AVB 发生的主要举措。

（3）封堵器移位或脱落：与封堵器选择偏小、操作不当有关。脱落的封堵器可用圈套器捕捉后取出，否则需要外科手术取出。

（4）腱索断裂：在建立轨道时由于导引钢丝经腱索内通过，此时在左前加头位投照上可见导管走行扭曲，通常应重新建立轨道，强行通过鞘管可引起腱索断裂。应用猪尾导管经三尖瓣至肺动脉，可减少进入腱索的机会。如果发生腱索断裂，应紧急外科处理。此外，输送鞘管从腱索间通过，此时送出封堵器或牵拉，可引起左房室瓣腱索断裂。

（5）右房室瓣关闭不全：发生率为 1.6%，与缺损部位、操作方式和封堵器大小有关。隔瓣后型 VSD 与右房室瓣关系密切，置入封堵器后可引起明显的右房室瓣反流。操作过程中也可损伤右房室瓣及腱索，主要是轨道从腱索中通过，继之强行送入导管或鞘管，导致腱索断裂。因此，术中在建立轨道时应确认导引导丝未经三尖瓣腱索中通过。释放封堵器时，应将鞘管远端推进封堵器时再旋转推送杆，以防止与腱索缠绕。封堵器边缘过长，特别是选择封堵器过大，腰部因缺损口小，封堵器腰部伸展受限，出现边缘相对较长，或封堵器的盘片形成球形外观，释放后占据较大空间，影响右房室瓣关闭。术中进行超声心动图监测，如果发现明显的右房室瓣反流，应当放弃封堵治疗。

（6）主动脉瓣反流：与封堵器和操作有关。如边缘不良型的 VSD，选择封堵器的边缘大于 VSD 至主动脉瓣的距离，封堵器的边缘直接接触主动脉瓣膜均影响主动脉瓣的关闭。封堵器左心室的盘片直径大于主动脉瓣下流出道直径的 50%，封堵器放置后可引起流出道变形，导致主动脉瓣关闭不全。在封堵过程中操作不当，或主动脉瓣本身存在缺陷，导引导丝可直接穿过主动脉瓣的缺陷处，如果未能识别，继续通过导管和输送鞘管，可引起明显的主动脉瓣反流。在主动脉瓣上释放封堵器，若操作不当也可损伤主动脉瓣，引起主动脉瓣的关闭不全，因此不宜在主动脉瓣上释放封堵器。

（7）残余分流：经过封堵器的分流，在短时间内随着封堵器中聚酯膜上网孔被血液成分填塞后分流消失，明显的残余分流见于多孔型 VSD 封堵治疗的患者，封堵器未能完全覆盖入口和出口。如为多孔型 VSD 应保证封堵器的左侧面完全覆盖入口，否则放弃封堵治疗。

（8）溶血：与存在残余分流有关，高速血流通过封堵器可引起溶血。表现为酱油色尿、寒战、贫血和肾功能不全等，应严密观察。对轻度溶血者，停用阿司匹林，静脉滴注止血药，口服或静脉滴注碳酸氢钠。如系弹簧圈引起的分流并发溶血，也可再放置一个封堵器或弹簧圈。如血红蛋白 < 70 g/L，应外科手术取出封堵器。

（9）AMI：国内曾有术后发生急性广泛前壁心梗的病例报道，可能与术中抗凝不够导致导管内或封堵器表面形成的血栓脱落至冠状动脉内引起。虽然极少见，但处理非常困难。术中应当常规抗凝，一般按 100 IU/kg 给予普通肝素，或根据 ACT 监测结果指导肝素用量。术后密切观察，当出现胸痛或腹痛症状时，尽早诊断并施行溶栓治疗。

（10）其他并发症：如神经系统并发症头痛、脑卒中等，局部血栓形成与外周栓塞等。

第三节　动脉导管未闭

一、动脉导管未闭的病理变化

动脉导管未闭（patent ductus arteriosus，PDA）是指主动脉与肺动脉之间持续存在的分流，常单独出现，有时合并其他类型的先天性心脏病，最常见的是合并室间隔缺损或房间隔缺损。PDA 发病率占先天性心脏病的 10% ~ 21%，每 2 500 ~ 5 000 例存活新生儿中可发生 1 例。早产儿发病率明显增高。女性多见，男女发病比例约为 1：3。

1. 发生机制

胎儿期肺无呼吸功能，故大部分血液不进入肺内，由肺动脉经动脉导管转入主动脉。出生后随着肺部呼吸功能的发展和肺血管的扩张，肺动脉阻力和压力迅速下降，动脉导管失去作用，逐渐发生萎缩并闭塞。约 80% 的婴儿在出生后 3 个月内闭塞，15% 的婴儿在出生后 1 年内闭塞。如果 1 年后仍未闭塞，即可诊断 PDA。PDA 可合并主动脉缩窄、大血管错位、肺动脉口狭窄、房间隔缺损和室间隔缺损等。

2. 解剖分型

动脉导管连接肺动脉总干（或左肺动脉）与降主动脉，位于左锁骨下动脉开口以下。按照未闭动脉导管的形态分为管型、窗型、漏斗型、瘤型或哑铃型，长度可达 30 mm，直径 5 ~ 10 mm，漏斗型者肺动脉端较窄。解剖分型对于 PDA 的封堵有重要价值。

3. 病理生理变化

动脉导管未闭→主动脉压＞肺动脉压→舒张期和收缩期主动脉血流入肺动脉（左向右分流）→肺血流量常达体循环血流量的 2～4 倍→肺动脉及其分支扩张（肺动脉高压）→左心房与左心室血流量相应增多→左心负荷过重→左心室肥大。导管粗细及主动脉压差与分流量大小相关，分流量的大小与肺动脉高压形成的快慢及其严重程度有关。肺动脉高压显著时，形成右向左的分流或双向分流。

二、动脉导管未闭的临床表现与辅助检查

1. 临床症状

从无症状到有症状，严重者表现为劳力后心悸、气喘、咳嗽、咯血等症状，有右向左的分流时出现发绀。

2. 临床体征

①胸骨左缘第 2 肋间连续性机器样杂音，收缩末期最响并伴有震颤，向左上胸和背部传导。杂音的位置可随动脉导管位置的不同而变化，并且主动脉与肺动脉压差发生变化时，可能仅有收缩期杂音或杂音变为不明显，可伴有相对性二尖瓣狭窄的杂音。②心浊音界增大，心尖搏动增强，P_2 亢进或有 S_2 分裂（多被杂音掩盖）。③舒张压下降，脉压增宽，与舒张期主动脉血流仍持续分流有关。④周围血管征阳性。

3. 并发症

可并发心力衰竭、感染性动脉内膜炎、肺动脉或动脉导管破裂等。

4. 辅助检查

①心电图检查：可表现为无异常、左心室肥大、双室肥大或右心室肥大。②X 线检查：无异常，或表现为肺充血、肺动脉影增粗和搏动增强，肺动脉干突出，主动脉弓影显著、左心室增大等，部分显示漏斗征。③超声心动图检查：左心室增大，二尖瓣活动增强。二维超声可显示未闭的动脉导管，多普勒超声能显示异常分流。④右心导管检查：肺动脉血氧含量较右心室高 0.5% Vol 以上，肺动脉压和右心室压可增高，右心导管可进入降主动脉。⑤选择性主动脉造影：主动脉弓显影的同时肺动脉显影，可见动脉导管附着于主动脉处漏斗状膨出，也可见近端主动脉扩张而远端较细。

三、动脉导管未闭的诊断与鉴别诊断

1. 临床诊断

根据典型杂音应高度疑及 PDA，明确诊断是基于影像学检查显示的缺损处分流。经影像学检查诊断明确的非复杂性 PDA，不需进行心导管检查。

2. 鉴别诊断

需要鉴别的主要疾病包括：①先天性主动脉–肺动脉间隔缺损：胎儿期主动脉隔发育不全使主动脉和肺动脉间隔缺损，临床表现与 PDA 极为相似，需要超声心动图、右心导管检查或逆行升主动脉造影帮助鉴别。②主动脉窦动脉瘤破裂：常由先天性畸形、梅毒和感染性心内膜炎引起，并可破裂入肺动脉、右心房和右心室，导致左向右的分流。对于突然发病，连续性杂音位置较低，并伴有心悸、胸痛、胸闷或胸部不适，随后出现右心衰竭表现，应当考虑到主动脉窦动脉瘤破裂可能。③室上嵴上型室间隔缺损伴有主动脉瓣关闭不全：引起双期杂音，多无典型的连续性杂音特点，心电图和 X 线检查显示左心室肥大明显，超声心动图发现室间隔左向右的分流可以确诊。④其他：也要与冠状动静脉瘘、左上叶肺动静脉瘘、左前胸壁动静脉瘘、左颈根部动脉连续性杂音等相鉴别。

四、动脉导管未闭的治疗

1. 动脉导管未闭的干预及其干预后的评估

（1）介入封堵术：经心导管封堵治疗已完全取代外科开胸手术。根据 PDA 直径的大小可有不同的临床表现。大多数专家认为 PDA 一经诊断就必须进行治疗，而且大多能够通过介入方法治愈。目前

PDA 封堵治疗是临床首选的治疗方法。

（2）外科手术：任何年龄均可手术，手术成功率高。具体适用于 PDA 的直径大于闭合装置，或动脉导管解剖结构扭曲而无法应用闭合装置。当 PDA 出现右向左严重分流时不宜介入封堵和外科手术。难以控制的感染性动脉内膜炎内科药物治疗不能控制时，可考虑外科手术治疗，并有助于感染性动脉内膜炎的控制。

（3）干预后的评估：无左心室容量超负荷的小 PDA 患者，一般每 3 ~ 5 年随访 1 次；动脉导管闭合治疗的患者术后 24 h，1、3、6 个月，1 年复查心电图及超声心动图。

2. 动脉导管未闭介入治疗的指征

（1）明确适应证：体重 > 8 kg，具有临床症状和心脏超负荷表现，不合并需要外科手术的其他心脏畸形。

（2）相对适应证：①体重 4 ~ 8 kg，具有临床症状和心脏超负荷的影像表现，不合并需要外科手术的其他心脏畸形。②"沉默型" PDA。③导管直径 > 14 mm。④合并感染性心内膜炎，已控制 3 个月者。⑤合并轻中度左房室瓣关闭不全、轻中度主动脉瓣狭窄和关闭不全。

（3）禁忌证：①感染性心内膜炎、心脏瓣膜和导管内有赘生物。②严重肺动脉高压出现右向左分流，肺总阻力 > 14 wood 单位。③合并需要外科手术矫正的心内畸形。④依赖 PDA 存活。⑤合并其他不宜手术和介入治疗的患者。

3. 动脉导管未闭介入器械的选择

（1）蘑菇伞型封堵器：封堵器由镍钛记忆合金编织，呈蘑菇形孔状结构，内有 3 层高分子聚酯纤维，具有自膨胀性能。Amplatzer 封堵器主动脉侧直径大于肺动脉侧 2 mm，长度有 5 mm、7 mm 和 8 mm3 种规格，肺动脉侧直径可分为 4 ~ 16 mm 7 种型号。国产封堵器与其相似，但直径范围加大。目前，应用最为广泛的是蘑菇伞型封堵器（Amplatzer PDA 封堵器及国产类似形状的封堵器）。

（2）弹簧圈：包括不可控弹簧圈封堵器如 Gianturcocoil 和可控弹簧圈封堵器如 Cookdetachable coil、PFM Duct-Occlud coil，多用于最窄直径 ≤ 2.0 mm 的 PDA。

（3）其他封堵器：包括 Amplatzer Plug、成角型蘑菇伞封堵器、肌部和腹部室间隔缺损封堵器等。其中 Amplatzer Plug 多用于小型长管状 PDA，后 3 种多用于大型 PDA。

4. 单纯性动脉导管未闭介入治疗的实施过程

（1）术前准备：常规签署书面同意书，向患者及其家属或监护人交代介入治疗中可能发生的并发症，取得同意后方可进行手术。

（2）操作过程：①麻醉：婴幼儿采用全身麻醉，术前 5 ~ 6 h 禁饮食，同时给予一定比例添加钾、镁的等渗盐水和足够热量的葡萄糖静脉补液。成人和能配合操作的大龄儿童可用局部麻醉。②常规穿刺股动、静脉，送入动静脉鞘管，< 6 kg 的婴幼儿最好选用 4 F 动脉鞘管，以免损伤动脉。③常规心导管检查测量主动脉、肺动脉等部位压力。合并有肺动脉高压者必须计算体循环、肺循环血流量和肺循环阻力等，判断肺动脉高压程度与性质，必要时进行堵闭试验。实施主动脉弓降部造影了解 PDA 形状及大小，常规选择左侧位 90° 造影。成人动脉导管由于钙化、短缩，在此位置不能清楚显示 PDA 时，可加大左侧位角度至 100° ~ 110°，或采用右前斜位 30° 加头 15° ~ 20° 来明确解剖形态。注入对比剂的总量 ≤ 5 mL/kg。④将端孔导管送入肺动脉并经动脉导管进入降主动脉，若 PDA 较细或异常而不能通过时，可从主动脉侧直接将端孔导管或用导丝通过 PDA 送至肺动脉，采用动脉侧封堵法封堵，或用网篮导管从肺动脉内套住交换导丝，拉出股静脉外建立输送轨道。⑤经导管送入 260 cm 加硬交换导丝至降主动脉后撤出端孔导管。⑥使用普通肝素盐水冲洗传送长鞘管，保证鞘管通畅，而且无气体和血栓。沿交换导丝送入相适应的传送长鞘管至降主动脉后撤出内芯及交换导丝。⑦蘑菇伞封堵法：选择比 PDA 最窄处内径大 3 ~ 6 mm 的蘑菇伞封堵器，将其连接于输送杆前端，回拉输送杆，使封堵器进入装载鞘内，用生理盐水冲洗以去除封堵器及其装载鞘内气体。从传送鞘管中送入封堵器至降主动脉，打开封堵器前端，将封堵器缓缓回撤至 PDA 主动脉侧，嵌在导管主动脉端，回撤传送鞘管，使封堵器腰部镶嵌在动脉导管内并出现明显腰征，观察 5 ~ 10 min，重复主动脉弓降部造影，显示封堵器位置良好、无明显造影剂反流

后可释放封堵器。⑧弹簧圈堵塞法：采用经动脉侧放置弹簧圈方法，先将导管从动脉侧送入，通过 PDA 置放于肺动脉内，再将选择适当的弹簧圈装载到传送导丝顶端，送入端孔导管内，小心将其送出导管顶端 2~3 圈，回撤全套装置，使弹簧圈封堵导管主动脉侧。经静脉途径放置弹簧圈方法同蘑菇伞封堵法，先释放主动脉侧弹簧圈，再将端孔导管退至动脉导管的肺动脉侧，继续推送传送装置，使弹簧栓子在肺动脉侧形成 1.5~2 圈，10 min 后重复主动脉弓降部造影，显示弹簧圈位置合适、形状满意、无残余分流则可旋转传送柄，释放弹簧栓子。动脉法若要在释放前明确封堵效果，可从传送导管内注入对比剂观察，或者从对侧股动脉穿刺，送入猪尾导管，进行主动脉造影。⑨撤除长鞘管及所有导管，局部压迫止血，包扎后返回病房。

（3）术后处理及随访：术后局部沙袋压迫 4~6 h，卧床 20 h，静脉给予 3 d 抗生素。术后 24 h，1、3、6 个月，1 年复查心电图、超声心动图，必要时复查心脏 X 线片。

（4）疗效评估：应用弹簧圈和 Amplatzer 蘑菇伞封堵 PDA 均取得了满意的疗效。弹簧圈手术成功率为 95%，Amplatzer 蘑菇伞的手术成功率为 98%~100%。术后残余分流是评价 PDA 封堵疗效的最主要指标，弹簧圈即刻术后残余分流发生率为 36.2%，术后 24~48 h 为 17.7%，术后 1~6 个月为 11%，术后 1 年为 4.3%；而 Amplatzer 蘑菇伞术后即刻残余分流发生率为 34.9%，其中主要为微量至少量分流，术后 1~3 个月为 1.0%，术后 6 个月为 0.2%。

5. 动脉导管未闭合并房间隔缺损的介入治疗

ASD 和 PDA 均是常见的左向右分流的先心病，两者合并存在也较常见。目前，ASD 及 PDA 均可通过封堵治疗方法获得根治，两者并存时同期进行封堵治疗也是可行的。

（1）病理生理改变与临床特点：ASD 和 PDA 虽同属于左向右分流的先心病，但 ASD 为心房水平的左向右分流（心内分流），而 PDA 为大动脉水平的左向右分流（心外分流）；当 ASD 合并 PDA 时，心内、心外分流相加易出现肺动脉高压。其临床体征有时也将发生相应变化而不典型，若为大型 ASD 合并小型 PDA，其临床体征则以 ASD 体征为主；若为小型 ASD 合并大型 PDA，其临床体征则以 PDA 体征为主。

（2）介入治疗的适应证：ASD 和 PDA 均分别具有封堵治疗的适应证；不合并必须进行外科手术治疗的其他心脏畸形。

（3）介入治疗的禁忌证：① ASD 和 PDA 具有任何一项封堵治疗禁忌证。②依赖 PDA 生存的其他心脏畸形。③合并需要外科手术治疗的其他心脏畸形。④术前 3 个月内患有严重感染或合并感染性心内膜炎以及出血性疾病。

（4）介入治疗的原则与注意事项：①先行超声心动图检查、右心导管检查及主动脉弓部造影，以判断有无封堵治疗的适应证。②当确定 ASD 和 PDA 均有封堵治疗适应证时，方可进行封堵治疗。③按照"后续治疗不影响前期治疗效果"的原则，先行 PDA 封堵术，再行 ASD 封堵治疗，以增强手术安全性。④对于巨大 ASD 或 ASD 封堵难度大、预计成功把握不大者，则按"先难后易"的原则，先封堵 ASD、后封堵 PDA；但需同时穿刺左、右股静脉，分别放入两支输送鞘管，ASD 封堵成功后暂不释放封堵器，以免后续操作造成封堵器移位或脱落，待确定 ASD 和 PDA 均被成功封堵后再逐一释放，以确保手术安全。⑤对于小型 ASD 合并大型 PDA 并伴有重度肺动脉高压者，应先封堵 PDA，暂不封堵 ASD，并密切观察临床症状及肺动脉压力变化，待肺动脉压力下降、临床症状改善后再择期进行 ASD 封堵治疗。

（5）术后处理与疗效判定：①术后卧床时间、压迫包扎时间按 PDA 封堵术后常规处理。②术后抗凝治疗按 ASD 封堵治疗术后处理原则进行。③疗效判定应结合主动脉造影及超声心动图检查结果综合分析，并加强术后随访与观察。

6. 动脉导管未闭合并室间隔缺损的介入治疗

VSD 和 PDA 均是常见的左向右分流的先心病，两者合并存在临床常见。目前，大部分 VSD 及 PDA 均可通过封堵治疗方法获得治愈，而两者并存时同期进行封堵治疗并获得成功的文献报道也逐渐增多。

（1）病理生理改变与临床特点：VSD 和 PDA 虽同属于左向右分流的先心病，但 VSD 为心室水平的左向右分流（心内分流），而 PDA 为大动脉水平的左向右分流（心外分流）；当 VSD 合并 PDA 时，心内、心外分流相加，并且由于左心室和右心室之间及主动脉与肺动脉之间压力阶差大，血液分流量也较大，早期就可发生肺动脉高压。其临床体征将发生相应变化，主要表现为 P_2 明显亢进并伴 S_2 分裂，PDA 的机器样连续性杂音可不典型，可表现为单纯收缩期杂音，并与 VSD 的收缩期杂者不易区分。

（2）介入治疗的指征：适应证为 VSD 和 PDA 均分别具有封堵治疗指征，不合并必须外科手术的其他心脏畸形。禁忌证包括 VSD 和 PDA 具有任何一项封堵治疗禁忌证；合并其他需要外科手术的心脏畸形；近 3 个月内患有严重感染或感染性心内膜炎及出血性疾病。

（3）介入治疗的原则与注意事项：①先进行超声心动图、右心导管、左心室造影及主动脉弓部造影检查，以判断有无封堵治疗适应证。②当确定 VSD 和 PDA 均分别具有封堵治疗适应证时，方可进行封堵治疗。③按照"先难后易"的介入治疗原则，先进行 VSD 封堵治疗，待确定 VSD 封堵成功后，再行 PDA 封堵治疗；若 VSD 封堵失败，则不需再行 PDA 封堵治疗。④若术者先心病介入治疗经验不足，担心进行 PDA 封堵操作时会影响已置入的 VSD 封堵器，可以同时穿刺左、右股静脉分别放入 2 支输送鞘管，在成功封堵 VSD 后暂不释放封堵器，待确定 VSD 及 PDA 均被成功封堵后再逐一释放，以确保手术安全。⑤对于年龄 < 3 岁的小型 VSD 合并大型 PDA 者，可以先行 PDA 封堵治疗，暂不封堵 VSD（因部分小 VSD 有自行闭合的可能性），待年龄稍大时再择期进行 VSD 封堵治疗，以确保手术安全。⑥若检查发现 VSD 不适合封堵治疗，但患者经济条件允许，也可先行 PDA 封堵治疗，以后再行外科手术修补VSD，从而使外科手术操作简化，缩短心脏停搏时间，提高手术的安全性。

（4）术后处理与疗效判定：术后卧床时间、压迫包扎时间、心电监护时间及抗凝治疗均按 VSD 封堵术后常规处理。疗效判定应结合左心室造影、主动脉造影及超声心动图检查结果综合分析，并加强术后观察与随访。

7. 动脉导管未闭合并主动脉缩窄的介入治疗

先天性主动脉缩窄是指自无名动脉至第一对肋间动脉之间的主动脉管腔狭窄，发生率占先天性心血管疾病的 1.0% ~ 3.0%。国内报道有 49% 的主动脉缩窄患者合并 PDA，表明主动脉缩窄常与 PDA 并存。既往外科手术是治疗主动脉缩窄唯一有效的手段，而球囊与 Chatham-Platinum 覆膜支架的问世及推送器材的改进，使主动脉缩窄合并 PDA 也可通过介入治疗方法获得根治。

（1）病理生理改变与临床特点：主动脉缩窄最常见的部位是在左锁骨下动脉与动脉导管之间的主动脉峡部，临床上也常根据缩窄与动脉导管的关系分为"导管前型"与"导管后型"两类。前者又称复杂型，约占 10%；后者又称为单纯型，约占 90%。主动脉缩窄的主要病理生理改变是血液通过缩窄段时受阻，导致主动脉缩窄近端压力升高，缩窄远端血流减少及压力降低。临床上主要表现为上肢血压高、下肢血压低的反常现象；部分患者可于背部肩胛之间闻及血管杂音，股动脉搏动减弱或足背动脉搏动消失。

（2）主动脉覆膜支架置入术：①适应证：先天性主动脉峡部缩窄伴有 PDA；主动脉缩窄段最窄处内径应大于缩窄处近端正常主动脉内径的 1/3 以上；年龄 ≥ 10 岁，体重 ≥ 25 kg；主动脉缩窄段无重要血管分支如左锁骨下动脉、支气管动脉、脊髓动脉等。②禁忌证：主动脉缩窄段最窄处内径不足缩窄近端正常主动脉内径的 1/3；主动脉缩窄段有重要血管分支；年龄 < 10 岁的儿童（因需用 12F 以上输送鞘管，故不适合于年龄 < 10 岁的儿童）；近期内有严重感染或感染性心内膜炎。③主要器材：BIB（balloon in balloon）球囊及 CP 覆膜支架。选择 BIB 球囊及 CP 覆膜支架的原则是与主动脉峡部血管直径相等或略大，但一般不超过膈肌水平处主动脉直径。④操作方法：先进行主动脉弓部造影，确定主动脉缩窄的部位、形状、缩窄程度、病变远近端主动脉内径及左锁骨下动脉和 PDA 的关系，并以此选择合适的主动脉覆膜支架；置入 12 ~ 14 F 长鞘，再沿鞘管将 BIB 球囊及覆膜支架送入并置于主动脉缩窄段；进行初步定位后先以 4 ~ 6 atm 扩张内球囊，当证实支架位置放置满意后再以 8 atm 扩张外球囊，使缩窄的主动脉被充分扩张；重复主动脉造影显示结果满意。

（3）主动脉球囊成形术 + PDA 封堵术：①适应证：主要用于年龄 < 10 岁、体重 ≤ 25 kg 的患儿，但要求年龄 ≥ 2 岁、体重 ≥ 10 kg（年龄过小、体重过轻者易发生并发症及术后再缩窄）。其他适应证同主动脉覆膜支架置入术。②禁忌证：除年龄及体重外，其余禁忌证与主动脉覆膜支架置入术相同。③操作方法：一般选择分期手术，先施行主动脉球囊成形术，再择期进行 PDA 封堵术。具体步骤如下：先进行主动脉弓部造影确定主动脉缩窄的部位、形状、缩窄程度、病变远近端主动脉内径等，并以此选择

合适的球囊导管（球囊直径与主动脉峡部直径相等或略大，但一般不超过膈肌水平主动脉直径）；经鞘管放入球囊导管，并送入主动脉缩窄处；用压力泵充盈球囊，扩张主动脉缩窄段。④重复造影及测压，如效果不满意，可以重复扩张。⑤主动脉球囊成形术后 3 ~ 6 个月重复主动脉弓部造影及测压，根据结果确定是否进行 PDA 封堵术。主动脉球囊成形术 +PDA 封堵术的特点为：虽然属于两个独立的操作过程，但其创伤远较外科手术小；再狭窄发生率高，尤其是 ≤ 2 岁婴幼儿，发生率高达 35% ~ 55%；主动脉夹层或动脉瘤形成较主动脉覆膜支架置入术发生率高（5% ~ 12%）。

（4）介入治疗的原则与注意事项：①先进行超声心动图检查、右心导管检查及主动脉造影，以判断有无介入治疗适应证。②当确定主动脉缩窄有介入治疗适应证时，再确定选择何种器材及介入治疗方法。③对年龄 > 10 岁的患儿，置入主动脉支架后，随着年龄增长及血管内径不断扩大，有可能再次造成主动脉相对缩窄；而 CP 覆膜支架在设计上的特点，即使当患儿随着年龄增长出现主动脉相对性缩窄时，仍可用更大内径的球囊扩张，增大支架内径以缓解缩窄。④对于年龄较小、体重较轻的患者，若主动脉球囊成形术后发生主动脉夹层，可置入裸支架（股动脉相对较细时），暂不封堵 PDA，待 3 ~ 6 个月后再考虑 PDA 封堵术。

（5）术后处理与疗效判定：①术后卧床时间、压迫包扎时间及心电监护时间均按穿刺股动脉后常规处理原则进行。②术后口服阿司匹林，小儿 3 ~ 5 mg/（kg·d），成人 3 mg/（kg·d）或氯吡格雷 75 mg/d，共 3 个月。③酌情服用 β 受体阻滞剂或 ACEI 降压治疗，并密切观察血压变化。④术后即刻疗效判断依赖于心导管检查及主动脉造影，术后随访及远期疗效判定主要通过观察四肢血压变化及超声心动图检查。

8. 动脉导管未闭合并肺动脉高压的处理

PDA 合并重度肺动脉高压时，正确判断肺血管病变的类型是手术成功的关键。当患者心导管检查 Qp/Qs > 1.5、股动脉血氧饱和度 > 90% 可拟行介入治疗。可先做试验性封堵，并严密监测肺动脉、主动脉压力和动脉血氧饱和度的变化，如肺动脉收缩压或平均压降低 20% 或 > 30 mmHg，肺小血管阻力下降，而主动脉压力和动脉血氧饱和度无下降或上升，且无全身反应，主动脉造影证实封堵器位置合适，无对比剂分流，可进行永久性封堵；如肺动脉压力升高或主动脉压力下降，患者出现心悸、气短、心前区不适、烦躁、血压下降等明显的全身反应时，应立即收回封堵器，并对症处理。对于试验性封堵后肺动脉压无变化、患者无全身反应、血氧饱和度及心排血量无下降者，预后难以估测，此时最好做急性肺血管扩张试验，若结果为阳性，可释放封堵器，术后需应用降低肺动脉压的药物；若结果为阴性，应该选用药物治疗，再进行心导管检查判断能否封堵治疗，对此类患者的介入治疗尤应慎重。

9. 其他特殊动脉导管未闭的处理

（1）婴幼儿 PDA：①正确选择封堵伞的型号：婴幼儿 PDA 弹性较大，置入封堵器后动脉导管最窄直径大多增宽，年龄越小扩大越明显，最好大于 PDA 最窄处 4 ~ 6 mm，管状 PDA 选用封堵器要大于 PDA 直径的 1 倍以上。同时要考虑到主动脉端的大小，使主动脉侧的伞盘尽量在主动脉壶腹部内，以免造成主动脉管腔狭窄。术后要测量升主动脉到降主动脉的连续压力曲线，如果压差 > 10 mmHg 提示有狭窄，必须收回封堵器，重新置入合适的封堵器材或改为外科手术。②避免左肺动脉狭窄：要避免封堵器过分向肺动脉端牵拉，造成医源性左肺动脉狭窄，多普勒超声若显示左肺动脉血液流速 > 1.5 m/s，提示存在左肺动脉狭窄，应调整封堵伞的位置。③动脉导管形态变异：婴幼儿 PDA 内径较大，以管状形态居多，主动脉壶腹部直径相对较小，常规蘑菇伞置入后会突入主动脉腔内，容易造成主动脉变形和管腔狭窄，此时选用成角型封堵伞治疗，可以减少封堵器置入后占据部分管腔和因对主动脉牵拉所引起的变性。④传送鞘管的使用：体重 ≤ 8 kg 的婴幼儿静脉不宜选用 > 9 F 的鞘管。送入鞘管时应该用逐渐增粗的鞘管逐一扩张静脉穿刺口，以免大鞘管的突然进入引起静脉痉挛、撕裂、内膜损伤继发静脉血栓等并发症。

（2）巨大 PDA：体重 < 8 kg 而 PDA 直径 ≥ 6 mm，或成人 PDA 直径 ≥ 10 mm 为巨大 PDA，可选用国产大型蘑菇伞或肌部室间隔缺损封堵器进行封堵。在操作过程中，应该避免反复多次释放和回收，以免引起肺动脉夹层。

（3）中老年 PDA：随着年龄的增长，中老年 PDA 管壁钙化明显，开胸手术危险大，易出现大出血、残余漏和动脉瘤等并发症，应该积极建议患者进行介入治疗。年龄 ≥ 50 岁的患者常规进行冠状动脉造影排除冠状动脉病变。由于中老年PDA管壁纤维化严重，血管弹性差，不宜选择过大的封堵器，以免造成术后胸闷不适等症状。一般选择大于PDA最窄直径2~4mm的封堵器。年龄较大的患者病史长，心肌损伤较重，术中常出现血压升高、心律失常等，术前给予镇静药物，常规准备硝普钠、硝酸甘油等药物以便对症处理。

（4）PDA外科手术后再通：PDA术后再通者由于局部组织粘连、纤维化及瘢痕形成，管壁弹性差，可伸展性小，且结扎后漏斗部有变小、变浅的倾向，封堵器直径与PDA最窄直径不能相差太大，以免造成主动脉弓或肺动脉的狭窄，一般比最窄直径大1~2mm即可；若PDA管径无变化，则宜大3~4mm。对于形态怪异的小导管多选用弹簧圈进行封堵。

（5）合并下腔静脉肝下段缺如：PDA合并下腔静脉肝下段缺如时，常规方法操作受限，可通过特殊途径释放封堵器。根据PDA的大小和形状，穿刺右锁骨下静脉、右颈内静脉，最好是选用右颈内静脉或经主动脉侧送入封堵器进行封堵。

10. 动脉导管未闭介入治疗的并发症

（1）封堵器脱落：发生率约为0.3%，主要为封堵器选择不当、个别操作不规范造成。术中推送封堵器时切忌旋转，以免发生脱载。一旦发生弹簧圈或封堵器脱落，可酌情通过网篮或异物钳将其取出，难于取出时需要急诊外科手术。

（2）溶血：发生率＜0.8%。主要与术后残余分流过大或封堵器过多突入主动脉腔内有关。尿色呈洗肉水样，严重者为酱油色，可伴有发热、黄疸、血红蛋白下降等。预防措施是尽量避免高速血流的残余分流。一旦发生术后溶血可使用糖皮质激素、止血药、碳酸氢钠等治疗，保护肾功能，多数患者可自愈。残余分流较大、内科药物控制无效者，可再置入1枚或多枚封堵器（常用弹簧圈）封堵残余缺口。若经治疗后患者病情不能缓解，出现持续发热、溶血性贫血及黄疸加重等，应及时请外科协同处理。

（3）残余分流和封堵器移位：采用弹簧圈和蘑菇伞封堵器均有残余分流的发生。一般可以采用1枚或多枚弹簧圈将残余分流封堵，必要时接受外科手术。封堵器移位的发生率为0.4%，如移位后发现残余分流明显或影响到正常心脏内结构，需要外科手术取出封堵器。

（4）降主动脉狭窄：应用蘑菇伞封堵器的发生率为0.2%，主要发生在婴幼儿，系封堵器过多突入降主动脉造成。轻度狭窄（跨狭窄处压差＜10mmHg）可严密观察，如狭窄较重，需要考虑外科手术。

（5）左肺动脉狭窄：主要由于封堵器突入肺动脉过多造成。应用弹簧圈的发生率为3.9%，蘑菇伞封堵器的发生率为0.2%。左肺动脉狭窄与PDA解剖形态有关，术中要对其形态有充分的了解，根据解剖形态选择合适的封堵器，有助于避免此种并发症。轻度狭窄可严密观察，若狭窄较重则需要外科手术治疗。

（6）心前区闷痛：蘑菇伞封堵器发生率为0.3%。主要由于置入的封堵器较大，扩张牵拉动脉导管及周围组织造成，一般随着封堵器置入时间的延长而逐渐缓解。

（7）一过性高血压：短暂血压升高和心电图检查ST段下移，多见于大型PDA封堵后，系动脉系统血容量突然增大等因素所致。部分患者可自然缓解，血压显著升高者可用硝酸甘油或硝普钠静脉滴注。少数患者出现术后高血压可用降压药物治疗。

（8）血管损伤：穿刺、插管可损伤血管，术后下肢制动、伤口加压致血流缓慢，穿刺处形成血凝块，均可引起动脉栓塞。因此，在拔出动脉套管时，应轻轻压迫穿刺部位10~15min，压迫的力量以穿刺部位不出血且能触及足背动脉搏动为标准。血栓形成后应进行抗凝、溶栓和扩血管治疗。若药物治疗后上述症状不能缓解，应考虑外科手术探查。股动脉出血、血肿形成，多由穿刺后未能适当加压或外鞘管较粗、血管损伤较大造成。一般小血肿可自行吸收，大血肿则将血肿内血液抽出后再加压包扎。

（9）声带麻痹：Liang等报道1例小型PDA应用弹簧圈封堵后出现声带麻痹。可能是动脉导管较长，直径较小，置入弹簧圈后引起动脉导管张力性牵拉和成角，从而损伤左侧喉返神经。

（10）感染性心内膜炎：PDA患者多数机体抵抗力差，反复发生呼吸道感染。若消毒不严格，操作时间过长，术后抗生素应用不当，都有引起感染性心内膜炎的可能。导管室的无菌消毒，PDA封堵术规范操作，术后应用抗生素，是预防感染性心内膜炎的有效措施。

第十章

心 脏 肿 瘤

第一节　心脏黏液瘤

黏液瘤（myxoma）占心脏原发肿瘤的20％～40％。发生于各个年龄段，约90％发生于30～60岁，女性与男性发病之比为3：1。组织学来源尚不明确，现有证据支持是由心内膜下的原始间充质细胞群及其外围的黏液样基质构成。好发于心房，最常见于左心房（约占75％），其次右心房（15％～20％），左、右心室比较少见（3％～4％），心脏瓣膜罕见。90％以上为单发性，瘤体通常附着于卵圆窝处，瘤径1～15 cm，通常为5～6 cm。多为带蒂息肉状，很少自发断裂，但绒毛状或乳头状黏液瘤（少见）可自行断裂，易致栓塞。黏液瘤内部常发生坏死、出血，偶见钙化。瘤体随心脏舒缩而活动。散发黏液瘤约10％的患者有家族史，常起病较早，部位不典型，可为多发性，切除后易复发。约7％的患者合并Carney综合征，临床特征为多发性黏液瘤、皮肤点状色素沉着、内分泌腺肿瘤等，系常染色体显性遗传。

一、临床表现

约20％的黏液瘤无症状，瘤体一般较小，瘤径通常＜40 mm。常表现为局部阻塞、栓塞和全身症状"三联征"：

（1）因肿瘤阻塞部位不同，左房黏液瘤常表现为二尖瓣狭窄或阻塞，发生心力衰竭和肺水肿；右房黏液瘤可发生三尖瓣狭窄或阻塞，出现右心衰竭症状。大多数患者体检正常，最有特点的是心脏舒张早期或收缩期杂音，偶闻及舒张早期肿瘤"扑落"音。

（2）约1/3的患者可发生体、肺循环栓塞，栓塞常见部位为中枢神经系统、肾脏、脾脏和肢端，也可发生冠脉栓塞，右房黏液瘤引起的肺栓塞并不少见。栓塞引起的颅内动脉瘤很少见，但后果严重。

（3）约20％的患者出现全身症状，如肌痛、关节痛、虚弱、发热、体质量下降以及雷诺现象。发生感染时类似于感染性心内膜炎表现，但临床罕见。

二、辅助检查

常见贫血、白细胞增多和红细胞沉降率增快。20％～40％的患者心电图检查显示异常，包括房性心律失常和LBBB或RBBB。X线显示心脏扩大。超声心动图检查可显示其位置、大小、数量、活动性，以及血流动力学改变。CT和MRI检查可帮助心脏肿瘤组织学定性诊断，CT常表现为混杂或低密度影，T_2加权像（T_2WI）显著增强信号，肿瘤内部出血灶可导致信号降低。如超声未发现带蒂的肿瘤影像，CT和MRI可以发现局限于内膜而未侵袭至心肌的心脏病变。

三、处理措施

心脏黏液瘤可以恶变，并且恶变后恶性程度较高，因此心脏黏液瘤一旦确诊，应尽早手术切除。手术切除效果好，主张切除最小范围，但必须切除病变组织，并且肿瘤切除后要进行心脏生理盐水反复冲洗，以免引起栓塞。仅有 1%～5% 的患者术后复发或新发，尤其是有家族史者复发率约为 22%，而散发患者复发率仅为 3%。建议术后定期随访，每 4 个月复查一次超声心动图直至术后 4 年。有研究表明复发的间隔时间平均为 2 年，复发者应当再次手术。如果瘤体阻塞二尖瓣口引起急性心力衰竭和肺水肿，应立即采取平卧位，并给予相应药物治疗。

第二节　心脏横纹肌瘤

一、病因病理

横纹肌瘤（rhabdomyoma）常见于婴儿和儿童，约 90% 发生于 1 岁内，呈错构瘤样生长，常为多发性。流行病学上心脏横纹肌瘤常伴有结节性硬化症，而结节性硬化症属于高突变率的常染色体显性遗传病，涉及多个脏器的肿瘤包括脑、肾脏、胰腺、视网膜和皮肤。尸检发现结节性硬化症合并心脏横纹肌瘤的发病率为 30%，而超声心动图检出率为 40%～60%。多发性心脏横纹肌瘤（直径＜1 cm）可能是结节性硬化症的最早表现，而散发性横纹肌瘤约半数呈单发。横纹肌瘤多为白色界限清晰的质地较硬的分叶状结节，可发生于心脏的任何部位，好发于心室，最常见的部位是左心室和室间隔。肿瘤多位于室壁内，突入心腔并非常见，临床上常误诊为肥厚型心肌病。

二、临床表现

主要为机械梗阻所致的类似于瓣膜狭窄的血流动力学改变，或弥散性心肌受累引起心肌病样表现，或肿瘤较大引起心包缩窄样临床表现，可发生心力衰竭，也可引起心脏传导阻滞等心律失常，甚至发生心源性猝死。超声心动图可发现室壁内回声占位，如为多发性就可诊断。增强 CT 扫描显示低密度影，MRI 表现为心肌内孤立性肿块或局限性心肌肥厚，T_1WI 与周围正常心肌呈等强度信号，T_2WI 呈稍高信号，增强后可强化。肿瘤有自然消退倾向，其数量或大小可随时间延长而减少，临床表现也随之消失。

三、处理原则

对无症状且心功能正常者可定期随访；当肿瘤出现严重症状如机械梗阻或严重心律失常而药物治疗无效时仍需要手术切除。值得强调的是，实施肿瘤部分切除后，随访发现残存部分可自行消退。

第三节　心脏乳头状弹性纤维瘤

一、病因病理

乳头状弹性纤维瘤（papillary elastofibroma），是一种表面覆盖单层内皮细胞、无血管成分的乳头状纤维结缔组织，是罕见的心脏良性肿瘤，但却是最常见的心脏瓣膜肿瘤，仅次于心脏黏液瘤。有研究发现，乳头状弹性纤维瘤似乎较心脏黏液瘤更为常见。可发生于任何年龄，40～80 岁高发，发现病灶的平均年龄约为 60 岁，无性别差异。形态学上与 Lambl 赘生物（反应性年龄相关性瓣膜病）相似，常被描述为肿瘤、错构瘤、机化血栓以及心内膜对损伤的特殊反应。肿瘤多为单发，可以发生在心脏任何部位，生长在心内膜上。约 90% 发生于心脏瓣膜，最常累及主动脉瓣；其次是二尖瓣，常为联合瓣膜病。瘤体直径较小，0.2～2 cm，大多数＜10 mm，发生在心腔的瘤体较大。如为多发，短蒂连于心内膜上，呈典型的菜花样表现。因质地较脆，表面易形成血栓并导致栓塞并发症。其确切发病机制尚不清楚，多见于梗阻性肥厚型心肌病，也可能与炎症、射线甚至心脏操作有关。

二、临床诊断

由于多无临床表现，常于超声心动图检查或排查心源性栓塞时发现。栓塞是主要的临床表现，主要与分叶状肿瘤表层内皮细胞损伤、血小板和纤维蛋白聚集有关。邻近冠状动脉口的病变发生脱垂时，可导致心绞痛、晕厥或猝死。主要通过多平面经胸或食管超声心动图诊断。经食管超声心动图检查更容易发现乳头状弹性纤维瘤，表现为瓣膜上活动度大的小瘤体，常常有清晰的头部，并且在交界部位可以发现典型的"闪烁"或"颤动"斑点状结构。由于 CT 和 MRI 检查难以分辨较小病变，在评估瓣膜病变上次于超声心动图技术。

三、治疗原则

若瘤体发生在心房、心室或主动脉瓣，则在瘤体基底部切除；若发生在房室瓣膜上，则需要切除部分瓣叶才能完全切除肿瘤。多数手术病例为大脑出现缺血症状的患者。

第四节　心脏纤维瘤

一、病因病理

心脏纤维瘤（cardiac fibroma）罕见，属于成肌纤维细胞分化的良性肿瘤，又称为弹性纤维错构瘤、纤维错构瘤。由成纤维细胞或成肌纤维细胞及含有胶原纤维的基质构成。多见于婴儿和儿童，常年龄 < 1 岁，无性别差异性，是儿童中最常见的需要手术切除的心脏肿瘤。其尸检发生率仅次于横纹肌瘤，占第二位。常单发，几乎均发于心室肌包括室间隔内，边界清晰，瘤体内常有钙化，但无液化、坏死或出血。常合并 Gorlin 综合征（基底细胞痣综合征），属于常染色体显性遗传，表现为多发基底细胞癌、颌骨囊肿、骨骼系统异常及多系统器官肿瘤倾向。

二、临床表现

约 1/3 的心脏纤维瘤出现症状，主要由肿瘤阻塞血流，即影响瓣膜功能或引起流出道机械梗阻所致，产生心力衰竭和类似心肌病、心包缩窄的表现。约 1/3 患者引起严重心律失常、晕厥，甚至猝死。其他无症状，因心脏杂音或胸部 X 线检查异常偶然发现。临床表现与横纹肌瘤相似，不同的是心律失常尤其是 AVB 少见，而且瘤体常发生钙化。心脏纤维瘤还可伴有脑积水、唇腭裂和 Sotos 综合征（巨脑伴巨人症）。

三、影像学检查

超声心动图检查显示孤立且边界清晰的非收缩性占位，直径 1 ~ 10 cm，有时与肥厚型心肌病难于区别。心脏 MRI 和 CT 检查能够清晰显示占位病变，因其性质属于纤维，MRI 信号常较周围心肌组织弱，对比增强后肿瘤中央区常呈低灌注区；CT 检查通常为低密度影，其特点是能够清晰显示肿瘤钙化。如果发现肿瘤钙化，对诊断很有价值，常提示纤维瘤，而不考虑横纹肌瘤。

四、治疗与预后

无自发性退化现象，因肿瘤持续生长而常需手术治疗，手术后效果良好。但未经手术治疗的患者可发生严重心律失常，甚至猝死。

第五节 心脏脂肪瘤

一、病因病理

心脏脂肪瘤（cardiac lipoma）指由白色成熟的脂肪细胞构成的良性心脏肿瘤。罕见，尸检检出率 < 1/10 000，仅占被切除心脏肿瘤的 0.5% ~ 5%，在临床上常被高估。可发生于任何年龄，儿童极为少见，多发于成人，无性别差异。心脏的任何部位均可发生，好发于心包和心外膜下并可呈巨大型，其他部位有室间隔、心脏瓣膜，偶尔包绕冠状动脉。心内膜下脂肪瘤常较小且无蒂，有时也可宽蒂突入心腔内。心外膜下脂肪瘤常较大，由一个宽蒂连接并突入心包腔内。尸检中偶见脂肪瘤样心肌肥大，为脂肪细胞过度增生形成的良性病变，与高龄和肥胖有关，常被误认为心脏肿瘤，多累及房间隔卵圆孔边缘，但不侵犯卵圆孔膜，超声心动图检查显示典型的"哑铃状"影像。

二、临床表现

取决于发生部位。临床症状较少，极少发生血流阻塞，多在偶然间发现。心内膜下肿瘤的瘤栓脱落可致栓塞，心肌内肿瘤可致各种心律失常、晕厥，心外膜下肿瘤常因心包挤压冠状动脉导致胸痛。脂肪瘤样心肌肥大可引起罕见的难以解释的房性心律失常、显著心力衰竭，或上腔静脉阻塞征象。超声心动图检查显示心包腔内脂肪瘤常呈低回声，而心腔内脂肪瘤呈典型实质性回声，不宜与其他占位性病变鉴别。CT 或 MRI 检查对显示肿瘤的脂肪性质比较特异，CT 检查显示脂肪组织均匀低密度影，MRI 检查清晰显示肿瘤边界，T_1 加权像后（T_1WI）呈强信号，T_2WI 呈稍强信号，脂肪抑制序列呈弱信号，增强后也不会强化。

三、治疗与预后

手术切除效果良好，适用于肿瘤较大或引起压迫症状者，罕见复发。

第六节 心脏血管瘤

一、病因与病理

心脏血管瘤包括海绵状血管瘤、毛细血管瘤、动静脉血管瘤，常为混合性，不少含有纤维组织和脂肪。海绵状血管瘤由较大血管扩张且管壁变薄所致，倾向于心肌内浸润；毛细血管瘤由毛细血管样大小的血管扩张引起的结节构成，呈分叶状或血管团块，对鉴别良、恶性血管增生有重要价值；动静脉血管瘤因动静脉发育不良而发生畸形所引起。

二、临床表现

大多数心脏血管瘤无临床症状，偶然发现。患者可出现劳力性呼吸困难、心律失常、心包炎、心包积液和发育迟缓。多数血管瘤为散发性，常伴有心外血管病变。极少数患者伴发消化道血管肿瘤和面部葡萄酒色痣。巨大的心脏血管瘤患者可引起血栓形成和病理性凝血（KaSabach-Merritt 综合征）。

三、影像学检查

心脏 MRI 与 CT 检查具有重要的诊断价值。MRI 经 T_1 加权成像得到中到高强度信号，T_2 加权成像后信号更强，对比增强剂摄入后图像信号显著强化，能够发现有无组织浸润，借此区别良、恶性肿瘤；CT 呈界限清晰的不均匀低密度影，对比增强扫描后得到强化。

第十一章

心血管疾病的介入治疗技术

第一节　冠状动脉造影

1964 年，Sones 完成了第一例经肱动脉切开的冠状动脉造影术。1967 年，Judkins 采用穿刺股动脉的方法进行选择性冠状动脉造影，使这一技术进一步完善并得以广泛推广应用。冠状动脉造影是利用导管对冠状动脉进行的放射影像学检查，迄今为止，它仍是评价冠状动脉疾病的重要方法之一，是决定究竟对冠状动脉疾病进行药物治疗、经皮冠状动脉介入治疗（PCI）还是冠状动脉旁路移植术（CABG）的主要判断依据。

一、冠状动脉的分支及其供血范围

1. 左冠状动脉（left coronary artery，LCA）

左冠状动脉开口于左 Valsalva 窦的中上部，窦嵴下约 1 cm 处，位于主动脉根部的左后方。发出后为左主干（left main，LM），走行于主肺动脉和心耳间的左房室沟内，右室流出道的后面。LM 直径 4 ~ 7 mm，可延伸 0 ~ 10 mm，再分支成左前降支（left anterior descending，LAD）和左回旋支（left circumflex artery，LCX）。

（1）左前降支（LAD）：由 LM 向前下沿前室间沟走行于左右心室间，远达心尖部，在 78% 的心脏中折向心脏膈面的后室间沟与后降支吻合。主要向左室游离壁、室间隔前上 2/3 及心尖部供血。沿途发出对角支和前室间隔支。

对角支（diagonal，D）：从 LAD 发出 1 ~ 3 支至左室游离壁，向左室前侧壁、前壁供血。部分心脏的第 1 对角支由左主干上 LAD 和 LCX 之间发出，称为中间支（intermedius ramus，IR）。

前间隔支（sepal，S）：从 LAD 向室间隔垂直发出 5 ~ 10 支，向室间隔前上 2/3 和心尖部供血。

（2）左回旋支（LCX）：呈近乎直角从 LAD 发出，沿左房室沟向左后走行至后室间沟。向左室侧壁、后壁供血。约 10% 的受检者呈左优势型，此时，LCX 延伸至后降支（posterior descending，PD）中止在心尖部，与前降支终末端吻合。

钝缘支（obtuse marginal，OM）：从 LCX 发出 1 ~ 3 支，向左室游离壁和心尖部走行，向左室侧壁、后壁供血。

左房旋支：从 LCX 近侧端发出 1 ~ 2 支至左房，向左房侧面、后面供血。

2. 右冠状动脉（right coronary artery，RCA）

开口于右 Valsalva 窦的外侧中上部，窦嵴下约 1 cm 处，位于主动脉根部的右前方。发出后，走行于主肺动脉干和升主动脉根部间的右房室沟内，绕向心脏右后方再向左后走行至后十字交叉处，分成后降支和左室后侧支。直径 3 ～ 5 mm。其开口和起始部的走行有较大的生理变异。

　　圆锥支（conus branch，CB）：右冠状动脉的第 1 分支，向左前上方经右室流出道走行，向右室左前上方和肺动脉圆锥供血。约 50% 的心脏 CB 单独开口于 RCA 开口上方。

　　窦房结支（sinus branch，SN）：向右后上方走行，供应窦房结和右心房。

　　右室支（right ventricular，RV）：向左前方走行，通常为 1 支，供应右室前壁。

　　锐缘支（acute marginal，AM）：向右下方走行，有 1 支或 1 支以上，供应右室侧壁。

　　后降支（posterior descending artery，PDA）：从 RCA 由后十字交叉处分出，沿后室间沟下行至心尖与 LAD 吻合。沿途发出数支后室间隔支与前间隔支吻合。供应左、右室后壁，右室下壁，后室间隔。

　　左室后侧支（poster lateral，PL）：为 RCA 越过十字交叉后的延续，沿途发出数支分支，末端与 LCX 吻合。供应左室膈面。

　　房室结支（branch of AV node，AVN）：在房室交叉处附近由优势动脉发出，供应房室结和房室束。

　　优势血管是指发出 PDA 和 PL 供应室间隔后部和左心室膈面的血管。约 85% 的人群是 RCA 优势型（right dominant），即 RCA 发出 PDA 及 PL（但这并不代表 RCA 比 LCA 更重要）。8% 的人群是 LCA 优势型（left dominant），即 PDA、PL 及 AVM 均由 LCX 发出。7% 的人群为均衡型，即 RCA 发出 PDA，而 LCX 发出 PL，同时还可能发出第 2 支 PDA 而形成双 PDA。此外，AVN 约 90% 由 RCA 发出，8% ～ 10% 由 LCX 发出。而 SN59% 由 RCA 发出，38% 由 LCX 发出，3% 有双重血供。

二、冠状动脉造影的适应证

　　1. 以诊断为主要目的

　　（1）不明原因的胸痛，无创性检查不能确诊，临床怀疑冠心病。

　　（2）不明原因的心律失常，如顽固的室性心律失常或新发传导阻滞；有时需冠状动脉造影除外由冠心病引起。

　　（3）不明原因的左心功能不全，主要见于扩张型心肌病或缺血性心肌病，两者鉴别往往需要行冠状动脉造影。

　　（4）经皮冠状动脉介入治疗（PCI）或冠状动脉旁路移植术后复发心绞痛时查明冠状动脉及桥血管情况。

　　（5）先天性心脏病和瓣膜病等重大手术前，患者年龄大于 50 岁，因其容易合并冠状动脉畸形或动脉粥样硬化，需要在外科手术前查明冠状动脉情况，必要时可以在外科手术的同时对冠状动脉进行干预。

　　（6）无症状但必须要除外冠心病，如患者从事高危职业：飞行员、汽车司机、警察、运动员及消防队员等，或在医疗保险有此需要时。

　　2. 以治疗为主要目的

　　（1）稳定型心绞痛或陈旧心肌梗死，内科治疗效果不佳，影响学习、工作及生活时。

　　（2）不稳定型心绞痛，首先采取积极的内科强化治疗，一旦病情稳定，行冠状动脉造影，必要时血运重建；内科药物治疗无效，一般需紧急造影尽快提供治疗决策。对于高危的不稳定型心绞痛患者，以自发性为主，伴有明显心电图的 ST 段改变及梗死后心绞痛，也可直接行冠状动脉造影以决定血运重建策略。

　　（3）发作 6 h 以内的急性心肌梗死（AMI）或发病在 6 h 以上仍有持续性胸痛，拟行急诊 PCI 手术；如无条件开展 PCI 术，对于 AMI 后溶栓有禁忌的患者，应尽量转入有条件的医院。AMI 后静脉溶栓未再通的患者，应适时争取补救性 PCI。对于 AMI 无并发症的患者，应考虑梗死后 1 周左右择期行冠状动脉造影。AMI 伴有心源性休克、室间隔穿孔等并发症应尽早在辅助循环的帮助下行血管再灌注治疗。对于高度怀疑 AMI 而不能确诊，特别是伴有左束支传导阻滞、肺栓塞、主动脉夹层、心包炎的患者，可直接行冠状动脉造影明确诊断。

　　（4）无症状性冠心病，其中对运动试验阳性、伴有明显危险因素的患者，应行冠状动脉造影明确诊断。

（5）CT等影像学检查发现或高度怀疑冠状动脉中度以上狭窄或存在不稳定斑块者，可行冠状动脉造影明确病变程度。

（6）原发性心搏骤停复苏成功、左主干病变或前降支近段病变可能性较大的高危人群，应早期进行血管病变干预治疗，需要评价冠状动脉。

（7）冠状动脉旁路移植术后或PCI术后，心绞痛复发，往往需要再行冠状动脉造影评价病变。

三、冠状动脉造影的禁忌证

（1）对碘或造影剂过敏者。

（2）有严重的心肺功能不全，不能耐受手术者。

（3）未控制的严重心律失常，如室性心律失常者。

（4）存在未纠正的电解质紊乱。

（5）严重的肝、肾功能不全者。

四、冠状动脉造影的术前准备

（1）导管室应具备一定的设备、抢救药品及具有相应资质的工作人员。

（2）患者及家属在术前签署手术的知情同意书。

（3）术前完善超声心动图，X线片，生化，血、尿、便常规，凝血指标等常规检查。

（4）术前为患者备皮、行碘过敏试验和留置穿刺针等。

五、冠状动脉造影的血管入路及造影方法

1. 穿刺

冠状动脉造影多取四肢动脉为入路，尤其经皮穿刺桡动脉最常用，也可穿刺股动脉或肱动脉。

2. 冠状动脉造影

经桡动脉途径行左冠状动脉造影首选SF多功能导管（经桡动脉途径）或JL4.0（经股动脉途径）。当然，一般女性，年轻、较瘦时可选用JL3.0导管。男性伴有明显的主动脉硬化、高血压病、主动脉疾病导管者，可选用LA.5或JL5.0导管。最主要的还是要根据影像的状态来调整所用的导管，以保证成功率。所有的推进导管的操作，要严格遵循J型导丝引路的原则，既导丝在前，导管在后，无阻力前进，特别要避免盲目进管。导管达主动脉弓水平时，一定要在X线下操作，尽量避免导管反复进入头臂动脉系统，减少不必要的并发症的发生。最常用的X线体位是取正位投照下推送进管，当导丝达升主动脉水平时，由助手固定导丝，术者推送导管达主动脉根部，撤除导丝，连接好压力监测系统，缓慢推送，当发现管尖明显地向前跳动时，提示导管进入左冠状动脉口内。正位X线下，导管尖端一般要达脊柱的左侧1～2 cm，此时试推造影剂证实导管在冠状动脉开口内，采用不同体位进行造影。在缓慢推进导管进入冠状动脉开口内时，有时需要缓慢逆顺时针旋转导管，以保证导管尖端指向左冠状动脉开口。

3. 右冠状动脉造影

右冠状动脉造影的基本要求与左冠状动脉造影相同，包括推送导管技术，注射造影剂的方法和原则。导管首选SF多功能导管（经桡动脉途径）或JR4.0（经股动脉途径），X线体位选左前斜位45°，右冠状动脉造影时在导管达主动脉根部时，需要顺时针旋转180°方能使导管进入右冠状动脉开口内，操作时其关键之处在于要慢。先将导管送达主动脉瓣上，稍向上提1～2 cm，管尖指向后，此时右手慢慢顺时针旋转导管；同时左手轻轻向上提导管，一边旋转，一边上提，使管尖逐渐转向前，进入右冠状动脉开口。上提导管可以避免导管进入右冠状动脉过深，引起嵌顿，缓慢旋转才能使导管的尖端与尾端保持同步，避免管尖在进入右冠状动脉开口部位后，仍在尾端旋转，使导管在冠状动脉内转圈。主动脉内径的宽度与导管的臂长的选择关系不大。如果右冠状动脉开口朝上，可选择JR3.5导管，稍小一点，导管

尖端可指向上。如果右冠状动脉开口朝下，可选用 Amplatzer 导管。

六、冠状动脉的投照体位

　　冠状动脉造影只能看到主要的心外膜支及其第 2、3 级分支，第 4 级和无数的心肌内分支是看不见的。心脏倾斜地位于胸腔内，主要冠状动脉横跨房室沟和室间沟，依次排列成心脏的长轴和短轴。从冠状动脉的解剖可知，左回旋支和右冠状动脉分别在左、右房室沟内走行并在心脏背面相连，形成冠状动脉水平环。左前降支和后降支分别在前、后室间沟内走行并在心尖部附近相连，形成冠状动脉的纵环。两环分别位于心脏的房室瓣平面和室间隔平面上且相互垂直。在 RAO30° 投照时，沿房室瓣平面观察，面对的是室间隔平面；在 LAO60° 投照时，沿室间隔平面观察，面对的是房室瓣平面。故冠状动脉造影检查的最佳投照位是斜位。但心脏的 RAO 和 LAO 有导致冠状动脉分支重叠和假性缩短的缺点，故投照时几乎总是需要伴随头和足向的倾角。头位投影冠状动脉近中段短缩，足位可充分显示中远段血管。冠状动脉造影显示病变必须采用两个相互垂直的角度，例如 LAO 与 RAO 成垂直角度，头位与足位成垂直角度。血管造影投照位的选择在很大程度上还要取决于体型、冠状动脉解剖的变异和病变的部位。常用的造影体位见表 11-1。

表 11-1　冠状动脉造影常用投影体位

	投影体位	暴露血管部位
左冠状动脉	RAO（右前斜位）	LAID 近、远、S，LCX，OM
	RAO + CRANIAL（右前斜 + 头位）	LAD 中、远，D，S
	RAO + CAUDAL（右前斜 + 足位）	LM，LAD 近，LM、LAD、LCX 分叉
	LAO + CRANIAL（左前斜 + 头位）	LCX 近、中、远，D，OM
	LAO + CAUDAL（蜘蛛位）	LM，LM、LAD、LCX 分叉，LCX
	AP + CRANIAL（后前 + 头位）	LAD 近、中、远，D，S，LAD/ 天
	AP + CAUDAL（后前 + 足位）	LM，M，LAD、LCX 分叉，LCX，OM
	LAO	RCA 近、中、远及各分支
左冠状动脉	RAO ·	RCA 中，PDA
	LAO + CRANIAL	RCA 中、远，PDA 与 PL 分叉

　　图 11-1A、B 上的小弯箭头指示：回旋支的小的第一钝缘支。在标准的左前斜位上，由于透视缩短效应和重叠，左主干、左前降支近端、回旋支、对角支开口、小的第一钝缘支均显示欠佳。左前斜 + 头位显示"左主干病变"，而该"病变"在标准左前斜位根本无法显示（此狭窄实际上是在冠状动脉灌注钡剂时，导管周围结扎所致）。此角度也可以更清楚地显示左前降支近端、回旋支和对角支开口及钝缘支。左前斜 + 足位在观察回旋支开口方面，具有特别的优势，并且也能很好显示左主干和左前降支近端。在标准右前斜位投影中，整个左前降支和对角支有显著的重叠，回旋支近端有缩短现象。在右前斜 + 头位投影中，左前降支、对角支、回旋支彼此分开，整个左前降支可被清晰显示，没有重叠现象，而对角支和回旋支有一定程度的重叠。在右前斜 + 足位，左前降支、对角支、回旋支分离程度最佳，是观察后两支血管最佳的右前斜投照体位，左前降支在此体位有缩短。此图显示了正常人冠状动脉解剖的一般结构，并说明在右前斜位和左前斜位基础上，结合应用头位和足位的益处。当然，每一种投照体位的应用价值会根据不同病例的冠状动脉解剖结构的变异而变化。

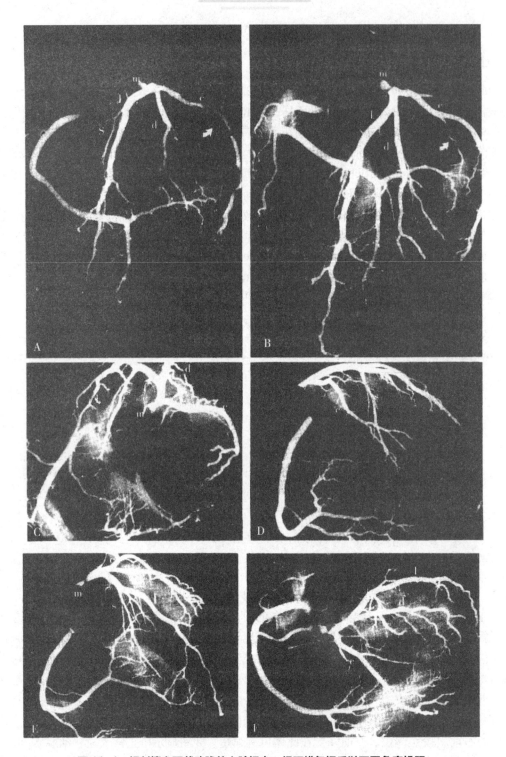

图 11-1　钡剂填充冠状动脉的心脏标本，经石蜡包埋后以不同角度投照

A. 标准左前斜位；B. 左前斜＋头位；C. 左前斜＋足位；D. 标准右前斜位；E. 右前斜＋头位；
F. 右前斜＋足位。在以上各图中，m＝左主干，l＝左前降支，S＝左前降支的第一间隔支，d
＝左前降支的对角支，C＝回旋支

七、冠状动脉循环的畸形

冠状动脉变异（或畸形）是指冠状动脉起源、分布和结构的异常，其发生率为 1%～2%，多数情况是生理性的，即起源或分布异常但不影响冠状动脉血流。少数情况下，冠状动脉畸形可导致心肌缺血、梗死、心功能不全和猝死。有些畸形需经手术矫正以改善症状和延长寿命。

（一）引起心肌缺血的先天性畸形

1. 冠状动脉瘘

在冠状动脉先天性畸形中冠状动脉瘘是常见的。虽然约半数较大的瘘的患者无症状，但另一半发生充血性心力衰竭、感染性心内膜炎、心肌缺血或动脉瘤样瘘的破裂。其中一半起自 RCA 或它的分支，其余则是多起源的。瘘的 41% 引流入右室，26% 引流入右房，17% 引流入肺动脉，3% 引流入左室，1% 引流入上腔静脉。因而，90% 以上的病例存在由左至右分流。选择性冠状动脉造影是证实瘘起源部位的唯一方法。

2. 左冠状动脉起自肺动脉

LCA 起自肺总动脉的患者，大多在早年发生心肌缺血。大约 25% 存活到青少年或成年，但常伴有二尖瓣反流、心绞痛或充血性心力衰竭。

主动脉造影典型的显示一粗大的 RCA，而左主动脉窦无左冠状动脉开口。在主动脉造影图的延迟相时，散在的 LAD 和 LCX 分支通过来自 RCA 的侧支循环充盈。在电影顺序中仍延迟，从 LAD 和 LCX 来的逆流使 LCA 主干和起自肺总动脉的起源部显影。如果有广泛的侧支循环，患者的临床过程倾向于比较有利。在罕见病例中，RCA 而非 LCA 可能起自肺动脉。

3. 先天性冠状动脉狭窄或闭锁

先天性冠状动脉狭窄或闭锁可作为一个孤立的病变或伴随有其他的先天性疾病，如钙化性冠状动脉硬化、主动脉瓣上狭窄、高胱氨酸、Friedreich 共济失调、Hurler 综合征、早老症和风疹综合征。在后面这些病例中，闭锁的冠状动脉一般通过来自对侧的侧支循环来充盈。

4. 冠状动脉分别起自对侧冠状窦的畸形起源

LCA 起自 RCA 近段或右主动脉窦，紧接着在主动脉和右室流出道之间通过，在年轻人中此畸形可伴有运动时或运动后不久猝死。LCA 迷路起源后突然向左转变，进入主动脉和右室流出道之间。此种畸形造成猝死是出于患者在运动时通过主动脉和肺动脉的血流增加，因为冠状动脉的畸形走行，大量的血流在突然向左弯曲时扭结或在通道中钳夹，从而引起畸形 LCA 的暂时性阻塞造成猝死。起自 LCA 或主动脉窦的 RCA，从主动脉和右室流出道之间通过，其危险性稍低。然而，这种畸形也伴随心肌缺血或猝死，推测可能是通过同样的机制。LCA 起自右主动脉窦的罕见畸形病例中，即使向前经过右室流出道或向后经过主动脉（即不通过这两根大血管之间的通道）也可能发生心肌缺血，但其缺血原因不明。

畸形冠状动脉的行程易被 RAO 位血管造影所评价。畸形起自右 Valsalva 窦的 LCA 有 4 种常见的行程，起自左 Valsalva 窦的畸形 RCA 有一种常见的行程，起自右 Valsalva 窦的畸形 LCA 可能有向间隔的、向前的、向动脉间的和向右的行程。起自左 Valsalva 窦的畸形 LCA 的向后行程类似于起自右 Valsalva 窦的畸形 LCX 的行程，而起自左 Valsalva 窦的畸形 RCA 的常见的动脉间行程，对称地类似于起自右 Valsalva 窦的畸形 LCA 的动脉间的行程。

虽然血管造影对建立畸形冠状动脉的诊断有用，但经食管超声对明确血管的行程可能是一种重要的辅助诊断工具。

（二）不引起心肌缺血的先天性冠状动脉畸形

在这组畸形中，冠状动脉起自主动脉，但起源部在少见的部位。虽心肌灌注正常，但血管造影者可能会遇到动脉定位的困难。这些畸形发生在 0.5%～1.0% 的接受冠状动脉造影的成年患者中。

1. 左回旋支动脉起自右主动脉窦

LCX 畸形起自右主动脉窦是最常见的一种。畸形 LCX 在右冠状动脉的后面处发生，在主动脉下后部走行进入左房室沟。

2. 单根冠状动脉

这种畸形有无数的变异，当其一个主要的分支经过主动脉和右室流出道之间时有血流动力学的重要意义。

3. 全部 3 根冠状动脉经由多个开口分别起自右或左主动脉窦

这种罕见畸形类似于单根冠状动脉。在左或右主动脉窦常无冠状动脉开口，"遗失"的血管起自对侧的主动脉窦，但不是发出一单根冠状动脉，而是通过 2 个甚至 3 个开口分别发出。

4. 右冠状动脉的高前位起源

此种畸形常遇到，但无血流动力学意义。不能从常规的导管操作选择性地进入 RCA 的开口部，提示有窦管嵴上方 RCA 的高起源部位。非选择性地用力把造影剂注入到右 Valsalva 窦，可能发现 RCA 的畸形起源点，然后用 Judkins 右 5（JR5）导管或 Amplatzer 左 1 或 1.5（AL1 或 1.5）导管可选择性地进入 RCA。

八、冠状动脉造影结果分析

（一）冠状动脉血流的血管造影评估

TIMI 0 级：无灌注。闭塞远端血管无前向血流灌注。

TIMI Ⅰ 级：部分灌注。造影剂穿过阻塞点，但进入远段血管的速度慢于同一患者的非阻塞动脉。

TIMI Ⅱ 级：经 3 个以上的心动周期后，病变远端血管才完全充盈。

TIMI Ⅲ 级：完全灌注，在 3 个心动周期内造影剂完全充盈病变远端血管。

（二）冠状侧支循环

冠状动脉之间的吻合在出生后即存在，但这些冠状动脉侧支通常是关闭的，只有在冠状动脉严重狭窄或闭塞时才会开放。在正常人的心肌中，有无数细小的吻合血管。这些吻合支的直径大多数 < 200 μm，它们是形成侧支循环的基础。在正常或有轻度冠状动脉病变患者的冠状动脉造影图中，它们不能被看见，因为它们只携带极少量的血流，同时它们细小的内径超过了影像系统的空间分辨能力。然而，一旦发生冠状动脉主支阻塞，会在连接受累冠状动脉远段地吻合处及病变冠状动脉的近段或靠近其他正常血管的吻合处产生压力阶差。随着这种压差的产生，增加的血量被推进并通过吻合血管，这些吻合血管进行性地扩张，并最终变成血管造影时可见的侧支通道。部分患者侧支循环建立较好，部分建立较差。这个侧支建立过程在有些患者中似乎有效地发生，而在另一些患者中未能有效地发生，形成这种差异的原因还不完全清楚，但它可能牵涉到发生阻塞的速度。最有利的临床情况是病变血管的阻塞逐渐发生，这样允许在其完全阻塞之前有足够的时间让侧支血管来代偿供血。

影响侧支发生的其他因素是滋养动脉的通畅和阻塞后血管段的大小以及血管的阻力。在冠状动脉造影时，侧支通常不能被显示，除非该病变血管已发生肉眼估计下至少 90% 的直径狭窄。

在严重冠状动脉疾病的患者中存在大量侧支循环。研究发现严重冠状动脉阻塞而无侧支循环的患者 201 铊心肌灌注缺损的发生率明显高于有侧支循环的患者。这提示侧支可能改善缺血区心肌的灌注。

经皮腔内冠状动脉成形术（PTCA）的问世，提供了研究冠状侧支循环血流动力学方面和血管造影特点的机会，因为在行 PTCA 时，球囊扩张类似以前狭窄血管的突然闭塞。Rentrop 和 Cohen 利用双侧冠状动脉造影发展了一个 0 ~ 3 级的分级系统，使侧支充盈分级如下：

0 级：无侧支存在。1 级：勉强能检出的侧支血流。造影剂通过并显示侧支管道，但在任何时候接受侧支的血管主支均不显影。2 级：部分侧支血流。造影剂进入，但不能使接受侧支的血管主支血管完全显影。3 级：完全灌注。造影剂进入，并使接受侧支的血管主支血管完全显影。

侧支循环的方式：①同侧侧支循环。②对侧侧支循环。③双侧侧支循环。④桥侧支——自身搭桥。

侧支循环的作用：①改善病变冠状动脉供血区内的心肌功能。②缩小心肌梗死范围。③若侧支循环建立在冠状动脉完全闭塞之前，则可避免心肌梗死的发生。④在冠状动脉介入性治疗时，可保证病变冠状动脉区的心肌供血，从而增加手术的安全性。

有良好的侧支循环患者与侧支循环发育不良的患者相比较少感到胸痛，较少见左室收缩不协调，心电图上 ST 段抬高的总和较低。远侧冠状动脉的灌注压在有良好发育侧支的患者中比侧支发育不良的患者中更高。

（三）冠状动脉病变形态学

冠状动脉病变的分析和评价是选择治疗方案和估计预后的重要依据，病变类型按 1988 年美国心脏病学会／美国心脏协会（ACC/AHA）专家组总结过去 10 年的经验，被定义为简单型（A 型）、中度复杂型（B 型）和复杂型（C 型）（表 11-2），多数病变为中等复杂型。

表 11-2 ACC/AHA 冠状动脉病变分型

A 型病变	
局限性（长度<10 mm）	无或有轻度钙化
中心性	未完全闭塞
容易到达	非开口病变
管壁光滑	未累及大分支
无血栓	非成角病变（<45°）
B 型病变	
管状狭窄（长度 10～20 mm）	中、重度钙化
偏心性	完全闭塞（<3 个月）
近端血管中度迂曲	开口处病变
管壁不规则	分叉处病变
冠状动脉内血栓	成角病变（>45°，但<90°）
C 型病变	
弥漫性（长度>20 mm）	近端血管严重迂曲
易碎的退化静脉桥病变	完全闭塞（>3 个月）
严重成角病变（>90°）	

1. 狭窄冠状动脉病变类型狭窄的分析方法

（1）目测法：以紧邻狭窄段的近心端和远心端的正常血管段内径为100%，狭窄处血管直径减少的百分数为狭窄程度。估测直径时，参照已知导管的直径（6 F = 2.0 mm，7 F = 2.3 mm，8 F = 2.7 mm）与动脉的粗细比较便可。目测狭窄直径简单易行，至今仍广泛应用，缺点是重复性差和常常高估狭窄程度。

（2）计算机辅助的定量冠状动脉造影（QCA）：目前的血管造影机多具有 QCA 功能，其机制是血管轮廓测定或影像密度的测定。QCA 的优点是重复性好，大规模临床研究通常采用这种方法。

（3）血管内超声检测（IVUS）：有助于对狭窄程度做出较为精确的判断。

2. 钙化

冠状动脉钙化在 X 线透视下，一般为沿血管走行的条状影，其亮度和大小反映了钙化的严重程度。钙化的观察对判断病变的性质和部位，以及选择治疗方案很有帮助。

3. 血栓

血栓在冠状动脉造影上的表现分成两大类，一类是虽有血栓但血管还是通畅的，在造影上主要表现为球状的充盈缺损，完整地被造影剂所围绕，通常位于最严重狭窄点的远侧；另一类是血栓很大以致完全阻塞了血管。

4. 夹层

多为 PTCA 并发症，诊断性动脉造影操作偶尔伴有血管夹层分离形成。美国心肺血液研究所根据夹层的形态将其分为 6 型（表 11-3）。

表 11-3 冠状动脉夹层的分型

类型	影像特征
A	X 线透光区，无或有少量造影剂滞留
B	X 线透光区，并形成假腔，无或仅有少量造影剂滞留
C	造影剂出现在管腔外，且有明显造影剂滞留
D	螺旋状充盈缺损影，常伴广泛造影剂滞留
E	新出现且持续的充盈缺损影
F	夹层血管无前向血流充盈

5. 瘤样扩张或冠状动脉瘤

动脉粥样硬化的后果既可以是狭窄，也可以是动脉瘤或瘤样扩张。

6. 心肌桥

冠状动脉主要在心脏的心外膜表面上经过。然而 5%～12% 的人中，不同的距离内小段冠状动脉降入心肌内走行，且总是限于 LAD。因为心肌纤维"桥"每次收缩期都可引起动脉的狭窄。造影上特征性的表现是在舒张期桥段血管的内径正常，但在每次收缩期都有突然的狭窄，不应与动脉粥样硬化斑块相混淆。当它在收缩期严重狭窄时，可产生心肌缺血，甚至心肌梗死。

7. 其他各种冠状动脉病变特征

（1）成角病变：狭窄端血管的中心线与狭窄远端血管的中心线夹角 ≥ 45°。

（2）偏心狭窄：需在两个相互垂直的造影平面观察，病变始于一侧血管壁至直径的 3/4 以上。

（3）分叉处病变：在血管狭窄部位有中等或较大分支（直径 > 1.5 mm）发出，或者待扩张的病变累及重要边支。

（4）病变长度：从未使病变短缩的体位测量，病变的两个"肩部"之间的距离。

（5）病变血管迂曲：中度迂曲是指病变近端血管有 2 个弯曲；重度迂曲指病变血管近端有 3 个或 3 个以上弯曲。

（6）开口处病变：位于前降支、回旋支或右冠状动脉起始部，距开口 3 mm 以内的病变。

九、冠状动脉造影术后的常规处理

（1）监测患者有无不适，注意心电图变化及生命体征等。

（2）补足液体，防止迷走反射。心功能差者补液慎重。

（3）桡动脉穿刺径路在拔除鞘管后对穿刺点局部压迫 4～6 h 后可以拆除加压绷带。股动脉入路在进行冠状动脉造影后，可即刻拔管，常规压迫穿刺点 20 min 后，若穿刺点无活动性出血，可进行术侧制动并加压包扎，18～24 h 后可以拆除绷带开始轻度活动。如果使用封堵器，患者可以在平卧制动 6 h 后开始床上活动。

（4）注意穿刺点有无渗血、红肿及杂音，穿刺的肢体动脉搏动情况、皮肤颜色、张力、温度及活动有无异常。

（5）术后或次日查血、尿常规，电解质，肝肾功能，心肌酶等。

十、冠状动脉造影术后的常见并发症

1. 假性动脉瘤

假性动脉瘤指血液自股动脉穿刺的破口流出并被邻近的组织局限性包裹而形成的血肿。血液可经此破口在股动脉和瘤体之间来回流动。假性动脉瘤与真性动脉瘤的区别在于前者的瘤壁由血栓和周围组织构成，而无正常血管壁的组织结构。其常见症状为局部疼痛，有时较剧烈，瘤体过大时也可产生周围神经、血管的压迫症状。触诊可发现皮下血肿，有搏动感，听诊可闻及明显的血管收缩期杂音，其确诊有赖于超声多普勒检查。大部分直径较小的假性动脉瘤可自行愈合，无须特殊处理。而直径较大者可通过压迫、瘤体内凝血酶注射和外科修复等方法进行根治，前提是停用肝素、低分子肝素等抗凝药物。

2. 股动静脉瘘

股动静脉瘘指股动脉穿刺造成股动、静脉之间有异常通道形成。大部分股动静脉瘘无明显症状，也不导致严重并发症，许多小的动静脉瘘可自行愈合。少数情况下因动静脉瘘血流量大，可导致静脉扩张、曲张，或患者自身存在严重的股动脉远端血管狭窄，股动静脉瘘导致"窃血"现象，使下肢缺血加重。触诊皮下无血肿，听诊可闻及血管双期杂音。对未能自行愈合或有严重并发症的股动静脉瘘可考虑手术治疗或在超声引导下压迫封闭瘘管。

3. 腹膜后出血

腹膜后出血指血流经股动脉穿刺口，通常沿腰大肌边缘流入腹膜后腔隙。由于腹膜后腔隙具有更大的空间，可储存大量血液。腹膜后血肿起病隐匿，当有明显症状出现时，如低血压，常提示已有严重出血，如诊断处理不及时，会导致患者死亡。这是与股动脉径路相关的最凶险的并发症。其主要症状及体征是贫血、低血压、腹部紧张及下腹部疼痛及出汗等，确诊有赖于 CT 检查。治疗包括以下原则：①立即停用抗凝药物。②使用血管活性药物升压，快速补充血容量，输血、输液，输注量和速度以使血压持续稳定为目标。③严密监测血压、心率，定时复查血象，判断有无继续出血，并给予针对性治疗。④患者应绝对卧床。⑤对不能有效止血的患者应尽早介入封堵或外科治疗。

4. 前臂血肿和前臂骨筋膜室综合征

前臂血肿是由于在桡动脉远离穿刺点的部位有破裂出血所致，常见的原因主要是超滑引导钢丝推送中极易进入桡动脉分支或桡侧返动脉致其破裂穿孔或由于桡动脉痉挛、指引导管推送遇阻力时用力不慎、过大，致其破裂所致。其症状主要表现为前臂疼痛，触诊张力高。由于出血可为周围组织所局限，大部分前臂血肿有自限性。但如果桡动脉破裂穿孔大，出血量大，可导致前臂骨筋膜室综合征，是前臂血肿的极端表现。主要症状有疼痛、活动障碍、感觉障碍、被动牵拉痛、肢体肿胀、血管搏动减弱或消失及骨筋膜室内压力增高等。前臂血肿可使用弹力绷带包扎前臂，但应注意包扎力度。前臂骨筋膜室综合征应强调早诊断、早治疗。一旦确诊就要及时（6 h 内）切开深筋膜，彻底减压。切口要足够大，方能彻底解除骨筋膜室内的压力。手术要保持无菌，防止感染，如有肌肉坏死应一并切除干净。

5. 颈部及纵隔血肿

颈部及纵隔血肿是经桡动脉介入治疗的特有并发症，主要原因为导丝误入颈胸部动脉小分支致其远端破裂，出血常导致颈部肿大、纵隔增宽和胸腔积血等。主要表现为相应部位疼痛、低血压等。如出血自限，预后良好。如有气管压迫，常有呼吸困难，表现凶险，应行气管插管。

6. 血管迷走反应及处理

血管迷走反应及处理常发生于冠状动脉造影术中、术后，拔除血管鞘管、压迫止血（股动脉）或穿刺点剧烈疼痛时。主要表现为面色苍白、大汗淋漓、头晕或神志改变，严重者可以意识丧失。部分患者可感气促、心悸、极度乏力。而最重要的表现为窦性心动过缓和低血压状态。处理措施包括静脉注射阿托品、快速扩容及应用多巴胺等升压药。

7. 冠状动脉穿孔和心脏压塞

偶尔在有阻力情况下用力推进钢丝引起血管穿孔破裂而导致心脏压塞。常表现为：精神焦虑不安、多需坐位、呼吸困难、以浅快多见，皮肤湿冷、脉压减少、血压下降、心率增快等。对于急性心脏压塞有诊断价值的检查是超声心动图和冠状动脉造影。强调早诊断、早处理。总的治疗原则：迅速逆转肝素化、导丝在真腔时以球囊封闭血管破裂口 15 ~ 20 min，若无效，及时置入带膜支架。如出现心脏压塞，应立即进行心包穿刺引流、抗休克治疗或外科干预。抗休克治疗包括麻醉机吸氧、多巴胺等升压药静注及静脉补液等。

8. 重要脏器栓塞如脑栓塞、肺栓塞等。

第二节 经皮冠状动脉介入治疗

一、经皮冠状动脉介入治疗简史

1844 年，Bemard 首次将导管插入动物的心脏。1929 年，德国医生 Forssmann 首次将一根导尿管从自己的肘静脉插入，经上腔静脉送入右心房，并拍摄下了医学史上第一张心导管胸片，开创了人类心导管技术发展的先河。在此基础上，先后开展了右心导管和左心导管术。1967 年 Judkins 采用股动脉穿刺的方法进行冠状动脉造影，从此这一技术在冠心病领域得以进一步发展。德国 Gruentzig 于 1977 年首先施行了经皮冠状动脉介入术（percutaneouscoronarylntervention，PCI）。此后，该技术从欧洲到美洲迅速推广，适应证不断扩大。与之相关的工业产品也迅速发展，各种操作设备（如导管、球囊）不断改进以适应不同病变的处理。1986 年，Puol 和 Sigmart 将第一枚冠状动脉支架置入人体。冠状动脉内支架置入术可显著减少球囊扩张的再狭窄，可以处理夹层和急性血管闭塞，成为冠状动脉介入治疗的又一里程碑。2003年药物洗脱支架（drug-elu-ting stent9DES）投入临床，支架的再狭窄率明显降低，使冠状动脉介入治疗又进入到一个新纪元。

二、冠状动脉介入治疗适应证

（1）对于慢性稳定型冠心病有较大范围心肌缺血证据的患者，介入治疗是缓解症状的有效方法之一。

（2）不稳定型心绞痛和非ST段抬高型心肌梗死的高危患者，提倡尽早介入治疗。高危患者主要包括：反复发作心绞痛或心肌缺血，或经充分药物治疗时活动耐量低下；血心肌酶指标升高；心电图新出现的ST段压低；出现心力衰竭或出现二尖瓣反流或原有反流恶化；血流动力学不稳定；持续室速；6个月内接受过介入治疗；曾行冠状动脉旁路移植术等。

（3）对于急性ST段抬高型心肌梗死患者早期治疗的关键在于开通梗死相关血管（infarct related artery，IRA），尽可能挽救濒死心肌，降低患者急性期的死亡风险并改善长期预后。

三、冠状动脉介入治疗的常规策略

（一）直接PCI

在急性心肌梗死发病12 h内行PCI直接开通IRA。直接PCI可以及时、有效地开通IRA。建议首次医疗接触一球囊开通时间在可以进行直接PCI的医疗单位控制在90 min内，条件较好的医疗单位或梗死面积较大的危重患者，时间最好控制在60 min内。对于发病超过12 h，但仍有缺血症状、心功能障碍、血流动力学不稳定或严重心律失常的患者也建议行直接PCI。发生心源性休克的患者，可将PCI时间放宽至心肌梗死发病36 h内或心源性休克发生18 h内。而对发病已超过12 h、无缺血症状的患者，则不建议行PCI。

（二）转运PCI

首诊医院无行直接PCI的条件，而患者不能立即溶栓，则转至具备条件的医院行直接PCI，首次医疗接触一球囊开通时间控制在120 min内（梗死面积较大的危重患者时间最好控制在90 min内）。

（三）补救PCI

溶栓失败后IRA仍处于闭塞状态，对于IRA所行的PCI。

（四）易化PCI

发病12 h内，于PCI术前有计划地预先使用溶栓药物，然后对IRA进行的PCI。

四、冠状动脉介入治疗的基本过程

冠状动脉介入治疗的基本过程主要包括五个步骤。①进行冠状动脉造影，根据冠状动脉造影结果找到罪犯血管。②将导丝通过病变，到达罪犯血管远端。③送入合适的球囊，球囊到达病变时，释放球囊，扩张病变。④置入支架。⑤送入后扩张球囊，进行支架后扩张。

（一）冠状动脉造影，找到罪犯血管

冠状动脉造影术的主要目的是评价冠状动脉血管的走行、数量和畸形；评价冠状动脉病变的有无、严重程度和病变范围；评价冠状动脉功能性的改变，包括冠状动脉的痉挛和侧支循环的有无；同时可以兼顾左心功能评价。在此基础上，可以根据冠状动脉病变程度和范围进行介入治疗；评价冠状动脉旁路移植（搭桥）术和介入治疗后的效果；并可以进行长期随访和预后评价。

冠状动脉造影的主要体位：

1. 观察左冠状动脉的主要体位

（1）右前斜位+足位：观察LAD、LCX起始部、LCX体部、OM开口和体部。

（2）正位+头位：观察LAD中、远段，LAD与对角支分叉处。

（3）左前斜位+头位：观察LAD中、远段和对角支开口。

（4）蜘蛛位：观察LM、LAD、LCX开口部位；LM体部、远端分叉部位；LAD、LCX近段，OM开口部位。

2. 观察右冠状动脉的主要体位

（1）左前斜位：RCA 呈"C"型，观察 RCA 开口以及近、中远段；左室后支。

（2）后前位＋头位：RCA 呈"L"型，观察 RCA 中段、远端分支及后降支。

造影结束后，根据造影的结果和患者病史、心电图情况，找出患者的罪犯血管和最急需处理的病变，对该病变进行处理。

（二）导引导丝通过病变，到达罪犯血管的远端

导引导丝的作用是通过冠状动脉狭窄或闭塞病变至血管远端，为球囊导管或支架送达狭窄病变处加压扩张提供轨道。导引导丝应具有可视性、可控制性、通过性和支持力等重要特性。原则上介入治疗导引导丝的选择与介入手术入径没有太大关系，主要取决于冠状动脉病变特点。介入治疗导丝的使用有两个要点：一是正确选择导丝；二是正确操作导丝，做到这两点是保证冠状动脉介入治疗成功的关键。

PCI 导引导丝的分类有多种方法。根据导丝尖端硬度不同分为柔软、中度硬度和标准硬度导丝三种。软导丝通过性差，但柔顺性好，相对安全；硬导丝通过性好，但易导致冠状动脉损伤和穿孔。一般来说，对普通狭窄病变，均可选择软导丝，只有在慢性完全闭塞病变时才选择中等硬度或标准硬度导丝。

根据导丝表面涂层的特点分为亲水涂层和疏水涂层导丝两种。目前，常用的导丝分类方法是根据不同的冠状动脉病变特点分为通用型导丝和闭塞型导丝。通用型导丝：主要是软导丝，这一类型的导丝可调控性好和支持力强，操作方便，实用性更强，多用于普通冠状动脉病变和急性闭塞病变。代表性导丝有 BMW 系列、Floppy 系列导丝；StabilizerSupersoft、ATW、Soft 等系列导丝；RunthroughNS 导丝等。闭塞型导丝：针对一些特殊的冠状动脉病变，多为硬导丝。根据导丝护套特点分为：①超滑导丝，如 Pilot 系列、Fielder 系列、PT2 系列导丝。②缠绕型导丝，如 Cross IT 系列导丝、Miracle 及 Conquest 系列导丝等。

根据病变特点选择不同的导丝，是 PCI 成功的关键。

1. 普通病变

普通病变是临床最多见的冠状动脉病变，占全部病变的 90％。针对这类病变应选择既具有良好的支持力，又具备优异的操纵性、柔顺性和尖端柔软的导丝，如 Balance、BMW、BMW Universal 及 RunthroughNS 导丝以及 Rinato 等系列导丝。

2. 扭曲、成角、钙化和重度狭窄病变

该类病变要求导丝具有易于通过扭曲血管的柔软尖端，还应具备良好的血管跟踪性、通过性和柔顺性，同时应有较强的拉伸扭曲血管的能力和强的支持力，以使球囊、支架能够顺利到达病变处。该类病变可选用如 Whisper MS、Pilot 50、Fielder 系列导丝；Stabilizer Supersoft、ATW 导丝；Iyl2 系列导丝；Runthrough NS 导丝和 Rinato 等系列导丝。

3. 冠状动脉分叉病变

冠状动脉分叉病变，需对分支血管进行保护或需对吻球囊扩张时，选择一些可控性、柔顺性和支持力均好的导丝，顺利进入分支或分支支架网孔到达分支远端。这时可选择 BMW、BMW Universal 系列或超滑的软导丝如 Whisper 导丝、PT2 导丝、Pilot50 导丝等以减少穿过支架网孔阻力进入分支血管。

4. 急性闭塞病变

急性闭塞病变多为斑块破裂形成血栓所致，聚合物涂层的超滑导丝因为超滑导丝的尖端触觉反馈差，导丝极易从斑块破裂处进入假腔。所以，对于急性心肌梗死导致的闭塞病变，特别是血栓闭塞性病变，建议使用缠绕型导丝，增加尖端的触觉反馈能力，减少进入假腔的概率，如 BIW、BMW Uni-versal 系列；Runthrough NS 导丝等。

5. 慢性完全闭塞病变（chronic total occlusion，CTO）

CTO 由于闭塞时间长，闭塞纤维帽厚、硬，普通导丝难以通过，所以要选择通过性好、可控性好的硬导丝。如超滑系列导丝如 Pilot 等系列和硬导丝如 Miracle 系列、Cross IT 系列及 Conquest 系列等导丝。

根据冠状动脉病变类型正确选择导丝，是 CTO 导丝操作技术的关键。

（1）正确对导丝进行塑型：根据血管病变特点、血管内径粗细、血管走向和主支与分支血管角度的大小对导丝进行塑型，弯曲角度一般 45°左右，弯曲导丝远端长度约为血管内径大小的 2/3。对于主支

与分支血管之间角度 > 70°者，可在近端再塑一小的弯曲，这样更易于导丝进入分支血管。对于闭塞病变，导丝弯曲的尖端更短些，一般需要在远端弯曲近端 1 cm 左右再塑一小的弯曲，有利于导丝调控。

（2）正确推送导引导丝：导丝至导引导管口部时，注射少量造影剂确认导管在冠状动脉口并且同轴，再缓慢将导丝送入冠状动脉，缓慢转动和轻轻推送导丝，并密切注意导丝头端，不能有任何阻力，如果导丝远端有阻力，立即注射少量造影剂显示导丝的位置，少量回撤导丝重新调整方向再向前推送，在毫无阻力的情况下送至冠状动脉远端较大的分支血管内，无阻力前进是向前推送导丝的关键。

（3）CTO 导丝的操作技巧：一些缠绕型导丝头端硬度大，具有较好的操控性、扭转力和触觉反馈，适于穿透坚硬的纤维化、钙化的 CTO 病变；超滑导丝适用于较为疏松、存在较多微孔道的 CTO 病变，缺点是易进入内膜下的假腔，在逆向开通 CTO 病变时有较好的通过侧支血管的能力。选用硬导丝慢慢转动，轻轻推送至冠状动脉病变的闭塞处，准确识别血管走向，转动导丝，给予适当的推送力使导丝远端扎破闭塞处的纤维帽，穿过闭塞病变段至远端血管的真腔内。如果导丝穿过闭塞段进入血管真腔，导丝在血流和冠状动脉舒缩力的作用下会顺利到达血管远端分支内。如果导丝进入闭塞段未能进入真腔，就会感到导丝前进有阻力，此时，保留第一根导丝，再选另一根导丝重新寻找血管真腔，两根导丝可交替前送即平行导丝法，必要时可再选用第三根导丝，更换导丝的原则可以为先选硬导丝，再选超滑导丝；也可以先选超滑导丝，再选硬导丝。导丝穿过闭塞病变处至血管远端，正确判断导丝是否在真腔内极为重要，如果导丝不在冠状动脉真腔内，球囊一旦扩张会致冠状动脉破裂，发生严重的并发症甚至死亡。识别方法有：①沿导丝送入 1.5 mm 的球囊看是否能够通过闭塞病变处顺利到达血管远端，如果能到达远端一般为真腔。②导丝远端能否顺利进入血管远端的多个分支，如果能顺利进入不同方向的分支，一般是真腔。③对侧冠状动脉造影依据侧支循环逆行显影，判断导丝走向更为准确。PCI 全程应监视导丝尖端不要太远，不要有张力，尤其是硬导丝和超滑导丝，很容易发生血管末梢穿孔，导致心脏压塞。

（三）球囊通过病变，到达罪犯血管远端

球囊主要包括两种类型：整体交换型球囊和快速交换型球囊。整体交换型包括三个部分：导管尖端（导管远端）、球囊和推送杆（导管近端）。快速交换型球囊除上述三部分外还包括球囊与推送杆的连接段。

根据扩张目的的不同，可以将球囊扩张分为预扩张和后扩张。预扩张是在支架置入前的扩张，其主要作用有三方面：①可以为支架的置入开辟通道。②可在一定程度上了解病变的性质，是普通病变，还是高阻力病变。③辅助确定病变的直径和长度。不对病变进行预扩张，而直接将支架置入称为直接支架术。

球囊具有以下五种特性：推送性；跟踪性；通过性；顺应性；回收性。通过性是球囊跨越病变的能力。

1. 球囊加压方式

球囊的加压减压需在监视压力显示器下进行。用压力泵将 1∶1 稀释的造影剂注入球囊，压力逐渐上升，先用低压观察球囊的充盈情况，并判定球囊是否在病变部位。逐渐升高压力的充盈方式可以减少血管壁的撕裂和斑块的脱落，并可以了解病变的软硬程度。

2. 球囊充盈压力大小

一般选用使腰征消失的压力即可。若扩张效果不满意，第二次可以升高 760～1 520 mmHg（1～2 atm）。对于一般病变，3 040～4 560 mmHg（4～6 atm）即可达到满意的扩张效果。而较硬的病变或钙化病变则需用高压［> 7600 mmHg（10 atm）］。此时需注意球囊的命名压、爆破压。

3. 球囊充盈时间

因机械阻塞血流导致缺血症状，首次充盈时间以 20～30 min 为宜，可反复加压多次，直至扩张结果满意为止。

（四）支架释放

支架置入过程中，应将 Y 连接头止血阀充分放开，使支架通过时无任何阻力。在支架释放前，应确认支架定位是否满意，如为偏心或有螺旋形夹层的病变，应使用药物洗脱支架。

同一血管置入多个支架时的顺序：长节段病变需要置入多个支架时，应先远后近，尽量避免穿过近端支架再置入远端支架。

（五）后扩张的必要性

为了使支架的贴壁性更好，特别是对于长支架，往往在支架置入后，使用非顺应性球囊进行后扩张。需要后扩张的情况有高阻力病变（包括钙化和斑块负荷较重的病变）；小血管病变；近端和远端参考血管直径不匹配；弥漫性支架内再狭窄；支架血栓和发生靶血管血运重建（TVR）高风险的患者。

五、冠状动脉介入治疗后的处理措施

（1）观察患者有无不适，注意心电图及生命体征等。

（2）补足液体，防止迷走反射，心功能差者除外。

（3）桡动脉穿刺径路在拔除鞘管后对穿刺点局部压迫 4 ~ 6 h 后可以拆除加压绷带。股动脉入路进行冠状动脉造影后，可即刻拔管，常规压迫穿刺点 20 min 后，若穿刺点无活动性出血，可进行制动并加压包扎，12 h 后可以拆除绷带开始轻度床上活动，24 h 后下床活动。如果使用封堵器，患者可以在平卧制动 4 ~ 6 h 开始下床活动。

（4）注意穿刺点有无渗血、红肿及杂音，穿刺的肢体动脉搏动情况、皮肤颜色、张力、温度及活动有无异常。

（5）术后或次日查血、尿常规，电解质，肝肾功能，心肌酶及心梗三项等。

第三节　射频消融术

射频消融术是通过心脏电生理检查技术在心内标测定位后，将导管电极置于引起心律失常的病灶处或异常传导径路区域，应用射频能量产热，使该区域的心肌损伤或坏死，达到治疗心律失常的目的。射频消融技术与埋藏式心脏复律除颤器（ICD）使心律失常的治疗发生了革命性变化，正如美国著名电生理学家 Zipes 指出，在心脏病学治疗领域，射频消融心律失常是唯一真正的根治性技术，该项技术自 1986 年应用于临床以来，取得了巨大的进展，使成千上万的心律失常患者得到了治愈。

一、房室结折返性心动过速的射频消融

房室结折返性心动过速（AVNRT）是一种十分常见的室上速，国外约占所有室上速的 65%，国内为 40% ~ 50%。其产生机制与房室结中存在的双径路即不应期短、传导缓慢的慢径路（α 径路）和不应期长、传导较快的快径路（β 径路）有关，少数病例证实有多条径路。临床上常见慢快型，占 80%，快慢型和慢慢型各占 10%。消融多在窦性心律下放电，消融部位可选择慢径，也可选择快径，快径位于 Koch 三角的顶部，邻近房室结致密区，慢径位于 Koch 三角的基底部，在冠状窦口前上方。据统计慢径消融的成功率为 98% ~ 100%，快径消融的成功率为 82% ~ 96%，靶点的确定可采用解剖定位和心内电位定位，常用两者结合定位方法。比较靶点确定方法的有效性，多数报导以心内电位确定靶点消融成功率较解剖定位法高，前者为 97%，后者为 88% ~ 96%。

慢径消融后心动过速的复发率国外报道为 0 ~ 2%，国内 < 3%；快径消融的复发率为 5% ~ 14%，成功慢径消融后可能约 40% 的患者仍有慢径传导，但这并非表明这部分患者将会再发心动过速，两者间无任何关联。由于慢径消融的成功率高，复发率和并发症发生率低，因此一般多采用慢径消融治疗房室结折返性心动过速。

二、房室折返性心动过速的射频消融

经房室旁路折返的室上性心动过速（AVRT），国外报道占所有室上速的 30%，国内占 45% ~ 60%。其中 95% 为经房室结前传，旁路逆传的窄 QRS 波心动过速（顺向型），5% 为经旁路前传，房室结逆传的宽 QRS 波心动过速（逆向型）。国外报道 60% 的旁路既有前传也有逆传呈双向传导，40% 仅有逆传的单向传导，国内的报道与之相反。左侧旁路消融多在二尖瓣环心室侧，少数情况下在冠状静脉内；右侧旁路消融多在三尖瓣环心房侧。房室旁路射频消融长期成功率国外为 76% ~ 100%，复发率为 3% ~ 9%。

我国成功率为 90%～100%。临床实践证实，射频消融房室折返性心动过速的成功率与房室旁路的位置有关。右侧房室旁路比左侧旁路射频消融的成功率低，复发率高，原因之一可能与右房和左室的解剖结构不同有关。消融左侧旁路几乎全在二尖瓣的左室侧进行，而消融右侧旁路在三尖瓣环的右房侧进行，右房心内膜面不规则，大头电极难以固定，消融时导管随心跳在心内膜面滑动，往往难以完全阻断右侧旁路的传导。

房室旁路位于间隔部位者约占 30%，前间隔部位存在房室结及希氏束，导管消融间隔旁路有可能损伤正常房室传导束。后间隔部位解剖较为复杂，这可能会影响这一部位旁路的消融效果。中间隔旁路同样邻近房室结及希氏束，射频消融旁路时也有可能阻断正常房室传导途径，这可能是该部位旁路消融成功率低的重要原因。国外报道在消融 85 例中间隔旁路病例时 75 例获得成功，占 84%。由于后间隔的解剖较复杂，其旁路分布和消融部位也明显不同。文献报导后间隔旁路射频消融总的成功率在 1993 年前为 81%～98%，复发率高达 7%～10%，最近文献资料显示间隔旁路治疗成功率甚至可达 100%，术后复发率极低。

同一患者存在两条或两条以上的多房室旁路并非少见，占房室旁路患者的 4%～15%。在有 Ebstein 畸形病例，多条旁路的发生率甚至可高达 50%。一般来说，多旁路射频消融的成功率与单旁路无明显区别，但也有文献报道多旁路消融成功率低于单旁路，在 Ebstein 畸形病例，由于其解剖学异常，标测及消融的技术难度增加，消融成功率低和术后复发率增加是不难理解的，其消融成功率约为 76%。

三、快速性房性心律失常的射频消融

起源于心房的快速性心律失常有多种，近年来 Lesh 等将这些统称为"房性心动过速"，主要包括四种类型：大折返性房速、局灶性房速、不适当性窦性心动过速（窦速）和心房颤动（房颤）。

（一）大折返性房性心动过速的射频消融

1. 典型心房扑动（房扑）

房扑占住院患者的 0.14%～1.2%，为心房内大折返所致，折返激动的解剖学屏障包括：三尖瓣环、界嵴、下腔静脉和欧氏嵴，根据折返的传导方向可分为顺钟向型和逆钟向型，以逆钟向型多见。折返的关键峡部在下腔静脉和三尖瓣环之间，是导管消融典型房扑的靶点。目前采用解剖法完成三尖瓣环和下腔静脉之间的线性消融，消融成功率可达 95%，消融终点的判断为房扑终止、不能被诱发、峡部双向传导阻滞，典型房扑术后复发率 < 10%。

2. 非典型房扑

非典型房扑是指不依赖于下腔静脉和三尖瓣环之间峡部缓慢传导的大折返房性心动过速。有时也被称为非峡部依赖性房扑，折返环可位于右房，也可位于左房。应用常规电生理检查方法对非典型房扑进行导管消融治疗的成功率为 70% 左右，近年来随着三维电解剖标测技术的应用，非典型房扑的消融成功率接近典型房扑，可达 90% 以上。

3. 外科矫正手术所致的房速

接受过外科手术的先天性心脏病患者可发生房速，折返是由于某些先天性和手术切口瘢痕、补片等屏障所致。线性消融一个或多个维持心动过速的关键峡部，其成功率为 71%～93%，但复发率高达 40%～46%。较高复发率的原因可能与基础心脏病变有关。通常消融成功的部位为心房切口瘢痕下端与下腔静脉间的峡部和心房切口瘢痕上端与上腔静脉间的峡部。

（二）局灶性房速的射频消融

局灶性房速如不能及时诊断和有效治疗，常因其无休止性发作最终导致心动过速性心肌病。局灶性房速主要以儿童多见，成人少见。抗心律失常药物治疗效果往往较差，长期服用可有明显的副作用。

局灶性房速的机制主要包括微折返、自律性增高和触发活性。由自律性增高或触发活动引起的房速常常呈单形性，研究发现这些心动过速起源部位的分布有一定的特征性。在左房，病灶常位于肺静脉入口处、左心耳、三尖瓣环，而右房房速常起源于界嵴、冠状静脉窦入口、右心耳、二尖瓣环。与房室旁路不同，局灶性房速缺乏特征性的电生理表现，因而常规标测方法困难较大，最好使用三维标测方法准确定位心动过速起源点。但由于灶性房速部位局限，消融成功率可达80％～100％。长期随访复发率为10％～20％，复发病例再次接受消融仍安全、有效。

（三）不适当的窦性心动过速综合征的射频消融

这一综合征的主要特征为静息时或轻微体力活动时心率增加。导致不适当窦速的可能机制包括：窦房结细胞的异常自律性和自主神经系统的调节紊乱；另外，窦房结细胞对 β 受体激动的高敏性也可能起到一定的作用。随着经验的积累，现已证实在界嵴的上 1/3 部分行射频消融可使基础心率有效减慢至少25％，并能有效控制体力活动时心率的变化，这些效应的产生主要可能是减慢了心脏固有心率，故又称为"窦房结改良术"。

（四）心房颤动的射频消融

房颤的人群发生率为0.15％～1％，65 岁以上者发生率达5.9％，是临床上最常见的心律失常，主要以血栓栓塞、恶化心功能为主要危害。房颤的治疗主要包括抗栓、维持窦律、控制心室率三个方面。应用导管消融治疗房颤主要包括以下两方面：

1. 控制心室率的导管消融

对于药物治疗难以有效控制的房颤伴快心室率患者，可采取消融房室结、术后置入永久起搏器的方法控制房颤时过快的心室率。

2. 维持窦律的导管消融

1998 年起，Haissaquerre 等报告了肺静脉内异常电活动在房颤触发机制中的作用，并应用导管消融治疗取得较满意的效果，成为房颤导管消融的里程碑。目前房颤导管消融的主要方法包括：①针对肺静脉触发灶的环肺静脉电隔离术。②改良房颤维持基质的辅助线性消融（包括左房顶部线、二尖瓣环峡部、三尖瓣环峡部线性消融）和碎裂电位消融，而肺静脉的完全电隔离目前被认为是导管消融房颤的基石。

随着三维标测技术、心腔内超声等新技术的应用及术者经验的积累，有效降低了导管消融房颤的复发率，同时也使房颤导管消融的适应证不断扩大，最新指南提出：在有经验的中心，对于反复发作的、有症状的阵发性房颤，应用抗心律失常药物疗效不佳或不能耐受，导管消融可作为一线治疗手段。尽管如此，由于房颤存在多重机制，不同的患者其机制不完全相似，理想的消融策略应是针对不同的患者，确定其不同的机制，采用不同的消融策略。就目前对房颤发病机制的理解以及消融技术而言，尚不能完全做到个体化治疗。

四、特发性室性心动过速的射频消融

特发性室性心动过速（室速）是指发生于无器质性心脏病（心电图、冠状动脉造影、心脏超声均为阴性）患者的室速，临床常见两种形式，分别为：起源于左室后下间隔部的左室特发性室速，另一为起源于右室流出道的右室特发性室速，前者心动过速时心电图显示左束支传导阻滞图形，额面电轴左偏或右偏，QRS 波宽度多在 0.12～0.14 s；后者心动过速时心电图提示左束支传导阻滞图形，QRS 波宽度一般在 0.14～0.16 s，下壁导联 QRS 主波向上。二维电生理时代，左室特发性室速以激动标测为主，即于左室间隔面标测提前的心室激动电位或 P 电位，起搏标测可作为辅助标测方法；右室流出道室速以起搏标测为主，起搏形态越接近心动过速时的 12 导联 QRS 波形态成功率就越高；随着三维标测技术的应用，大大简化特发性室速的手术流程，同时提高了导管消融的成功率。目前左室特发性室速消融成功率国外报道最高可达 100％，复发率多＜10％。右室流出道室速的消融成功率在 90％以上，复发率＜10％，这与国内报道结果相似。

五、器质性心脏病室性心动过速的射频消融

器质性心脏病室速主要包括冠心病、心肌病和致心律失常性右室心肌病（ARVC）室速，以及少数先天性心脏病修补术后室速。

（一）冠心病室速的射频消融

冠心病室速绝大部分为持续性单形性室速，其发生与折返有关。折返环的缓慢传导区位于瘢痕组织内或瘢痕组织周围。常规方法消融治疗主要针对血流动力学稳定、电生理检查能被诱发、胺碘酮和索他洛尔等抗心律失常药治疗无效的反复发作的持续性单形性室速，无休止性室速也是消融治疗的适应证，三维标测技术的应用使室速消融的适应证扩大至非持续性和血流动力学不稳定的室速。冠心病室速的标测方法主要包括激动标测、拖带标测和舒张中期电位标测。由于冠心病室速常起源于心肌内或心外膜，射频往往不足以阻断折返环路，因此总成功率并不是很高，在60%～90%，且复发率高，为20%～40%。

（二）其他器质性心脏病室速的射频消融

束支折返性室速主要见于扩张型心肌病，约占可诱发的持续性室速的6%，文献报道通过消融右束支治疗束支折返性室速。一些小样本的临床研究报道成功率为95%～100%，且无一例复发。其他心肌病室速的射频消融尚未见较大样本的报道。

在先天性心脏病矫正术后室速中，临床报道较多的为法洛四联症修补术后室速。其心动过速起源于切口瘢痕和补片周围组织，消融关键部位，（峡部）可以根治心动过速。

致心律失常性右室心肌病的心动过速多数起源于右室，若起源于右室流出道则成功率较高，与特发性右室流出道室速相近，但复发率明显增高；若起源于右室其他部位则成功率很低；若同时有不同起源部位的室速则不宜进行消融治疗。

六、射频消融的并发症

射频消融的并发症较少，包括完全性房室传导阻滞，血栓形成与栓塞，主动脉瓣穿孔、出血，血气胸，严重的有心房、心室壁破裂所致心脏压塞，以及与房颤导管消融相关的左房食管瘘，后者虽少见但死亡率极高。

总体来说，射频消融是治疗快速性心律失常的一种安全有效的技术，属于根治性疗法。随着心脏电生理标测技术的进步，消融电极导管设计的改进，相信射频消融技术在快速性心律失常治疗领域将会得到进一步发展。

第四节　永久心脏起搏器

心脏起搏器是一种植入人体内的电子治疗仪器，它通过程控发放电脉冲，通过电极的传导，刺激电极所接触的心肌，使心脏激动和收缩，从而达到治疗因某些心律失常所致的心功能不全的目的。自1958年第一台起搏器植入后，经过数十年的发展，起搏器功能日趋完善，从最初的应用于缓慢性心律失常，到如今已经被用于快速性心律失常及非心电性疾病的治疗，如抗心动过速起搏（ATP）功能的应用、心室再同步治疗（CRT）用于治疗药物难治性充血性心力衰竭、埋藏式心脏复律除颤器（ICD）用于转复快速性心律失常和除颤等。目前心脏起搏器治疗已成为一种成熟的治疗技术，在临床广泛应用。

一、起搏原理和组成

脉冲发生器定时发放一定频率和振幅的脉冲电流，通过导线和电极传输到电极所接触的心肌（心房或心室），使局部心肌细胞受到外来电刺激而产生兴奋，并通过细胞间的缝隙连接或闰盘将兴奋扩布至周围心肌，从而使整个心房或心室兴奋而产生收缩活动。

心脏起搏系统主要包括两部分：脉冲发生器和电极导线。常将脉冲发生器单独称为起搏器。起搏系统除了上述起搏功能外，尚具有将心脏自身心电活动回传至脉冲发生器的感知功能。

起搏器主要由电源和电子线路组成，能产生和输出电脉冲。

电极导线是外有绝缘层包裹的导电金属线，其功能是将起搏器的电脉冲传递到心脏，并将心脏的腔内心电图传输到起搏器的感知线路。

二、心脏起搏器的代码和起搏模式

（一）起搏器的代码

1987 年北美心脏起搏电生理学会（NASPE）/ 英国心脏起搏与电生理学组（BPEG）在心脏病学会国际委员会（ICHD）1981 年制订的五位字母代码起搏器命名的基础上制订了 NBC 代码（表 11-4）。

表 11-4 NGB 起搏器五位代码命名

位置	I	II	III	IV	V
功能	起搏心腔	感知心腔	反应方式	程控、频率适应和遥测功能	抗心动过速和除颤功能
代码字母	0= 无	0= 无	0= 无	0= 无	0= 无
	A= 心房	A= 心房	T= 触发	P= 简单程控功能	P= 抗心动过速起搏
	V= 心室	V= 心室	I= 抑制	M= 多功能程控	S= 电转复
	D= 双腔	D= 双腔	D= 触发 + 抑制	C= 遥测功能	D= 两者都有
				R= 频率应答	
制造商专用	S= 单腔（A 或 V）				

（二）起搏模式

1. 单腔起搏

（1）AAI 模式：此模式的工作方式为心房起搏、心房感知，感知心房自身电活动后抑制起搏器脉冲的发放。在本模式下，心室信号不被感知（如图 11-2）。

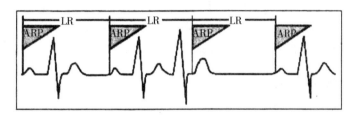

图 11-2 AAI 模式

LR =低限频率；ARP =心房不应期

图中一个期前收缩引起的心室事件并不能改变下一个 ARP 的起点（即心室事件没有被 AAI 起搏器感知），心房起搏钉仍是以 LR 为准规律地出现。

（2）VVI 模式：此模式的工作方式为心室起搏、心室感知。当起搏器感知到心室事件后，将抑制心脏起搏信号输出，每次起搏或感知心室事件后，起搏器均设有不应期，在此时间内的事件均不被起搏器感知，也不会重整计时周期。VVI 模式用于治疗致命性的心动过缓，但此种起搏模式不是房室同步的模式。

VVI 计时周期由低限频率和心室不应期组成。（图 11-3）。

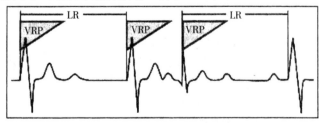

图 11-3 VVI 模式

LR =低限频率；VRP =心室不应期

图 11-3 中显示当起搏器未感知到心室事件时，以低限频率起搏（第二个 QRS 波），当感知到心室事件或起搏心室（第三个 QRS 波）后，心室不应期将重新计算。

2. 双腔起搏

（1）DDD 模式：又称房室全能型起搏，是具有房室双腔顺序起搏、心房心室双重感知、触发和抑制双重反应的生理性起搏模式（图 11-4）。

图 11-4 中第一个周期为 AP-VP，第二个周期为 AP-VS，第三个周期为 AS-VP。

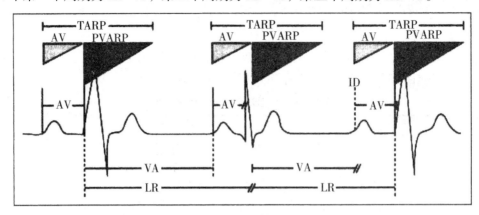

图 11-4　DDD 模式

AV = 房室间期；VA = 室房间期；TARP = 心房不应期；LR = 低限频率；PVARP = 心室后心房不
应期；ID = 自身的 P 波；AP = 心房起搏；VP = 心室起搏；AS = 心房感知；vs = 心室感知

（2）VDD 模式：又称心房同步心室抑制型起搏器。心房、心室均具有感知功能，但只有心室具有起搏功能。在整个 VDD 起搏系统中，P 波的正确感知是其正常工作的关键。

（3）DDI 模式：心房、心室均具有感知和起搏功能，P 波感知后抑制心房起搏（与 DDD 相似），但不触发房室间期，即不出现心室跟踪。如患者有正常的房室传导，基本类似 AAI；如患者存在房室传导阻滞，则在心房起搏时可房室同步，而在心房感知时房室则不能同步。因此自身心房活动后的房室延迟时间长短不一。该起搏模式的特点为心房起搏时能房室同步，而心房感知时房室不能同步。它不作为一个单独的起搏模式而仅作为 DDD（R）发生模式转换后的工作方式。

三、常见起搏参数及基本概念

1. 起搏阈值

能持续地使心脏除极所需要的最低能量即为起搏阈值，包括电压和脉冲时间两个方面，它可表示为幅度（mA 或 V）、脉宽（ms）、电能（μC）或能量（μJ）。

2. 输出电压

输出电压指起搏器向心脏每发放一次刺激冲动并引起心室起搏的电压，用 V 表示。

3. 脉宽（或脉冲时间）

刺激电压传输给心肌的时间长度，用 ms 表示。

4. 强度 - 脉宽曲线

强度 - 脉宽曲线指输出电压和脉宽之间的双曲线，可用于定义起搏阈值。

5. 心房感知 / 感知灵敏度

一个可程控的参数。定义为能被装置忽略的最小信号，因此决定了能被起搏器或 ICD 心房通道所检测到的信号大小。双腔起搏模式 DDD 中的心房感知能在心房逸搏间期末（室房间期）抑制心房冲动发放，开始房室间期，而在房室间期末触发心电活动。

6. 心室感知 / 感知灵敏度

一个可程控的参数。定义为能被装置忽略的最小信号，因此决定了能被起搏器或 ICD 心室通道所检测到的信号大小，双腔起搏模式（EDD）中的心室感知能抑制在心房逸搏间期或房室间期末心房和心室脉冲的发放，并触发一个新的心房逸搏间期（室房间期）。

7. 心房过度感知

心房过度感知即心房电极导线感知可能来自心房组织外的信号，如远场心室信号、胸大肌或膈肌的肌电信号，或者功能异常的电极产生的噪声（绝缘层或传导体断裂或螺丝松动）。在不同的起搏模式下，心房过度感知会抑制或触发心房（室）的脉冲发放。

8. 心室过度感知

心室电极导线可能感知来自心室外的信号，如在单极导线系统中胸大肌的肌电信号或电极功能异常产生的噪声（导线绝缘层或传导体断裂或螺丝接触处松动等原因所致）。有时心室电极可以过度感知心房起搏输出信号从而抑制心室脉冲发放，这种现象称为交叉抑制。通常可以通过在心房发出起搏冲动时，设置心室感知放大器的空白期来防止。

9. 变时功能

通过恰当调整心率变化来改变心排血量以满足自身代谢变化需要的一种能力。

10. 下限频率

也称逸搏频率。是起搏器允许心脏跳动的最慢频率。计算公式如下：

下限频率 = 60 0001（VA 间期 + AV 延迟）ms

11. VA 间期

VA 间期也称心房逸搏间期，计算公式为最小频率间期减去起搏的房室间期便是 VA 间期，起始于心室起搏或感知，终止于心房起搏或为心房 / 心室感知事件所中断。

12. AV 延迟

AV 延迟为心房感知或起搏至心室起搏之间的间期，除非被心室感知事件（通过房室结下传的激动或室性期前收缩）中断。通常设置心房感知的 AV 延迟时间比心房起搏的 AV 延迟短。

13. 上限频率

心室跟踪 P 波或在频率适应性起搏时心室能跟踪传感器的最大频率。上限频率计算如下：上限频率 = 60 0001（感知的 AV 延迟 + PVARP）ms。

14. 心室后心房不应期（PVARP）

心室后心房不应期是指在心室感知或心室起搏事件后，心房电极处于不应期的时间窗。其目的是避免心房感知和跟踪任何由心室或心房的逆传信号，从而避免起搏器介导的心动过速。

四、永久心脏起搏适应证

随着起搏工程学的完善，起搏治疗的适应证逐渐扩大。早年植入心脏起搏器的主要目的是挽救患者的生命，目前尚包括恢复患者工作能力和生活质量。目前主要的适应证可以简单地概括为严重的心搏缓慢、心脏收缩无力、心搏骤停等心脏疾病。2012 年美国心脏病学会 / 美国心脏协会 / 美国心律协会重新制订了植入心脏起搏器的指南。

起搏器植入 I 类适应证：

1. 窦房结功能不全

①记录到有症状的窦房结功能障碍，包括经常出现导致症状的窦性停搏。②有症状的变时功能不全。③由于某些疾病必须使用某类药物，而这些药物又可引起窦性心动过缓并产生症状。

2. 成人获得性房室传导阻滞

①任何阻滞部位的三度房室传导阻滞（AVB）和高度 AVB，伴发有症状的心动过缓（包括心衰）或有继发于 AVB 的室性心律失常。②长期服用治疗其他心律失常或其他疾病的药物，而该药物又可导致三度 AVB 和高度 AVB（无论阻滞部位），伴发有症状的心动过缓。③清醒状态下任何阻滞部位的三度 AVB 和高度 AVB 且无症状的患者，被记录到有 3 s 或更长的心脏停搏，或逸搏心率低于 40 次 /min，或心室率 > 40 次 /min 伴有心脏增大或左室功能异常，或逸搏心律起搏点在窦房结以下。④清醒状态下任何阻滞部位的三度 AVB 和高度 AVB，无症状的心房颤动和心动过缓者有一个或更多个至少 5 s 的长间歇。⑤导管消融房室结后出现的任何阻滞部位的三度 AVB 和高度 AVB。⑥心脏外科手术后没有可能恢复的任何阻滞部位的三度 AVB 和高度 AVB。⑦神经肌肉疾病导致的任何阻滞部位的三度 AVB 和高度 AVB，如强直性肌营养不良、卡恩斯 – 塞尔综合征（Kearn-Sayre 综合征）、进行性假肥大性肌营养不良、腓侧肌萎缩患者。⑧伴有心动过缓症状的二度 AVB，无论分型或阻滞部位。⑨活动时出现的二度或三度 AVB。

3. 慢性双分支阻滞

①伴有高度 AVB 或一过性三度 AVB。②伴有二度 II 型 AVB。③伴有交替性束支传导阻滞。

4. 急性心肌梗死伴房室传导阻滞

① ST 段抬高型心肌梗死后，希浦系统的持续性二度 AVB 合并交替性束支传导阻滞或三度 AVB。②一过性严重二度或三度房室结下的 AVB 合并束支传导阻滞。③持续性、有症状的二度或三度 AVB。

5. 颈动脉窦过敏和心脏神经性晕厥

自发性颈动脉刺激和颈动脉按压诱导的心室停搏时间 > 3 s 导致的反复性晕厥。

五、永久心脏起搏器植入方法

目前绝大多数使用心内膜电极导线。技术要点包括静脉选择、导线电极固定和起搏器的埋置。

1. 静脉选择

通常可供电极导线插入的静脉：浅静脉有头静脉、颈外静脉，深静脉有锁骨下静脉、腋静脉、颈内静脉。通常多首选习惯用手对侧的头静脉或锁骨下静脉，如不成功，再选择颈内或颈外静脉。

（1）头静脉：头静脉解剖部位比较固定，位于肩三角肌与胸大肌交界的胸间沟（胸三角沟内）与腋静脉汇合延续为锁骨下静脉。局麻后沿胸三角沟纵向切开 3 ~ 5 cm，钝性分离皮下组织至三角肌与胸大肌之间的胸三角沟，沟内可见一薄层脂肪组织，分离此层脂肪组织即可见到头静脉。头静脉途径几乎无并发症。

（2）锁骨下静脉或者腋静脉：自 1979 年始锁骨下静脉用于起搏器植入，方法简单，迅速可靠，尤其在需要植入多根电极时。腋静脉常称为锁骨下静脉的胸外段，也是永久起搏器电极植入的极好途径，可避免锁骨下静脉对起搏电极的压迫现象发生。

2. 电极导线的放置

根据需要将电极导线放置到所需要起搏的心腔，一般采用被动固定，也可采用主动固定电极导线。主动固定电极导线在电极头端设有螺旋固定装置，通过旋转可使电极头端螺旋头端伸出，旋入心内膜起到固定作用。主动固定电极的好处有：①根据要求可将电极导线固定于心房、心室的任何部位。②固定牢靠不易脱位。③可反向旋出，易于撤回电极导线，这一点在需要电极导线拔除的患者尤为重要。起搏电极导线放置到位后，进行起搏参数测试，若各项参数符合要求，将电极近端固定于起搏器囊袋的浅筋膜层。

3. 起搏器的埋置

起搏器一般埋置于电极导线同侧的胸部皮下的起搏器囊袋中。将电极导线与脉冲发生器相连，把多余的导线近肌肉面、起搏器近皮肤面放入皮下袋包埋缝合。

六、永久性心脏起搏并发症

1. 与植入手术有关的并发症

多数并发症如术中仔细操作可以杜绝，有些则难以完全避免。发生率与植入医生的经验密切相关。

（1）心律失常：通常无须特别处理。

（2）局部出血：通常可自行吸收。有明显血肿形成时可在严格无菌条件下加压挤出积血。

（3）锁骨下静脉穿刺并发症及处理

①气胸：少量气胸不需干预，气胸对肺组织压迫 > 30％时需抽气或放置引流管。

②误入锁骨下动脉：应拔除针头和（或）导引钢丝并局部加压止血（切勿插入扩张管），通常无须特殊处理。

（4）心脏穿孔：少见。处理：应小心将导管撤回心腔，并严密观察患者血压和心脏情况。一旦出现心脏压塞表现，应考虑开胸行心包引流或做心脏修补。继续安置电极时应避免定位在穿孔处。

（5）感染：少见。起搏器感染有多种治疗方法，但其治疗原则十分明确：①囊袋表层感染时采用以抗生素治疗为主的保守治疗。②囊袋及更为严重的感染时，必须实施感染装置的拔除加抗生素治疗。而装置的拔除有静脉、外科手术及杂交手术三种方法。

（6）膈肌刺激：少见。可引起顽固性呃逆。植入左室电极导线时较常见。处理：降低起搏器输出或改为双极起搏。若症状持续存在，应重新调整电极位置。

2. 与电极导线有关的并发症及处理

（1）阈值升高：通过程控增高能量输出来处理，必要时需重新更换电极位置或导线。

（2）电极脱位与微脱位：明显移位时X线检查可以发现，而微脱位者X线透视可见电极头仍在原处，但实际已与心内膜接触不良。处理：通常需重新手术，调整电极位置。

（3）电极导线折断或绝缘层破裂：如阻抗很低则考虑绝缘层破损；如阻抗很高，则要考虑电极导线折断。处理：多需重新植入新的电极导线。

3. 与起搏器有关的并发症及处理

随着工程学方面的进展，起搏器本身的故障已罕见，偶见的起搏器故障为起搏器重置、起搏器电池提前耗竭，前者为受外界干扰（如强磁场）所致，需重新程控起搏器，后者需及时更换起搏器。

另外，尚可出现感知功能障碍，多为起搏器设置了不适当感知参数而非起搏器本身的机械故障，包括感知不良和感知过度。

4. 与起搏系统有关的并发症及处理

（1）起搏器综合征（PMS）：使用VVI起搏器的某些患者可出现头晕、乏力、活动能力下降、低血压、心悸、胸闷等表现，严重者可出现心力衰竭，称为起搏器综合征。处理：若发生PMS且为非起搏依赖者，可减慢起搏频率以尽可能恢复自身心律，必要时更换双腔起搏器。

（2）起搏器介导的心动过速（PMT）：是双腔起搏器主动持续参与引起的心动过速。为心房电极感知到逆传的P波，启动AVD并在AVD末发放心室脉冲，后者激动心室后再次逆传至心房，形成环形运动性心动过速。室性期前收缩、心房起搏不良是诱发PMT的最常见原因。可通过程控为更长的PVARP、适当降低心房感知灵敏度、延迟感知房室间期或启动起搏器对PMT的自动预防程序等预防。终止方法有起搏器上放置磁铁、延长PVARP、程控起搏方式为心房无感知（DVI、VVI、DOO）或非跟踪方式（DDD）或启用起搏器所具有的终止PMT的自动识别和终止程序。

第十二章

心血管内科疾病的护理

第一节　心力衰竭的护理

心力衰竭（heart failure）简称心衰，是各种心脏结构或功能性疾病导致心室充盈和（或）射血功能受损，心输出量不能满足机体组织代谢需要，以肺循环和（或）体循环瘀血，器官、组织血液灌流不足为临床表现的一组综合征。主要表现为呼吸困难、无力和体液潴留。心力衰竭是一种进行性的病变，一旦起始，即使没有新的心肌损害，临床亦处于稳定阶段，仍可自身不断发展，为各种心脏病的严重阶段。其发病率高，5年存活率与恶性肿瘤相仿。病因以冠心病居首，其次为高血压，而风湿性心脏瓣膜病比例则下降；各年龄段心力衰竭病死率均高于同期其他心血管病，其主要死亡原因依次为左心衰竭（59%）、心律失常（13%）和猝死（13%）。近期心力衰竭的发病率仍将继续增长，正在成为21世纪最重要的心血管疾病。

根据心力衰竭发生的时间、速度、严重程度可分为慢性心力衰竭和急性心力衰竭。在原有慢性心脏疾病基础上逐渐出现心力衰竭症状、体征的为慢性心力衰竭。慢性心力衰竭症状、体征稳定1个月以上称为稳定性心力衰竭。慢性稳定性心力衰竭恶化称为失代偿性心力衰竭，如失代偿突然发生则称为急性心力衰竭。急性心力衰竭的另一种形式为心脏急性病变导致的新发心力衰竭。

依据左心室射血分数（LVEF），心力衰竭可分为LVEF降低的心力衰竭（heart failure with reduced left ventricular ejection fraction，HF-REF）和LVEF保留的心力衰竭（heart failure with preserved left ventricular ejection fraction，HF-PEF）。一般来说，HF-REF指传统概念上的收缩性心力衰竭，而HF-PEF指舒张性心力衰竭。本节主要介绍HF-REF。

按发生的部位可分为左心衰竭、右心衰竭和全心衰竭。

一、慢性心力衰竭的护理

大多数心血管疾病到一定程度均可引起心力衰竭，因此导致心力衰竭的原因也很多。从病理生理的角度看，心肌舒缩功能障碍主要由原发性心肌损害和（或）心脏长期负荷过重导致心肌功能由代偿最终发展为失代偿。

（一）护理评估

1. 病因

（1）基本病因

①原发性心肌损害：a. 缺血性心肌损害，如冠心病心肌缺血和（或）心肌梗死是引起心力衰竭最常见的原因之一；b. 心肌炎和心肌病：各种类型的心肌炎和心肌病均可引起，以病毒性心肌炎和原发性扩张型心肌病最为常见；c. 心肌代谢障碍性疾病：以糖尿病心肌病最常见。

②心脏负荷过重：a. 压力负荷(后负荷)过重，即收缩期负荷过重，左心室压力负荷过重常见于高血压、主动脉瓣狭窄；右心室压力负荷过重常见于左房室瓣狭窄、慢性阻塞性肺气肿所致肺动脉高压、肺动脉瓣狭窄、肺栓塞等。b. 容量负荷（前负荷）过重，即舒张期负荷过重，见于以下几种情况：心脏瓣膜关闭不全，血液反流（如左房室瓣、主动脉瓣关闭不全等），左心、右心或动－静脉分流性先天性心脏病（如室间隔缺损、动脉导管未闭等）伴有全身循环血量增多的疾病，如慢性贫血、甲状腺功能亢进等。C. 心肌舒张受限（心室前负荷不足）：如心包缩窄或填塞、限制性心肌病等。心室充盈受限，使前负荷不足，体循环与肺循环瘀血而出现心力衰竭。

（2）诱因：有基础心脏病的患者，其心力衰竭症状往往由一些增加心脏负荷的因素所诱发。常见的诱发心力衰竭的原因有：①感染。呼吸道感染是最常见、最重要的诱因，其次风湿活跃、感染性心内膜炎作为心力衰竭的诱因也不少见。②心律失常：特别是快速心律失常，如快速心房颤动是诱发心力衰竭的重要因素。其他各种类型的快速性心律失常以及严重的缓慢性心律失常亦可诱发心力衰竭。③生理或心理压力过大：劳累过度、情绪激动、精神过于紧张、妊娠后期及分娩过程、暴怒等。④血容量增加：如钠盐摄入过多，输液或输血过快、过多等。⑤治疗不当：如不恰当使用洋地黄类药物或降压药等。⑥原有心脏病变加重或并发其他疾病：如冠心病发生心肌梗死，风湿性心瓣膜病出现风湿活动，合并甲状腺功能亢进或贫血等。

心力衰竭的主要发病机制之一为心肌病理性重构。导致心力衰竭进展的两个关键过程，一是心肌死亡（坏死、凋亡、自噬等）的发生，如急性心肌梗死（AMI）、重症心肌炎等；二是神经内分泌系统过度激活所致的系统反应，其中肾素－血管紧张素－醛固酮系统（RAAS）和交感神经系统过度兴奋起着主要作用。切断这两个关键过程是心力衰竭有效预防和治疗的基础。

2. 临床表现

（1）健康史：了解患者有无器质性心脏病的病史；有无吸烟、血脂异常、睡眠呼吸障碍、胸部放射史、接触心脏毒性药物等病史；有无违禁药物使用史和乙醇摄入量；有无导致心力衰竭的诱因。

（2）症状和体征

①左心衰竭：以肺循环瘀血和心输出量降低为主要表现。主要症状有：a. 呼吸困难。呼吸困难是左心衰竭较早出现的最主要的症状。可表现为劳力性呼吸困难、夜间阵发性呼吸困难、端坐呼吸、急性肺水肿。b. 咳嗽、咳痰和咯血：咳嗽、咳痰是肺泡和支气管黏膜瘀血所致。开始常发生在夜间，坐位或立位时可减轻或消失。痰常呈白色泡沫状，偶可见痰中带血丝。慢性肺瘀血肺静脉压力升高，在支气管黏膜下形成扩张的血管，一旦破裂可引起大咯血。c. 乏力、虚弱、心悸：主要是由于心输出量降低、器官、组织血液灌注不足及代偿性心率加快所致。d. 泌尿系统症状：严重的左心衰竭时肾血流量减少，患者可出现少尿。长期慢性肾血流量减少可出现血尿素氮、肌酐升高，并可有肾功能不全的相应表现。e. 肺部湿啰音：是左心衰竭的主要体征。由于肺毛细血管压增高，液体可渗出到肺泡而出现湿啰音。随着病情由轻到重，肺部啰音可从局限于肺底部直至全肺。约有1/4左心衰竭患者发生胸腔积液征。f. 心脏体征：患者一般多有心脏扩大、舒张期奔马律及肺动脉瓣区第二心音亢进，同时伴有基础心脏病的固有体征。

②右心衰竭：以体循环静脉瘀血为主要表现的临床综合征。主要症状有：a. 消化道症状。胃肠道瘀血及肝瘀血引起腹胀、食欲缺乏、恶心、呕吐等，是右心衰竭最常见的症状，长期肝瘀血可致心源性肝硬化的发生。b. 呼吸困难：右心衰竭可由左心衰竭发展而来。单纯性右心衰竭多由分流性先天性心脏病或肺部疾病所致。

主要体征有：a. 心脏体征，除基础心脏病的相应体征外，胸骨下部左缘或剑突下可见明显搏动，提示右心室肥厚和右心室扩大，右心衰竭时可因右心室显著扩大而出现右房室瓣关闭不全的反流性杂音。b. 水肿：体静脉压力增高使皮肤等软组织出现水肿，其特征为首先出现在身体最低垂的部位，为对称性凹陷性水肿。胸腔积液也是因体静脉压力增高引起，以双侧多见，若为单侧则以右侧更为多见，可能与右膈下肝瘀血有关。腹水多发生在病程晚期，多与心源性肝硬化有关。c. 肝颈静脉回流征：颈静脉充盈、怒张是右心衰竭的主要体征，肝颈静脉回流征阳性则更具特征性。d. 瘀血性肝肿大、伴压痛：持续慢性右心衰竭可致心源性肝硬化，晚期可出现肝功能受损、黄疸及大量腹水。

③全心衰竭：多见于心脏病晚期、病情危重，同时具有左心衰竭、右心衰竭的表现。当右心衰竭出现后，右心输出量减少，因此阵发性呼吸困难等肺瘀血症状反而有所减轻。

3. 辅助检查

（1）常规实验室检查：血常规、尿常规、肝功能、肾功能、甲状腺功能，以及水、电解质和酸碱平衡等检查有助于对心力衰竭的诱因判断、疾病诊断与鉴别诊断提供依据、指导治疗。

（2）心电图检查：有助于基本病变的诊断，如心肌梗死、左心室肥厚、广泛心肌损害及心律失常等，为治疗提供依据。有心律失常时应做 24 h 动态心电图。

（3）X 线检查：提供心脏增大、肺瘀血、肺水肿及原有肺部疾病的信息。

（4）二维超声心动图（2DE）及多普勒超声：能准确地提供各心腔大小变化及心瓣膜结构功能情况。以收缩末及舒张末的容量差计算射血分数（EF 值），可反映心脏收缩功能。

（5）核素心室造影及核素心肌灌注显像：前者可准确测定左心室容量、左心射血分数（LVEF）及室壁运动。后者可诊断心肌缺血和心肌梗死，并对鉴别扩张型心肌病或缺血性心肌病有一定帮助。

（6）有创性血流动力学检查：可采用漂浮导管经静脉插管直至肺小动脉，测定各部位的压力及血液含氧量，计算心脏指数（CI）及肺毛细血管楔压（PCWP），直接反映左心功能。

（7）冠状动脉造影：适用于有心绞痛或心肌梗死、需血管重建或临床怀疑慢性心力衰竭的患者；也可鉴别缺血性或非缺血性心肌病。但不能用来判断存活心肌，而有心肌存活的患者，血管重建可有效改善左心室功能。

（8）心肌活检：对不明原因的心肌病诊断价值有限，但有助于明确心肌炎症性或浸润性病变的诊断。

（9）利钠肽检查：是心力衰竭诊断、患者管理、临床事件风险评估中的重要指标。人类有 3 种利钠肽：心钠肽（ANP）、脑钠肽（BNP）和 C 型利钠肽（CNP）。临床上常用血浆脑钠肽（BNP）和氨基末端脑钠肽前体（NT-proBNP）诊断心力衰竭和预后判断，慢性心力衰竭时两者均升高。

4. 心理、社会状况

由于病程长，反复发作，体力活动受限，患者容易出现焦虑不安、悲观厌世等情绪反应。

（二）护理诊断和合作性问题

1. 气体交换受损

与左心衰竭致肺循环瘀血有关。

2. 体液过多与右心衰竭致体循环瘀血、水钠潴留、低蛋白血症有关。

3. 活动无耐力

与心输出量下降有关。

4. 潜在并发症洋地黄中毒。

（三）护理措施

1. 一般护理

（1）休息与活动：根据患者心功能分级决定活动量，尽量保证患者体力和精神休息，以减轻心脏负荷。①心功能Ⅰ级：不限制一般体力活动，但避免剧烈运动和重体力活动。②心功能Ⅱ级：适当轻体力活动和家务劳动。③心功能Ⅲ级：严格限制一般的体力活动，日常生活可以自理或在他人协助下自理，多做被动运动，以预防深部静脉血栓形成。④心功能Ⅳ级：必须绝对卧床，避免任何体力活动，以减轻心脏负担。活动过程中若患者有呼吸困难、胸痛、心悸、头晕、疲劳、大汗、面色苍白、低血压等情况时应停止活动。如患者经休息后症状仍不缓解，应及时通知医生。

（2）饮食护理：①限钠。对控制 NYHA Ⅲ～Ⅳ级心力衰竭患者的充血症状和体征有帮助。心力衰竭急性发作伴有容量负荷过重的患者，要限制钠摄入 < 2 g/d（钠 1 g 相对于氯化钠 2.5 g）。一般不主张严格限制钠摄入和将限钠扩大到轻度或稳定期心力衰竭患者，因其对肾功能和神经体液机制具有不利作用，并可能与慢性代偿性心力衰竭患者预后较差相关。盐代用品应慎用，因常富含钾盐，如与 ACEI 合用，可致高钾血症。②限水：严重低钠血症（血钠 < 130 mmol/L）患者液体摄入量应 < 2 L/d。严重心力衰竭

患者液量限制在 1.5 ～ 2.0 L/d，有助于减轻症状和充血。③食物以高蛋白、多维生素、易消化、低脂饮食为宜。饮食中增加粗纤维食物，保持大便通畅。注意不能使用大剂量液体灌肠，以防增加心脏负担。④肥胖患者应减少总热量。⑤严重心力衰竭伴明显消瘦（心脏恶病质）者，应给予营养支持，包括静脉输注血清蛋白。

（3）心理护理：压抑、焦虑和孤独在心力衰竭恶化中发挥了重要作用，也是心力衰竭患者死亡的主要因素。综合性情感干预包括心理疏导可改善心功能状态，必要时可考虑酌情应用抗焦虑、抗抑郁药物。

（4）皮肤、口腔护理：加强患者皮肤护理，预防压疮及皮肤感染的发生。重度水肿患者，协助患者翻身或改变体位时，要避免拖、拉等增加皮肤摩擦的动作，防止皮肤损伤。对于阴囊水肿的男性患者，可使用阴囊托，防止阴囊皮肤破溃、感染。

2. 病情观察

注意观察水肿的消长情况，每日监测体重；监测患者呼吸困难的程度、发绀情况、肺部啰音的变化；观察颈静脉怒张程度，颈静脉怒张是最可靠的容量超载体征；密切观察体温、咳嗽、咳痰、呼吸音等变化；定期监测血电解质和酸碱平衡情况；观察肢体远端是否出现局部肿胀、发绀等皮肤变化。

3. 治疗配合

治疗原则为纠正血流动力学异常，缓解症状，防止心肌损害进一步加重；阻止或延缓心室重塑，降低死亡率，改善生活质量，延长寿命。

（1）病因治疗

①基本病因的治疗：如控制高血压，应用药物、介入或手术治疗改善冠心病心肌缺血，心瓣膜病的换瓣手术以及先天畸形的纠治手术等。

②消除诱因：如积极选用适当抗生素控制感染；对于心室率很快的心房颤动，如不能及时复律，应尽可能控制心室率。甲状腺功能亢进、贫血等也可能是心力衰竭加重的原因，应注意排查并予以纠正。

（2）药物治疗：①可改善预后的药物，适用于所有慢性收缩性心力衰竭心功能Ⅱ～Ⅳ级患者。包括血管紧张素转化酶抑制剂（ACEI）、β受体阻滞剂、醛固酮拮抗剂、血管紧张素受体拮抗剂（ARB）、伊伐布雷定（用来降低因心力衰竭再住院率，替代用于不能耐受 β 受体阻滞剂的患者）。②可改善症状的药物：推荐应用于所有慢性收缩性心力衰竭心功能Ⅱ～Ⅳ级患者。包括利尿剂（推荐用于有心力衰竭症状和体征，尤其伴显著液体滞留的患者）、地高辛。慢性收缩性心力衰竭治疗步骤包括：第一步，伴液体滞留的患者先应用利尿剂；第二步，继以 ACEI 或 β 受体阻滞剂；第三步，尽快使两药联用，形成"黄金搭档"；第四步，无禁忌证者可再加用醛固酮拮抗剂，形成"金三角"；第五步，如果这 3 种药已达循证剂量，患者仍有症状或效果不够满意，可再加用伊伐布雷定。

（四）护理要点

遵医嘱做好治疗配合，正确用药，注意观察药物的疗效和不良反应。洋地黄中毒的处理：

（1）立即停用洋地黄。

（2）低血钾者：口服或静脉补钾，停用排钾利尿剂。

（3）纠正心律失常：快速性心律失常可用苯妥英钠或利多卡因，一般禁用电复律，有传导阻滞及缓慢性心律失常者，可用阿托品静脉注射或安置临时心脏起搏器。

（五）健康教育

1. 向患者及其家属讲解慢性心力衰竭的病因和诱因。

2. 指导患者自我护理的方法

（1）避免感冒，积极治疗呼吸道感染。

（2）饮食宜清淡、易消化、富营养，每餐不宜过饱，多食蔬菜、水果，防止便秘，劝其戒烟酒。

3. 指导患者合理安排活动与休息

制订适当有利于提高心脏储备力的活动，如平地散步、打太极拳、练气功等，避免耗氧量大的运动，如举重、快跑等，避免精神紧张、兴奋。

4. 指导患者加强病情监测

定时测量体重，观察气急、水肿、咳嗽、夜尿、厌食、饱胀等症状。

5. 教会患者自我用药监测

如服洋地黄类药物时要学会自测脉搏，当脉搏在 60 次 /min 以下或有厌食、恶心、呕吐，为洋地黄中毒，应停服药物并及时就诊。服用血管扩张剂者，改变体位的动作不宜过快，以防止发生直立性低血压。

二、急性心力衰竭的护理

急性心力衰竭（简称急性心衰）是指心力衰竭症状和体征迅速发生或恶化。临床上以急性左心衰竭最为常见，急性右心衰竭较少见。急性左心衰竭是指急性发作或加重的左心功能异常所致的心肌收缩力明显降低、心脏负荷加重，造成急性心输出量骤降、肺循环压力突然升高、周围循环阻力增加，从而引起肺循环充血而出现急性肺瘀血、肺水肿，并可伴组织器官灌注不足和心源性休克的一种临床综合征。本节将重点讨论急性左心衰竭。

急性心力衰竭已成为年龄 > 65 岁患者住院的主要原因，又称急性心力衰竭综合征，其中 15%～20% 为新发心力衰竭，大部分则为原有慢性心力衰竭的急性加重，即急性失代偿性心力衰竭。急性心力衰竭预后很差，住院病死率为 3%，6 个月的再住院率约为 50%，5 年病死率高达 60%。

（一）护理评估

1. 病因

（1）慢性心力衰竭急性加重。

（2）急性心肌坏死和（或）损伤：如广泛前壁心肌梗死、重症心肌炎。

（3）急性血流动力学障碍：①急性瓣膜大量反流和（或）原有瓣膜反流加重，如感染性心内膜炎所致的左房室瓣和（或）主动脉瓣穿孔、左房室瓣腱索和（或）乳头肌断裂、瓣膜撕裂（如外伤性主动脉瓣撕裂）以及人工瓣膜的急性损害等。②高血压危象。③重度主动脉瓣或左房室瓣狭窄。④主动脉夹层。⑤心脏压塞。⑥急性舒张性左心衰竭，多见于控制不良的老年高血压患者。

2. 诱因

（1）可能导致心力衰竭迅速恶化的诱因：快速心律失常，或严重心动过缓（如各种类型的房室传导阻滞）；急性冠状动脉综合征及其机械并发症，如室间隔穿孔、左房室瓣腱索断裂、右心室梗死等；急性肺栓塞；高血压危象；心包填塞；主动脉夹层；手术的围术期；感染；围生期心肌病。

（2）可能导致慢性心力衰竭急性失代偿的诱因：感染，包括感染性心内膜炎；慢性阻塞性肺疾病（COPD）或支气管哮喘急性加重；贫血；肾功能不全（心肾综合征）；药物治疗和生活管理缺乏依从性；医源性因素如应用了非类固醇抗炎剂、糖皮质激素、抗肿瘤治疗（化疗或放疗），以及药物相互作用等；心律失常；未控制的高血压；甲状腺功能亢进或减退；乙醇或药物滥用。

3. 临床表现

（1）健康史：大多数患者有各种心脏病的病史，存在引起急性心力衰竭的各种病因。老年人中的主要病因为冠心病、高血压和老年性退行性心瓣膜病，而在年轻人中多由风湿性心瓣膜病、扩张型心肌病、急性重症心肌炎等所致。

（2）症状和体征

①早期表现：原来心功能正常的患者出现原因不明的疲乏或运动耐力明显减低，以及心率增加 15～20 次 /min，可能是左心功能降低的最早期征兆。继续发展可出现劳力性呼吸困难、夜间阵发性呼吸困难、不能平卧等；检查可发现左心室增大、舒张早期或中期奔马律、肺动脉瓣第二心音亢进、两肺尤其肺底部有湿啰音，还可有哮鸣音，提示已有左心功能障碍。

②急性肺水肿：起病急骤，病情可迅速发展至危重状态。突发严重呼吸困难、端坐呼吸、喘息不止、烦躁不安，并有恐惧感，呼吸频率可达 30～50 次 /min；频繁咳嗽并咯大量粉红色泡沫样血痰；听诊心率快，心尖部常可闻及奔马律；两肺满布湿啰音和哮鸣音。

③心源性休克：主要表现为 a. 持续性低血压，收缩压降至 90 mmHg 以下，且持续 30 min 以上，需

要循环支持；b. 血流动力学障碍：肺毛细血管楔压（PCWP）≥ 18 mmHg，心脏指数 ≤ 2.2 L/（min·m²）（有循环支持时）或 1.8 L/（min·m²）（无循环支持时）；c. 组织低灌注状态，可有皮肤湿冷、苍白和发绀，尿量显著减少（< 30 mL/h），甚至无尿，意识障碍，代谢性酸中毒。

4. 病情监测

（1）无创性监测：每个患者均需应用床边监护仪，持续测量心率、呼吸频率、血压、血氧饱和度等。监测体温、动脉血气、心电图等。

（2）血流动力学监测：主要方法有右心导管、外周动脉插管、肺动脉插管。

（3）生物学标志物检测：①心力衰竭标志物。脑钠肽（BNP）及其氨基末端脑钠肽前体（NT-proBNP）的浓度增高已成为公认诊断心力衰竭的客观指标。②心肌坏死标志物：评价是否存在心肌损伤或坏死及其严重程度。③其他生物学标志物：中段心房利钠肽前体（MR-proANP）用于诊断急性心力衰竭；反映心肌纤维化的可溶性 ST2 及半乳糖凝集素 –3 等指标在急性心力衰竭的危险分层中可能提供额外信息；此外，反映肾功能损害的指标也可增加额外预测价值。

5. 心理、社会状况

由于突然发病、病情严重，患者可出现恐惧甚至濒死感。

（二）护理诊断和合作性问题

（1）气体交换受损与肺瘀血有关。

（2）恐惧与严重呼吸困难、病情危急有关。

（3）清理呼吸道无效与肺瘀血、呼吸道内大量泡沫痰有关。

（4）潜在并发症心源性休克、呼吸道感染、下肢静脉血栓形成。

（三）护理措施

1. 一般护理

（1）休息与活动：嘱患者立即休息，取半卧位或端坐位，双腿下垂，以减少回心血量。病情缓解后按心功能的分级指导患者活动。

（2）饮食护理：予易消化饮食，在总量控制下少食多餐。肺瘀血、体循环瘀血及水肿明显者，应严格限制饮水量和静脉输液速度。无明显低血容量因素（大出血、严重脱水、大汗淋漓等）者，每天摄入液体量一般宜在 1 500 mL 以内，不要超过 2 000 mL。保持每天出入量负平衡约 500 mL，严重肺水肿者水负平衡为 1 000 ~ 2 000 mL/d，甚至可达 3 000 ~ 5 000 mL/d，以减少水钠潴留，缓解症状。3 ~ 5 d 后，如肺瘀血、水肿明显消退，应减少水负平衡量，逐渐过渡到出入量大体平衡。在负平衡下应注意防止发生低血容量、低血钾和低血钠等，同时限制钠摄入 < 2 g/d。

（3）心理护理：恐惧或焦虑可导致交感神经系统兴奋性增高，使呼吸困难加重。医护人员在抢救时必须保持镇静、操作熟练，避免在患者面前讨论病情，以减少误解。护士应与患者及家属保持密切接触，提供情感支持，并做好基础护理与日常生活护理。

（4）吸氧：适用于低氧血症和呼吸困难明显，尤其指端血氧饱和度 < 90% 的患者。无低氧血症的患者不应常规应用，这可能导致血管收缩和心输出量下降。如需吸氧，应尽早采用，使患者 SaO_2 > 95%（伴 COPD 者 SaO_2 > 90%）。可采用不同方式：①鼻导管吸氧，从低氧流量（1 ~ 2 L/min）开始，根据动脉血气分析结果调整氧流量；也可 6 ~ 8 L/min 的高流量鼻导管吸氧，给氧时在氧气湿化瓶加入 30% ~ 50% 的乙醇或有机硅消泡剂，有助于消除肺泡内的泡沫。②面罩吸氧：适用于伴呼吸性碱中毒患者。必要时还可采用无创性或气管插管呼吸机辅助通气治疗。

（5）做好抢救准备：至少开放 2 根静脉通道，并保持通畅。必要时可采用深静脉穿刺置管，以随时满足用药的需要。血管活性药物一般应用微量泵泵入，以维持稳定的速度和正确的剂量。固定和维护好漂浮导管、深静脉置管、心电监护的电极和导联线、鼻导管或面罩、导尿管以及指端无创血氧仪测定电极等。保持室内适宜的温度、相对湿度，灯光柔和，环境安静。

（6）四肢交换加压：四肢轮流绑扎止血带或血压计袖带，通常同一时间只绑扎三肢，每隔 15 ~ 20 min 轮流放松一肢。血压计袖带的充气压力应较舒张压低 10 mmHg，使动脉血流仍可顺利通过，而静脉血回流受阻。此法可降低前负荷，减轻肺瘀血和肺水肿。

2. 病情观察

密切监测血压、呼吸、心率、血氧饱和度、心电图、血电解质、血气分析等。观察意识、精神状态、皮肤颜色及温度、肺部啰音的变化，记录出入量。

3. 治疗配合

（1）基础治疗：阿片类药物如吗啡可减少急性肺水肿患者焦虑和呼吸困难引起的痛苦。此类药物也被认为是血管扩张剂，降低前负荷，也可减少交感神经兴奋。应用吗啡，应密切观察疗效和呼吸抑制的不良反应。伴明显和持续低血压、休克、意识障碍、COPD 等患者禁忌使用。洋地黄类能轻度增加心输出量、降低左心室充盈压和改善症状。伴快速心室率房颤患者，可应用毛花苷 C 0.2 ~ 0.4 mg 缓慢静脉注射，2 ~ 4 h 后可再用 0.2 mg。

（2）利尿剂：作用于肾小管髓襻的利尿剂如呋塞米、托塞米、布美他尼静脉应用，可以在短时间里迅速降低容量负荷，应列为首选。除利尿作用外，还有静脉扩张作用，有利于缓解肺水肿。托伐普坦推荐用于充血性心力衰竭、常规利尿剂治疗效果不佳、有低钠血症或有肾功能损害倾向患者，可显著改善充血相关症状，且无明显短期和长期不良反应。

（3）血管扩张剂：此类药可应用于急性心力衰竭早期阶段。收缩压水平是评估此类药是否适宜的重要指标。收缩压 > 110 mmHg 的急性心力衰竭患者通常可以安全使用；收缩压在 90 ~ 110 mmHg 之间的患者应谨慎使用；而收缩压 < 90 mmHg 的患者则禁忌使用。可选用硝酸酯类、硝普钠、萘西立肽（人重组脑钠肽）等。

（4）正性肌力药：适用于低心输出量综合征，如伴症状性低血压（< 85 mmHg）或心输出量降低伴循环瘀血患者，可缓解组织低灌注所致的症状，保证重要脏器血液供应。常用多巴胺、多巴酚丁胺、磷酸二酯酶抑制剂（主要应用米力农）、左西孟旦等。

（5）血管收缩药物：对外周动脉有显著缩血管作用的药物（如去甲肾上腺素、肾上腺素等），多用于尽管应用了正性肌力药物后仍出现心源性休克，或合并显著低血压状态时。

（四）护理要点

1. 吗啡

密切观察患者的心率、血压、呼吸等指标，发现不适及时通知医生，配合治疗。

2. 利尿剂

大剂量和较长时间地应用可发生低血容量和低钾血症、低钠血症，应用过程中应密切观察患者的血压，定时检测血电解质、尿量，并根据尿量和症状的改善状况调整剂量。

3. 血管扩张剂

严格遵医嘱定时监测血压，有条件者用输液泵控制滴速，根据血压调整剂量。用硝普钠应从小剂量开始，现用现配，避光滴注。

第二节　感染性心内膜炎的护理

感染性心内膜炎（infective endocarditis. IE）为微生物感染心脏内膜面，伴赘生物形成。赘生物为大小不等、形状不一的血小板和纤维素团块，内含大量微生物和少量炎症细胞，最常累及瓣膜。根据病程分为急性和亚急性。急性感染性心内膜炎的特征为：中毒症状明显；病程进展迅速，数天至数周引起瓣膜破坏；感染迁移多见；病原体主要为金黄色葡萄球菌。亚急性感染性心内膜炎的特征为：中毒症状轻；病程数周至数月；感染迁移少见；病原体以草绿色链球菌多见，其次为肠球菌。根据感染部位和是否存在心内异物而将 IE 分成 4 类：左心自体瓣膜 IE、左心人工瓣膜 IE、右心 IE 以及器械相关性 IE（包括发生在起搏器或除颤器导线上的 IE，可伴或不伴有瓣膜受累）。心内膜炎也可根据感染来源分为社区获得性 IE、医疗相关性 IE（院内感染和非院内感染）和经静脉吸毒者的 IE。

本节主要讨论自体瓣膜感染性心内膜炎。

一、护理评估

1. 病因

急性感染性心内膜炎的病原菌主要为金黄色葡萄球菌，少数由肺炎球菌、淋球菌、A族链球菌和流感嗜血杆菌等引起。亚急性心内膜炎占据2/3的病例，主要发生于器质性心脏病的基础上，以心脏瓣膜病为主，其次为先天性心脏病。最常见的致病菌是草绿色链球菌，其次为D族链球菌（牛链球菌和肠球菌）和表皮葡萄球菌，真菌、立克次体和衣原体为少见致病微生物。

亚急性感染性心内膜炎发病主要与以下因素有关：

（1）血流动力学因素：赘生物常位于血流从高压腔经病变瓣口或先天缺损至低压腔产生高速射流和湍流的下游，高速射流冲击导致相应部位损伤，易于感染。

（2）非细菌性血栓性心内膜病变：当内膜的内皮受损，暴露其下结缔组织的胶原纤维时，血小板聚集，形成血小板微血栓和纤维蛋白沉着，成为结节样无菌性赘生物，是细菌定居瓣膜表面的重要因素。

（3）短暂性菌血症：各种感染或细菌寄居的皮肤黏膜的创伤导致暂时性菌血症，循环中的细菌定居在无菌性赘生物上即可发生心内膜炎。

（4）细菌感染无菌性赘生物：取决于发生菌血症的频度和循环中细菌的数量，以及细菌黏附于无菌性赘生物的能力。急性感染性心内膜炎发病机制尚不清楚，主要累及正常瓣膜。

2. 临床表现

（1）发热：亚急性者起病隐匿，有全身不适等非特异性症状。发热是亚急性感染性心内膜炎最常见的症状，常呈原因不明的持续发热1周以上，呈弛张性低热，一般 < 39℃，午后和晚上较高。急性患者呈现败血症过程，心力衰竭发作常见。

（2）心脏杂音：心脏听诊除了原有基础心脏病的各种杂音外，最具特征性表现的是新出现的病理性杂音或原有杂音的明显改变，如变得粗糙、响亮或呈音乐样。急性者较亚急性者更容易出现杂音强度和性质的改变，或出现新的杂音（尤以主动脉瓣关闭不全多见）。

（3）周围体征：多为非特异性，已经较少见，可能由微血管炎或微栓塞引起。包括：①瘀点，以锁骨以上皮肤、口腔黏膜和睑结膜多见。②指（趾）甲下线状出血。③Osler结节：为在指和趾垫出现豌豆大的红紫色痛性结节，亚急性者较常见。④Roth斑：为视网膜的卵圆形出血斑块，中心呈白色，多见于亚急性感染。⑤Janeway损害：在手掌和足底有直径1 ~ 4 mm的出血红斑，主要见于急性患者。

（4）感染的非特异性症状：如贫血、脾大等，部分患者可见杵状指（趾）。

3. 并发症

（1）心脏：心力衰竭为最常见并发症，原因是瓣膜穿孔及腱索断裂导致急性心力衰竭，是亚急性感染性心内膜炎最常见的死亡原因。以主动脉瓣受损患者最多见。其他可见心肌脓肿、急性心肌梗死、心肌炎和化脓性心包炎等。

（2）动脉栓塞：可为首发症状，可发生于机体的任何部位，常见于脑、心、脾、肺、肾、肠系膜和四肢，脑栓塞发生率高。

（3）细菌性动脉瘤：多见于亚急性者。受累动脉依次为近端主动脉、脑、内脏和四肢。

（4）迁移性脓肿：急性者多见，亚急性者少见，常发生于肝、脾、骨骼和神经系统。

（5）神经系统：患者可有脑栓塞、脑细菌性动脉瘤、脑出血、中毒性脑病、脑脓肿、化脓性脑膜炎等不同神经系统受累表现。

（6）肾脏：大多数患者有肾损害，包括肾动脉栓塞和肾梗死、肾小球肾炎、肾脓肿等。

4. 辅助检查

（1）血培养：是最重要的诊断方法，药物敏感试验可为治疗提供依据。近期未接受过抗生素治疗的患者阳性率可高达95%以上，2周内用过抗生素或采血、培养技术不当，常降低血培养的阳性率。

（2）血液：血常规检查进行性贫血较常见，白细胞计数正常或轻度升高，中性粒细胞轻度核左移，红细胞沉降率升高。

（3）超声心动图：经胸壁超声可诊断出 50%～75% 的赘生物，经食管超声可检出 < 5 mm 的赘生物，其敏感性高达 95% 以上。超声心动图对 IE 诊断、处理以及随访均具有重要的意义。

（4）其他：X 线检查可了解心脏外形、肺部表现等。心电图可发现心律失常。

5. 心理、社会状况

发热、心力衰竭急性发作时患者表现为焦虑不安、紧张，治疗期间患者对反复抽血化验不理解，甚至抵触，抗生素使用疗程较长使患者逐渐失去耐心，出现抑郁、悲观等不良情绪。

二、护理诊断和合作性问题

（1）体温过高与感染有关。

（2）营养失调：低于机体需要量与食欲下降、长期发热导致机体消耗过多有关。

（3）焦虑与发热、出现并发症、疗程长或病情反复有关。

（4）潜在并发症有心力衰竭、动脉栓塞。

（5）急性意识障碍与脑血管栓塞有关。

三、护理措施

1. 一般护理

（1）休息与活动：高热患者卧床休息，并给予相应的降温处理。平时合理安排休息，注意防寒保暖，避免感冒。

（2）饮食护理：给予清淡、高蛋白、高热量、高维生素、易消化的半流质饮食或软食，以补充发热引起的机体消耗。鼓励患者多饮水，做好口腔护理。有心力衰竭征象的患者按心力衰竭患者饮食进行指导。

（3）心理护理：向患者及家属解释本病的病因及发病机制，并将治疗方案、疗程及困难告诉患者，同时要给予鼓励，帮助患者建立信心。

2. 病情观察

观察体温及皮肤黏膜变化，动态监测体温变化情况，每 4～6 h 测量体温 1 次，并准确绘制体温曲线，判断病情进展及治疗效果。观察患者有无皮肤瘀点、指（趾）甲下线状出血、Osler 结节和 Janeways 损害等及消退情况。观察患者有无栓塞征象，重点观察瞳孔、神志、肢体活动及皮肤温度等。

3. 治疗配合

（1）抗微生物药物治疗：是最重要治疗措施。病原微生物不明时，选用针对大多数链球菌的抗生素；本病大多数致病菌对青霉素敏感，可作为首选药物；已培养出病原微生物时，根据药物敏感试验结果选择用药。

护理要点：①遵医嘱应用抗生素治疗，应早期、大剂量、长疗程、联合应用杀菌性抗生素治疗，疗程至少 4～6 周，以静脉给药方式为主。严格按时间用药，以维持有效的血药浓度。注意保护静脉，可使用静脉留置针，避免多次穿刺增加患者痛苦。②正确采集血标本：告知患者及家属为提高血培养结果的准确率，需多次采血，且采血量较多，在必要时甚至需暂停抗生素，以取得理解和配合。对于未经治疗的亚急性患者，应在第 1 d 每间隔 1 h 采血 1 次，共 3 次。如次日未见细菌生长，重复采血 3 次后，开始抗生素治疗。已用过抗生素者，停药 2～7 d 后采血。急性患者应在入院后立即安排采血，在 3 h 内每隔 1 h 采血 1 次，共取 3 次血标本后，遵医嘱开始治疗。本病的菌血症为持续性，无须在体温升高时采血，每次采血 1.0～20 mL，同时做需氧和厌氧培养。

（2）外科治疗：对抗生素治疗无效、严重心内并发症者应及早手术治疗。部分患者赘生物过大，也应尽早手术、预防栓塞。

4. 对症护理

（1）发热：高热患者卧床休息，注意病室的温度和相对湿度适宜。可予以冰袋物理降温，并记录降温后的体温变化。出汗较多时可在衣服与皮肤之间垫以柔软毛巾，便于潮湿后及时更换，增加舒适感，并防止因频繁更衣而导致患者受凉。

（2）栓塞：心脏超声可见巨大赘生物的患者，应绝对卧床休息，防止赘生物脱落。观察患者有无栓塞征象，重点观察神志、瞳孔、肢体活动及皮肤温度等。当患者突然出现胸痛、气急、发绀和咯血等症状，要考虑肺栓塞的可能；出现腰痛、血尿等，考虑肾栓塞的可能；当患者出现神志和精神改变、失语、吞咽困难、肢体功能障碍、瞳孔大小不对称，甚至抽搐或昏迷征象时，警惕脑血管栓塞的可能；当出现肢体突发剧烈疼痛，局部皮肤温度下降，动脉搏动减弱或消失，要考虑外周动脉栓塞的可能。出现可疑征象，应及时报告医生并协助处理。

四、健康指导

1. 疾病知识指导

目前认为预防 IE 的最有效措施是良好的口腔卫生习惯和定期的牙科检查，在任何静脉导管插入或其他有创性操作过程中都必须严格无菌操作，预防性使用抗生素仅限于最高危患者。

2. 生活指导

嘱患者平时注意防寒保暖，避免感冒，加强营养，增强机体抵抗力，合理安排休息。保持口腔和皮肤清洁，少去公共场所。勿挤压痤疮、疖、痈等感染病灶，减少病原体入侵的机会。

3. 病情自我监测指导

教会患者自我监测体温变化，有无栓塞表现，定期门诊随访。

第三节 原发性高血压的护理

高血压（primary hypertension）是一种以体循环动脉压升高为主要特点，由多基因遗传、环境及多种危险因素相互作用所致的全身性疾病。高血压是多种心、脑血管疾病的重要病因和危险因素，影响重要脏器如心、脑、肾的结构与功能，最终可导致这些器官的功能衰竭。特别是脑卒中是我国原发性高血压最主要的死亡原因。近年来，经过全社会的共同努力，我国高血压患者知晓率、治疗率和控制率有明显进步，但仍与 WHO 的要求有较大差距。其中农村低于城市，男性低于女性，经济欠发达地区低于较发达地区。高血压分为原发性高血压（又称高血压病，约占95%）和继发性高血压（约占5%）。

高血压的患病率在欧美等国家高于亚非国家，工业化国家较发展中国家高。过去我国高血压的患病率远低于西方发达国家，但是近年来我国高血压患病率明显升高，根据2002年调查数据显示，我国18岁以上成人高血压患病率为18.8%，按2010年我国人口的数量与结构，估计我国目前约有2亿高血压患者，每10个成年人中就有2人患有高血压，约占全球高血压总人数的1/5。我国人群高血压流行有两个比较显著的特点：从南方到北方，高血压患病率呈递增趋势，可能与北方年平均气温较低以及北方人群盐摄入量较高有关；不同民族之间高血压患病率也有一些差异，生活在北方或高原地区的藏族、蒙古族和朝鲜族等患病率较高，而生活在南方或非高原地区的壮族、苗族和彝族等患病率则较低，这种差异可能与地理环境、生活方式等有关，尚未发现各民族之间有明显的遗传背景差异。

一、护理评估

（一）病因

目前认为原发性高血压是在一定的遗传背景下由于多种后天环境因素作用，使正常血压调节机制失代偿所致。

1. 遗传和基因因素

高血压病有明显的遗传倾向，流行病学研究提示高血压发病有明显的家族聚集性。双亲均有高血压的正常血压子女，以后发生高血压的比例增高。高血压的遗传可能存在主要基因显性遗传和多基因关联遗传两种方式。

2. 环境因素

高血压可能是环境因素与遗传易感性相互作用的结果。我国人群高血压发病的重要危险因素主要有：

（1）高钠、低钾膳食：钠盐（氯化钠）摄入量与血压水平和高血压患病率呈正相关，而钾盐摄入量与血压水平呈负相关。我国大部分地区，人均每天盐摄入量 12 ~ 15 g 以上，膳食钠盐摄入量平均每天增加 2 g，收缩压和舒张压分别增高 2.0 mmHg 和 1.2 mmHg。

（2）超重和肥胖：身体脂肪含量与血压水平呈正相关，且身体脂肪的分布与高血压发生也有关，腹部脂肪聚集越多，血压水平就越高。

（3）饮酒：过量饮酒也是高血压发病的危险因素，人群高血压患病率随饮酒量增加而升高。如果每天平均饮酒 > 3 个标准杯（1 个标准杯相当于 12 g 乙醇，约合 360 g 啤酒，或 100 g 葡萄酒，或 30 g 白酒），收缩压与舒张压分别平均升高 3.5 mmHg 与 2.1 mmHg，且血压上升幅度随着饮酒量增加而增大。

（4）精神紧张：长期精神过度紧张也是高血压发病的危险因素，长期从事高度精神紧张工作的人群高血压患病率增加。

（5）其他危险因素：高血压发病的其他危险因素包括年龄、高血压家族史、缺乏体力活动等。

高血压发病机制尚不完全清楚，目前认为交感神经系统活动亢进、肾素 – 血管紧张素 – 醛固酮系统（RAAS）激活、肾脏潴留过多钠盐、胰岛素抵抗（IR）、内皮细胞功能受损等与本病发生有关。

（二）临床表现

1. 健康史

（1）家族史：询问患者有无高血压、糖尿病、血脂异常、冠心病、脑卒中或肾脏病的家族史。

（2）病程：患高血压的时间，血压最高水平，是否接受过降压治疗及其疗效与副作用。

（3）既往史：目前及既往有无冠心病、心力衰竭、脑血管病、外周血管病、糖尿病、痛风、血脂异常、支气管哮喘、睡眠呼吸暂停综合征、性功能异常和肾脏疾病等症状及治疗情况。

（4）有无提示继发性高血压的症状：例如肾炎史或贫血史，提示肾实质性高血压；有无肌无力、发作性软瘫等低血钾表现，提示原发性醛固酮增多症；有无阵发性头痛、心悸、多汗提示嗜铬细胞瘤。

（5）生活方式：膳食脂肪、盐、酒摄入量，吸烟支数，体力活动量以及体重变化等情况。

（6）药物引起高血压：是否服用使血压升高的药物，例如口服避孕药、生胃酮、滴鼻药、可卡因、安非他明、类固醇、非类固醇抗炎药、促红细胞生长素、环孢素以及中药甘草等。

（7）心理社会因素：包括家庭情况、工作环境、文化程度及有无精神创伤史。

2. 症状

原发性高血压通常起病缓慢，早期常无症状或不明显，仅在体格检查时发现血压升高，少数患者则在发生心、脑、肾等并发症后才被发现。高血压患者可有头痛、眩晕、后颈部疼痛、疲劳、心悸、耳鸣等症状，但并不一定与血压水平相关。

3. 体征

听诊可闻及主动脉瓣区第二心音亢进、带有金属音调、主动脉瓣区收缩期杂音或收缩早期喀喇音；长期持续高血压可有左心室肥厚，出现抬举性心尖搏动，并可闻及第四心音。

高血压急症和高血压亚急症：曾被称为高血压危象。高血压急症是指原发性或继发性高血压患者，在某些诱因作用下，血压突然和显著升高（一般超过 180/120 mmHg），同时伴有进行性心、脑、肾等重要靶器官功能不全的表现。高血压急症包括高血压脑病、颅内出血（脑出血和蛛网膜下隙出血）、脑梗死、急性心力衰竭、肺水肿、急性冠状动脉综合征（不稳定型心绞痛、急性非 ST 段抬高和 ST 段抬高型心肌梗死）、主动脉夹层动脉瘤、子痫等。高血压亚急症是指血压显著升高但不伴靶器官损害。患者可以有血压明显升高造成的症状，如头痛、胸闷、鼻出血和烦躁不安等。相当多数的患者有服药顺从性不好或治疗不足。血压升高的程度不是区别高血压急症与高血压亚急症的标准，区别两者的唯一标准是有无新近发生的急性进行性的严重靶器官损害。

4. 并发症

（1）脑血管病：包括短暂性脑缺血发作、脑血栓形成、腔隙性脑梗死、脑出血。

（2）心力衰竭：左心室后负荷长期增高可致心室肥厚、扩大，晚期可发生心力衰竭。

（3）慢性肾功能衰竭：长期持久血压升高可致进行性肾小球硬化，可出现蛋白尿、肾损害，晚期出现肾衰竭。

（4）视力下降：累及眼底血管时可出现视力进行性下降。

（三）辅助检查

1. 血压测量

包括诊所偶测血压、自测血压、动态血压监测，特别是24 h动态血压监测有助于判断高血压的严重程度，了解其血压变异性和血压昼夜节律，指导降压治疗和评价降压药物疗效。如患者选择家庭血压监测，需要选择合适的血压测量仪器，并进行血压测量知识与技能培训。

（1）使用经过验证的上臂式全自动或半自动电子血压计。

（2）家庭血压值一般低于诊室血压值，高血压的诊断标准为≥135/85 mmHg，与诊室血压的140/90 mmHg相对应。

（3）家庭血压适用于：一般高血压患者的血压监测，白大衣高血压识别，难治性高血压的鉴别，评价长时血压变异，辅助降压疗效评价，预测心血管风险及预后等。

（4）对于精神高度焦虑患者，不建议自测血压。

2. 实验室检查

检查血常规、尿常规、肾功能、血糖、血脂分析、血尿酸等，可发现高血压对靶器官损害情况。

3. 心电图

可见左心室肥大、劳损。

4. X线胸片检查

可见主动脉弓迂曲延长，左心室增大，出现心力衰竭时肺野可有相应的变化。

5. 超声心动图

了解心室壁厚度、心腔大小、心脏收缩和舒张功能、瓣膜情况等。

6. 眼底检查

有助于对高血压严重程度的了解，其分级标准为Ⅰ级：视网膜动脉变细，反光增强；Ⅱ级：视网膜动脉狭窄，动静脉交叉压迫；Ⅲ级：眼底出血或棉絮状渗出；Ⅳ级：视神经盘水肿。

（四）心理、社会状况

高血压病程长、见效慢，多反复发作，患者长期受疾病的折磨，情绪波动大，身心疲惫，多数患者存在焦虑、紧张、恐惧、抑郁等不良心理。

二、护理诊断和合作性问题

（1）头痛与血压升高有关。

（2）有受伤的危险与头晕、视物模糊、意识改变或发生直立性低血压有关。

（3）知识缺乏不能坚持服用降压药与缺乏高血压相关知识有关。

（4）潜在并发症有脑卒中。

三、护理措施

（一）一般护理

1. 休息与活动

患者头痛时嘱其卧床休息，抬高床头，改变体位的动作要慢，为患者提供安静、温暖、舒适的环境，尽量减少探视。护理人员操作应相对集中，动作轻巧，防止过多干扰患者。避免劳累、情绪激动、精神紧张、环境嘈杂等不良因素。指导患者使用放松技术，如心理训练、缓慢呼吸等。

2. 饮食护理

（1）限制钠盐摄入，每天应低于6 g。

（2）保证充足的钾、钙摄入，多食绿色蔬菜、水果、豆类食物、油菜、芹菜、蘑菇、木耳、虾皮、紫菜等含钙量较高食物。

（3）减少脂肪摄入，补充适量蛋白质，如蛋类、鱼类等。

（4）增加粗纤维食物摄入，预防便秘。

（5）戒烟限酒。

（6）控制体重。

3. 心理护理

高血压患者患病后一般有焦虑及抑郁情绪，为了减轻患者的情绪障碍，必须为其提供情感上的支持，包括对患者的理解、爱心和鼓励。如在天冷时给输液的患者热水袋保暖，在需要时主动给一杯开水等。同时细心观察，了解患者对疾病诊断、治疗及对护理人员的情绪反应；并及时了解患者心理活动，分析其产生的原因。必要时有针对性地对患者做耐心的交谈，使患者改变思维方法和行为方式上的消极态度，在护患沟通方面不断深入，为患者创造良好的人际关系，减少患者恐惧、悲伤、抑郁、孤独等心理，保持乐观向上，平稳安定的心境。

（二）病情观察

对血压持续增高的患者，应每日测量血压 2 ~ 3 次，并做好记录，必要时测立、坐、卧位血压，掌握血压变化规律。如血压波动过大，要警惕脑出血的发生；如在血压急剧增高的同时出现头痛、视物模糊、恶心、呕吐、抽搐等症状，应考虑高血压脑病的发生；如出现端坐呼吸、喘憋、发绀、咳粉红色泡沫痰等，应考虑急性左心衰竭的发生。出现上述各种表现时，均应立即进行紧急救治。注意保持血压的稳定，防止血压过度波动，服用降压药时要勤测血压，避免血压过分降低。防止直立性低血压的发生，改变体位时，特别是大便蹲位时间长时，更应注意。由于老年人血管调节能力较差，不能灵活地适应体位的改变，易引起一过性脑缺血，出现头昏、黑蒙现象，甚至会摔倒，必要时需有人陪同老人上厕所。

（三）治疗配合

有效的治疗必须使血压降至正常范围，目前主张高血压患者血压应降到 140/90 mmHg 以下，对于高血压合并糖尿病或慢性肾脏病变的患者，应降到 130/80 mmHg 以下。老年收缩期性高血压应使收缩压降至 140 ~ 150 mmHg，舒张压 < 90 mmHg，但不低于 65 ~ 70 mmHg。

1. 改善生活行为适用于各级高血压患者

（1）减轻体重。

（2）限制钠盐摄入。

（3）补充钙和钾盐。

（4）减少食物中饱和脂肪酸的含量和脂肪总量。

（5）戒烟限酒，适量饮酒后仍明显升高血压者以及体瘦者应戒酒。

（6）适当运动。

（7）减少精神压力，保持心理平衡。

2. 降压药物治疗

凡高血压 2 级或以上患者；高血压合并糖尿病，或者已有心、脑、肾靶器官损害和并发症的患者；血压持续升高 6 个月以上，非药物治疗手段仍不能有效控制血压者，必须使用降压药物治疗。降压药物应用应遵循以下四项原则，即小剂量开始、优先选择长效制剂、联合应用及个体化。

（1）降压药物应用方案：联合用药治疗可以增强药物疗效，减少不良反应。目前比较合理的 2 种降压药物联合治疗方案：利尿剂与 β 受体阻滞剂；利尿剂与 ACEI 或 ARB；二氢吡啶类钙通道阻滞剂与 β 受体阻滞剂；钙通道阻滞剂与 ACEI 或 ARB。药物治疗应从小剂量开始，逐步递增剂量，达到满意血压水平所需药物的种类与剂量后进行长期降压治疗。推荐应用长效制剂可以减少血压的波动，降压药物和治疗方案选择应个体化。

护理要点：遵医嘱应用降压药物治疗，定时测量患者血压并做好记录，观察药物不良反应。患者有头晕、眼花、耳鸣、视物模糊等症状时，应嘱患者卧床休息，上厕所或外出时有人陪伴。若头晕严重，应协助在床上大小便。伴恶心、呕吐的患者，应将痰盂放在患者伸手可及处，防止取物时跌倒。避免迅速改变体位，必要时病床加用床栏。

（2）高血压急症和亚急症的治疗：①高血压急症的治疗。一般情况下，初始阶段（数分钟到 1 h 内）血压控制的目标为平均动脉压的降低幅度不超过治疗前水平的 25%。在随后的 2 ~ 6 h 内将血压降至较安全水平，一般为 160/100 mmHg 左右，如果可耐受这样的血压水平，临床情况稳定，在以后 24 ~ 48 h 逐步降低血压达到正常水平。在处理高血压急症时，要根据患者具体临床情况做其他相应处理，争取最大程度保护靶器官，并针对已经出现的靶器官损害进行治疗。常用的降压药物包括硝普钠（同时直接扩张动脉和静脉，降低心脏前、后负荷）、硝酸甘油（扩张静脉和选择性扩张冠状动脉与大动脉）、拉贝洛尔（兼有 α 受体阻滞作用的 β 受体阻滞剂）等。②高血压亚急症治疗。可在 24 ~ 48 h 将血压缓慢降至 160/100 mmHg。许多高血压亚急症患者可通过口服降压药控制，如钙通道阻滞剂、血管紧张素转换酶抑制剂、血管紧张素受体阻滞剂、α 受体阻滞剂、β 受体阻滞剂，还可根据情况应用襻利尿剂。

（3）护理要点：定期监测血压，一旦发现血压急剧升高、剧烈头痛、视物模糊、面色及神志改变、肢体运动障碍等高血压急症的表现，立即通知医生。对于已发生高血压急症的患者，应绝对卧床休息，抬高床头，避免一切不良刺激和不必要的活动，协助生活护理。保持呼吸道通畅，吸氧。稳定患者情绪，必要时用镇静剂。连接好心电、血压、呼吸监护。迅速建立静脉通路，遵医嘱尽早应用降压药物，用药过程注意监测血压变化。

（4）其他：①叶酸。高同型半胱氨酸与脑卒中风险呈正相关，我国进行的多种维生素治疗试验显示，补充叶酸可显著降低脑卒中风险。②调脂治疗。高血压合并血脂异常的患者，应同时采取积极的降压治疗以及适度的降脂治疗，首选他汀类药物。③抗血小板治疗。阿司匹林在心脑血管疾病二级预防中的作用已被大量临床研究证据支持，且已得到广泛认可，但合并活动性胃溃疡、严重肝病、出血性疾病者需慎用或停用阿司匹林。④血糖控制。高血压伴糖尿病患者心血管病发生危险更高，应积极治疗糖尿病。

3. 直立性低血压的预防和处理

（1）首先要告诉患者直立性低血压的表现为乏力、头晕、心悸、出汗、恶心、呕吐等。

（2）指导患者预防直立性低血压的方法：避免长时间站立，尤其在服药后最初几个小时内站立会使腿部血管扩张，血液淤积于下肢，脑部血流量减少；改变姿势，特别是从卧、坐位起立时动作宜缓慢；服药时间可选在平静休息时，服药后继续休息一段时间再下床活动。

（3）应指导患者在直立性低血压发生时采取下肢抬高位平卧，以促进下肢血液回流。

四、健康教育

1. 疾病知识指导

让患者了解自己的病情，了解控制血压的重要性和终身治疗的必要性。教会患者和家属正确的测量血压方法，每次就诊携带记录，作为医生调整药量或选择用药的依据。指导患者调整心态，避免情绪激动，以免诱发血压增高。家属应对患者充分理解、宽容和安慰。

2. 指导患者用药

强调长期药物治疗的重要性，用降压药物使血压降至理想水平后，应继续服用维持量。对无症状者更应强调。告知有关降压药物的名称、剂量、用法、作用及不良反应。嘱患者必须遵医嘱按时按量服药。不能擅自突然停药，经治疗血压得到满意控制后，可以逐渐减少剂量。

3. 安排合理运动

指导患者根据年龄和血压水平选择适宜的运动方式，对中老年人应包括有氧、伸展及增强肌力 3 类运动，具体项目可选择步行、慢跑、打太极拳、练气功等。运动强度因人而异，常用的运动强度指标为运动时最大心率达到 170 减去年龄（如 50 岁的人运动心率为 120 次 /min），运动频率一般每周 3 ~ 5 次，每次持续 30 ~ 60 min。

4. 定期复诊

根据患者的总危险分层及血压水平决定复诊时间。危险分层属低危或中危者，可安排患者每 1 ~ 3 个月随诊 1 次；若为高危者，则应至少每 1 个月随诊 1 次。

参考文献

［1］何胜虎. 心血管内科简明治疗手册［M］. 华中科技大学出版社，2015.

［2］李艳芳，聂绍平，王春梅. ACC/ESC 心血管疾病研究进展［M］. 人民军医出版社. 2015.

［3］庄建. 心血管领域新进展［M］. 中南大学出版社，2015.

［4］葛均波. 心血管系统疾病［M］. 北京：人民卫生出版社，2015.

［5］顾复生. 临床实用心血管病学［M］. 北京大学医学出版社，2015.

［6］张雅慧. 心血管系统疾病［M］. 北京：人民军医出版社，2015.

［7］何胜虎. 心血管内科简明治疗手册［M］. 武汉：华中科技大学出版社，2015.

［8］李艳芳，聂绍平，王春梅. ACC/ESC 心血管疾病研究进展［M］. 北京：人民军医出版社. 2015.

［9］庄建等. 心血管领域新进展［M］. 长沙：中南大学出版社，2015.

［10］葛均波. 心血管系统疾病［M］. 北京：人民卫生出版社，2015.

［11］顾复生. 临床实用心血管病学［M］. 北京：大学医学出版社，2015.

［12］王士雯，钱方毅，周玉杰. 老年心脏病学［M］. 北京：人民卫生出版社，2012.

［13］王志敬. 心内科诊疗精萃［M］. 上海：复旦大学出版社，2015.

［14］游桂英，方进博. 心血管内科护理手册［M］. 北京：科学出版社. 2015.

［15］丁淑贞，姜秋红. 心内科护理学［M］. 北京：中国协和医科大学出版社，2015.

［16］郑长青，孙志军. 心内科用药常规与禁忌［M］. 北京：人民军医出版社，2012.

［17］石翔，王福军. 老年心血管病用药手册［M］. 北京：人民军医出版社，2016.

［18］曾和松，汪道文. 心血管内科疾病诊疗指南［M］. 北京：科学出版社. 2016.

［19］郝云霞，李苑. 心血管病临床护理思维与实践［M］. 北京：人民卫生出版社. 2014.

［20］黄连军. 先天性心脏病介入治疗［M］. 北京：北京大学医学出版社，2015.

［21］马爱群，王建安. 心血管系统疾病［M］. 北京：人民卫生出版社，2015.

［22］郭继鸿，王志鹏，张海澄，等. 临床实用心血管病学［M］. 北京：北京大学医学出版社，2015.

［23］臧伟进，吴立玲. 心血管系统［M］. 北京：人民卫生出版社，2015.

［24］黄振文，邱春光，张菲斐. 心血管病诊疗手册［M］. 郑州：郑州大学出版社. 2015.

［25］沈卫峰，贝政平. 心血管病诊疗标准［M］. 上海：上海科学普及出版社，2013.